Catherine de Lange
Gehirn gut, alles gut!

Catherine de Lange

Gehirn gut, alles gut!

Wie du Krankheiten vorbeugst, deine Psyche stärkst und dein kognitives Potenzial entfaltest

Aus dem Englischen von Svenja Tengs

Anaconda

Für Alok

Titel der englischen Originalausgabe:
Brain Power. Everything You Need to Know for a Healthy, Happy Brain
First published in Great Britain in 2022 by
Michael O'Mara Books Limited, London

MIX
Papier | Fördert gute Waldnutzung
FSC® C014496

Penguin Random House Verlagsgruppe FSC® N001967

Die Deutsche Nationalbibliothek verzeichnet diese Publikation in der Deutschen Nationalbibliografie; detaillierte bibliografische Daten sind im Internet unter http://dnb.d-nb.de abrufbar.

Lizenzausgabe mit freundlicher Genehmigung

Umschlagmotiv: Shutterstock / Nadia Grapes (Figuren). – Shutterstock / graficriver_icons_logo (Hintergrund)
Umschlaggestaltung: www.katjaholst.de
Satz und Layout: InterMedia – Lemke e. K., Heiligenhaus
Druck und Bindung: GGP Media GmbH, Pößneck
Printed in Germany
ISBN 978-3-7306-1256-9
www.anacondaverlag.de

Inhalt

Einleitung

Als ich dieses Buch gerade zu Ende schrieb, hatte ich zufällig meinen allerersten Termin beim Neurologen. Ich hatte schon immer unter gelegentlichen Migräneanfällen gelitten, doch in letzter Zeit waren sie regelmäßiger aufgetreten und ich wollte der Sache auf den Grund gehen. Der Neurologe saß hinter einem mächtigen Schreibtisch und stellte mir Fragen zu meinem Lebensstil, meiner Familiengeschichte und meinen Kopfschmerzen. Als ich gestand, dass ich nicht wisse, was genau die Migräneanfälle auslöse, antwortete er, ich solle mir keine Sorgen machen: Selbst er – ein auf Migräne und Kopfschmerzen spezialisierter Neurologe – wisse nicht, was die Ursache seiner Migräne sei.

Am Ende des Beratungsgesprächs war der Arzt zuversichtlich, dass es wahrscheinlich nichts allzu Schlimmes war, und zog ein Blatt Papier hervor, worauf er den Namen eines Mittels schrieb, das ich einnehmen sollte und das sich in Studien als hilfreich für Menschen mit Migräne erwiesen hatte. Es war weder ein schickes, neues Medikament noch ein starkes Schmerzmittel. Auf dem Zettel stand lediglich: »Vitamin B2 (Riboflavin) 400 mg«.

Vitamin B2 ist in Lebensmitteln wie Mandeln, Brokkoli und Eiern enthalten, wovon ich viel esse, und ist bekanntermaßen von vielfachem Nutzen für den Körper, z. B. unterstützt es die Umwandlung von Essen in Energie und das einwandfreie Funktionieren des Nervensystems. Wir brauchen pro Tag nur einen Bruchteil der 400 mg, die mein Neurologe mir verschrieb, doch mehrere Studien haben ergeben, dass man weniger zu Migräneanfällen neigt und diese kürzer andauern, wenn man größere Mengen davon einnimmt. Bei einer Studie stellte sich sogar heraus, dass die Einnahme des Vitamins die Anzahl von Migräneanfällen halbierte. Als Wissenschaftsjournalistin habe ich mir diese Studien zuerst einmal selbst angesehen und die Ergebnisse ausgewertet. Ich bin immer noch etwas skeptisch, doch da es keine Nebenwirkungen geben soll (außer dass mein Urin sehr gelb wird), bin ich bereit, es auszuprobieren. Mein Termin beim Neurologen hat mir nicht nur ein besseres Gefühl gegeben, was meine Migräne angeht, sondern mir auch viele wichtige Fakten über das Gehirn in Erinnerung gerufen, die ich für dieses Buch recherchiert hatte – Informationen, von denen wir alle profitieren können.

Beginnend mit der Tatsache, dass mein Arzt – einer der Top-Kopfschmerzexperten in der Gegend – sich nicht ganz sicher war, was genau die Ursache vieler Migräneanfälle ist. Es klingt etwas abgedroschen, zu sagen, dass das menschliche Gehirn das komplexeste Objekt im uns bekannten Universum ist, aber es ist tatsächlich unglaublich komplex und trotz jahrzehntelanger Forschung beginnen wir gerade erst zu verstehen, wie es funktioniert. Wir kennen noch nicht alle Zellen, aus denen das Gehirn besteht, und wissen auch nicht, wie sie miteinander kommunizieren und unsere komplexen Gedanken, Gefühle, Verhaltensweisen, Empfindungen und – das Beste von allem – unser Bewusstsein hervorbringen. Ich werde es meinem Neurologen also nachsehen, dass er nicht alle Details kennt.

Vielleicht denkst du jetzt, dass man die Sache gar nicht weiter zu verfolgen braucht, weil das Gehirn viel zu kompliziert ist, als dass wir es verstehen könnten. So ist es jedoch auch wieder nicht. Wir entdecken unaufhörlich neue Informationen über die Funktionsweisen des Gehirns, insbesondere mithilfe von Technologien wie MRT-Scans, bei denen wir die Aktivitäten des Gehirns in Echtzeit verfolgen können. Die Neurowissenschaft erlebt gerade unglaublich aufregende Zeiten und mit diesem neuen Wissen können wir viel anfangen. Allerdings dürfen wir nicht vergessen, dass Wissenschaft ein fortlaufender Prozess ist. In manchen

Bereichen, die in diesem Buch vorgestellt werden, können wir unsere Gehirnleistung auf jeden Fall durch eigenes Zutun steigern, insbesondere was die überaus positiven Auswirkungen von Bewegung, Schlaf, geistigen Beschäftigungen und starken sozialen Bindungen angeht. In anderen Bereichen sind die Beweise nicht so eindeutig. Diese sich in der Entwicklung befindlichen Forschungsgebiete sind jedoch faszinierend; es lohnt sich auf jeden Fall, sie im Blick zu behalten.

Schauen wir uns diese B-Vitamine noch einmal genauer an, denn jetzt wird es wirklich spannend. Inzwischen haben wir verstanden, dass das Gehirn nicht unabhängig vom Körper funktioniert und dass psychische Probleme untrennbar mit der körperlichen Gesundheit verknüpft sind. Ich weiß nicht, wie du darüber denkst, aber ich für meinen Teil nehme lieber zusätzliche Vitamine ein, um meinen Kopfschmerzen vorzubeugen, als Schmerztabletten gegen die Migränesymptome zu schlucken (auch wenn ich diese Medikamente im Bedarfsfall immer nehmen würde). Darüber hinaus sind jüngste Studien zu spannenden Ergebnissen gekommen: Nicht das Erbgut hat den größten Einfluss darauf, wie sich das Gehirn mit fortschreitendem Alter verändert und ein möglicher kognitiver Verfall aussieht, sondern die Umwelt[1]. Es besteht also kein Zweifel daran, dass die Aktivitäten, denen wir im Alltag nachgehen, maßgeblich zur Gesundheit unseres Gehirns beitragen.

Diese Denkweise ist revolutionär, denn sie bietet unzählige Möglichkeiten, darunter Hobbies und Gewohnheiten, mit denen wir sowohl den Körper als auch den Geist fit halten können. Und genau darum geht es in diesem Buch.

Das bedeutet auch, dass wir unsere Gehirngesundheit nicht auf die lange Bank schieben und uns erst darum kümmern sollten, wenn etwas schiefgeht und wir vor jenem mächtigen Neurologenschreibtisch sitzen. Wenn dieses Buch etwas ist, dann die Aufforderung, dass wir unsere Gehirngesundheit *jetzt* in die Hand nehmen. Je eher du damit beginnst, desto besser.

Es ist höchste Zeit für diese Revolution. Bis 2030 wird die Zahl der Menschen, die 60 Jahre oder älter sind, voraussichtlich um 56 Prozent auf 1,4 Milliarden ansteigen.[2] Zusammen mit der alternden Bevölkerung wird sich die Wahrscheinlichkeit, an neurodegenerativen Krankheiten wie Alzheimer und vaskulärer Demenz zu erkranken, dramatisch erhöhen. Dennoch ist die Hälfte von uns nicht imstande, die Risikofaktoren für Demenz zu benennen.[3] Leider ist unser Wissen über die Ursachen von Alzheimer immer noch lückenhaft und auch in Sachen Behandlungsmethoden sind wir nicht weitergekommen, d. h. Lebensstilfaktoren, die diese Krankheit verhindern und verlangsamen können, sind wichtiger denn je.

In diesem Buch geht es darum, was wir tun und was wir lassen können, um unsere Gehirngesundheit zu verbessern. Aber was ist das eigentlich: ein gesundes, glückliches Gehirn? Unter einem »gesunden Gehirn« verstehe ich im Folgenden ein Gehirn, das erwartungsgemäß funktioniert, ausgehend von Faktoren wie der Gehirnstruktur und der Funktionsweise bei Gehirnscans. Wir werden uns viel damit beschäftigen, wie sich das Gehirn im Alter verändert und was wir tun können, um negative Veränderungen auf ein Minimum zu beschränken – insbesondere jene, die eine Entwicklung in Richtung Demenz begünstigen. Bei einem »glücklichen Gehirn« geht es im Grunde um die Stimmung. Darunter fallen Beeinträchtigungen der psychischen Gesundheit, die auf die Stimmung schlagen, z. B. Depression und Angst, ebenso wie andere Zustände, die uns ein schlechtes Gefühl geben, z. B. Stress. Darüber hinaus schauen wir uns Methoden an, mit denen wir unsere Stimmung – unabhängig von affektiven Störungen – schlagartig aufhellen können. Innerhalb dieser beiden Kategorien werden wir auch die Gedächtnisleistung näher betrachten, also die Möglichkeit, unseren Verstand geschärft zu halten, sei es durch kurzfristige Steigerung der Aufmerksamkeit, Konzentration oder Kreativität oder durch den langfristigen Erhalt unserer geistigen Klarheit.

Auch wenn sich dieses Buch fast ausschließlich auf das Gehirn konzentriert, können die meisten der behandelten Themen auch für den Körper sehr nützlich sein. Und das Beste: Die meisten der vorgestellten Aktivitäten sind kostenfrei, nehmen wenig Zeit in Anspruch und können richtig Spaß machen. Wenn du dich also für diesen Weg entscheidest und deine Gehirngesundheit verbessern möchtest, wird sich dein Leben wahrscheinlich auch in anderen Bereichen zum Besseren verändern.

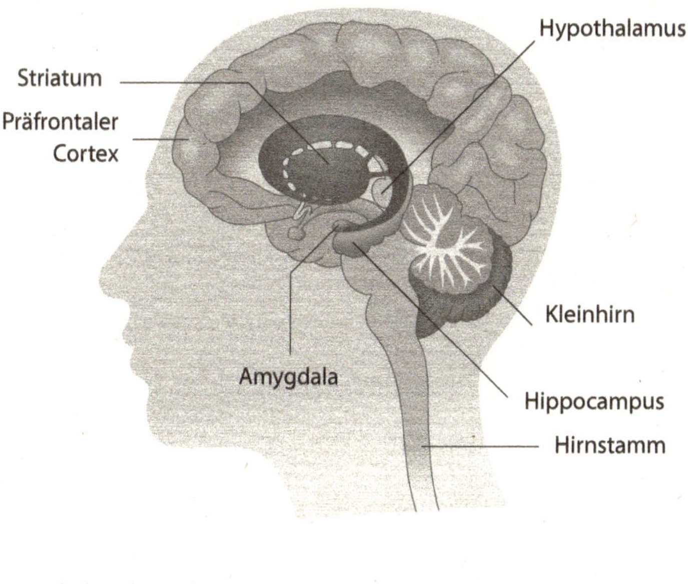

Letztlich geht es bei einem gesunden Gehirn um ein gutes Lebensgefühl. Ich hoffe, dass dich dieses Buch zu großen oder kleinen Veränderungen inspiriert, die du in dein Leben integrieren möchtest – sowohl jetzt als auch im Laufe des Älterwerdens – und die sich nicht wie eine lästige Pflicht oder Strafe anfühlen. Ich möchte dich dazu ermutigen, neue Dinge auszuprobieren und dann zu entscheiden, ob sie dir guttun. Falls sie dir zur Last fallen, gib sie lieber wieder auf und such dir etwas anderes.

Bevor es losgeht, wollen wir noch einmal auf den Neurologen und seinen Rat zurückkommen, B-Vitamine einzunehmen. In jener überzeugenden klinischen Studie konnte die Häufigkeit von Migräne halbiert werden … aber nur bei manchen Proband*innen. Bei anderen hatten die Vitamine keinerlei Wirkung. Ob ich zu der Personengruppe gehöre, bei der es funktioniert, bleibt abzuwarten, denn wir dürfen nicht vergessen, dass jedes Gehirn einzigartig ist. Jeder Mensch ist anders und es gibt keine Einheitslösung für alle. Es wäre daher nachlässig, nicht darauf hinzuweisen, dass viele Menschen unabhängig von ihren Lifestyle-Entscheidungen von psychischen Problemen und neurologischen Krankheiten betroffen sind und sein werden. Mit anderen Worten: Durch unser Handeln können wir zwar großen Einfluss auf unsere Gehirngesundheit nehmen, doch wir kennen noch lange nicht alle Antworten.

Es gibt kein Patentrezept. Am besten kannst du dein Gehirn schützen, indem du mit verschiedenen nützlichen Gewohnheiten beginnst, sodass diese ihre Wirkung entfalten können. Es geht dabei nicht um eine Sofortlösung, sondern um eine nachhaltige Veränderung deines Lebensstils.

Vielleicht wird die Wissenschaft eines Tages eine Pille erfinden, die die Wirkung jener Gewohnheiten nachahmt, die gut für die Gehirngesundheit sind – eine Pille also, die genauso nützlich ist wie Bewegung, ein Glas Rotwein mit guten Freunden, eine solide Beziehung, ein Spaziergang in der Natur, eine erholsame Nachtruhe, wärmende Sonnenstrahlen auf dem Gesicht und gehaltvolle Ernährung. Natürlich könntest du diese Pille dann einnehmen, um sofort von all den gesundheitlichen Vorteilen zu profitieren und deine Zeit mit anderen Dingen zu verbringen. Oder – und das ist zumindest meine Hoffnung – du findest solche Freude an eben jenen Dingen, die dein Gehirn gesund und glücklich halten, dass du bis zum Ende deines langen, gesunden Lebens nie mehr damit aufhören möchtest.

Teil 1

Ernährung

Das Gehirn ist ein gefräßiges Organ, das etwa 20 Prozent der Körperenergie verschlingt. Dennoch denken wir bei der Wahl unseres Essens eher an die Wirkung auf die körperliche Gesundheit. Ist dieses Essen gut fürs Herz? Werde ich davon zunehmen? Kann es Krebs oder Diabetes auslösen? Nicht nur Einzelpersonen denken so; auch Mediziner*innen haben im Großen und Ganzen die Bedeutung unterschätzt, die Ernährung auf unser mentales Wohlbefinden ausübt. Und das obwohl wir schon lange wissen, dass der Darm kein unabhängiges Organ ist, sondern in permanentem Austausch mit dem Gehirn steht. Die Wissenschaft beginnt gerade erst umzudenken und die Ergebnisse sind ziemlich verblüffend.

Die Kommunikation zwischen Darm und Gehirn erfolgt u. a. über das Mikrobiom, zu dem die Forschungen in den letzten Jahren explosionsartig zugenommen haben. In Kapitel 1 erfahren wir mehr über die Billionen von Mikroben, die in uns leben, und über die unglaubliche Art und Weise, wie sie unser Wohlbefinden beeinflussen. Wichtig ist auch: Wir werden lernen, sie richtig zu füttern, damit sie – und somit auch wir – glücklich bleiben.

In Kapitel 2 beschäftigen wir uns mit der Idee, dass es für einen scharfen Verstand nicht nur wichtig ist, *was* wir essen, sondern auch *wann*. Fastenkuren gibt's wie Sand am Meer und sie werden immer beliebter, aber können sie auch halten, was sie versprechen? Kann Hunger unser Gehirn wirklich zu Hochleistungen antreiben?

Ungesunde Ernährung ist in den meisten Ländern der Welt die größte Todesursache und fordert mehr Menschenleben als Rauchen.[4] Was machen wir falsch? In Kapitel 3 reisen wir in die Regionen der Welt mit den gesündesten Ernährungsgewohnheiten. Von den Menschen dort und den jüngsten Forschungsergebnissen können wir lernen, was wir tatsächlich essen sollten, um unser Gehirn so gesund wie möglich zu halten und ein langes, gesundes Leben zu führen.

Falls du dann immer noch nicht davon überzeugt bist, wie wichtig Ernährung für das Gehirn ist, gehen wir in Kapitel 4 der Frage nach, was passiert, wenn unser Körper Nahrung nicht mehr richtig verarbeiten kann, und was es mit der verblüffenden Idee auf sich hat, dass die Alzheimerkrankheit eine Art Diabetes des Gehirns sein könnte.

In diesem Teil des Buches erforschen wir auch den Gegenentwurf zu unzähligen Diäten und Modetrends, die eine schnelle Lösung versprechen. Stattdessen erfahren wir, welche nachhaltigen und geschmackvollen Ernährungsveränderungen wir vornehmen können, um unser Gehirn auf Dauer fit zu halten.

Kapitel 1

Essen als Stimmungsaufheller

Schmetterlinge im Bauch beim ersten Date, das Bauchgefühl, dass jemand nicht ehrlich ist, oder ein flaues Gefühl im Magen vor einer wichtigen Arbeitspräsentation: Auf die eine oder andere Weise haben wir alle schon einmal die Verbindung zwischen Darm und Gehirn erlebt. Aber wusstest du, dass der Darm über ein eigenes Nervensystem verfügt? Oder dass er unaufhörlich im Austausch mit dem Gehirn steht und unsere Gedanken und Stimmungen beeinflusst, selbst wenn wir gerade nicht essen? Diese Verbindung ist so stark, dass Wissenschaftler*innen den Darm mittlerweile als unser »zweites Gehirn« bezeichnen. Sie wissen nun besser denn je, wie wir diese Verbindung stärken können, um unser Wohlbefinden und Denken zu verbessern.

Die wechselseitige Kommunikation zwischen Darm und Gehirn bezeichnet man als »Darm-Hirn-Achse«; darauf können Informationen auf verschiedene Art und Weise hin- und hergeschickt werden. Der direkteste Weg ist der Nervus vagus, eine Datenautobahn, die Signale vom Darm zum zentralen Nervensystem schickt und eine Schlüsselrolle bei der Ruhe- und Verdauungsphase (Parasympathikus) spielt. Der Nervus vagus gilt als der sechste Sinn des Körpers[5], da er Aktivität in unseren Organen feststellen und diese wichtige Information ans Gehirn weiterleiten kann. Abgesehen vom Vagus kann der Darm auch auf andere Weise mit dem Gehirn kommunizieren, z. B. über Hormone, das Immunsystem und Darmmikroben.

Erst vor Kurzem haben wir die Wirkung der Darm-Hirn-Achse auf unsere mentale Gesundheit verstanden, insbesondere die Bedeutung der im Darm lebenden Mikroben. Dennoch ist es ein unglaublich aufregendes Forschungsgebiet und es gibt überzeugende Beweise dafür, dass unsere Umgangsweise mit diesen Darmbewohnern sehr große Auswirkungen haben kann.

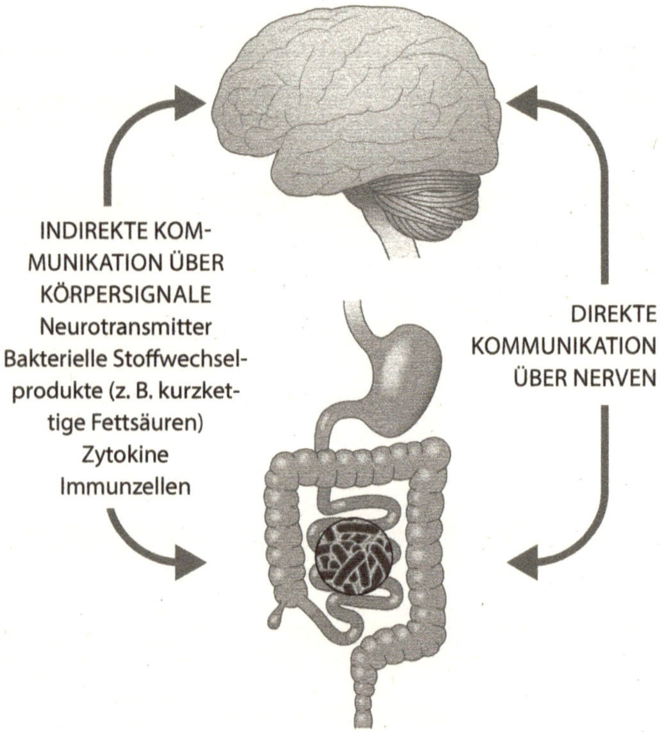

Lerne dein Mikrobiom kennen

In unserem Verdauungstrakt leben schätzungsweise 40 Billionen Mikroorganismen. Zum Vergleich: Dies entspricht in etwa der Anzahl von Zellen, aus denen der menschliche Körper besteht. In deinem Darm existieren hunderttausendmal mehr Mikroben, als es Menschen auf der Erde gibt.[6]

Am wohlsten fühlen sie sich im Dickdarm, dem letzten Abschnitt des Verdauungstraktes und dem langsamsten Teil des Verdauungssystems. Er braucht ungefähr 12 bis 30 Stunden, um die Reste zu verarbeiten, die durch ihn hindurchkommen. Unseren Darmmikroben bleibt also jede Menge Zeit, ihren Zauber zu entfalten. Die Gesamtheit dieser Billionen von Mikroben, darunter Bakterien, Viren, Pilze und Parasiten, wird »Mikrobiota« genannt. Zusammen enthalten sie hundertmal mehr Gene als dein Genom, das gesamte Erbgut in deinem Körper. Diese Ansammlung mikrobieller Gene wird »Mikrobiom« genannt.

Allerdings waren uns bis zu Beginn des 21. Jahrhunderts 80 Prozent unserer Darmmikroben vollkommen unbekannt. Dieser Umstand ändert sich gerade dank der DNA-Sequenzierungstechnologie. Im Jahr 2007 wurde das Human Microbiome Project ins Leben gerufen, mit dem unser »zweites Genom« sequenziert wird. Wir treten momentan in eine aufregende neue Phase ein, in der sich der Fokus der Fragestellung verschiebt von »Wer sind diese Bewohner?« hin zu »Was stellen sie da drinnen an?« und »Wie können wir sie optimal nutzen, um unsere körperliche und geistige Gesundheit zu verbessern?«[7]

Oft ist die Rede von »guten Bakterien«, was ein Schlüsselkonzept in Bezug auf unsere Darmmikrobiota ist. Unser Verdauungstrakt ist eine der häufigsten Eintrittsstellen für schädliche Organismen in unseren Körper. Wenn wir dort über genügend »gute« Bakterien verfügen, sind unerwünschte Krankheitserreger in der Unterzahl, was uns vor Infektionen schützt. Dies ist einer der Gründe, warum ein möglichst vielfältiges Mikrobiom so wichtig für die Gesundheit ist. Je breiter es aufgestellt ist, desto besser kann es unsere Gesundheit erhalten.

Allerdings tun unsere Darmbewohner viel mehr, als nur schädliche Mikroben auszuschalten. Sie bauen auch unverdauliche Lebensmittel ab und produzieren dabei eine ganze Reihe nützlicher Verbindungen, die sogenannten »Metaboliten«. Zudem stellen sie Vitamine her, darunter alle acht B-Vitamine. Bemerkenswert ist auch, dass unsere Darmmikroben Neurotransmitter produzieren können, jene Botenstoffe, über die unsere Gehirnzellen kommunizieren, darunter Serotonin (ein Mangel davon wird mit Depressionen in Verbindung gebracht), Noradrenalin (das den Körper zum Handeln anregt) und Dopamin (das sich maßgeblich auf die Stimmung, das Lernen und das Planungsvermögen auswirkt). Tatsächlich werden 50 Prozent unseres Dopamins im Darm hergestellt.[8]

Mächtige Einflussfaktoren

All diese Erkenntnisse zeigen, dass unsere Darmmikroben nicht einfach nur Trittbrettfahrer in unserem Körper sind. Ihre Gesundheit ist eng mit unserer eigenen verknüpft und sie können einen großen Einfluss auf unser Gehirn ausüben.

Wie groß dieser Einfluss tatsächlich ist, hat die Forschung im Laufe des letzten Jahrzehnts herausgefunden. Den Anfang machten Studien mit keimfreien Mäusen – also mit Mäusen, die vollkommen mikrobenfrei gezüchtet und in einer sterilen Umgebung aufgezogen wurden. So konnten Wissenschaftler*innen nachvollziehen, welche Wirkungen mit den verschiedenen Mikroben einhergehen. Im Jahr 2004 fanden japanische Forschende im Rahmen einer wegweisenden Studie heraus, dass diese mikrobiomfreien Mäuse ein unterentwickeltes Gehirn, eine übermäßige Stressreaktion und ein depressionsähnliches Verhalten aufwiesen.[9] Das Interessante: Die Stressreaktion der Mäuse normalisierte sich schnell, nachdem man sie mit einer Bakterienmischung gefüttert hatte.

Weitere stichhaltige Beweise lieferten Studien, in denen Stuhltransplantationen durchgeführt wurden. Dabei überträgt man den Stuhl eines Individuums in den Darm eines anderen, häufig mithilfe eines Einlaufs oder auch oral, z. B. in Tablettenform. Über diese Technik erschien 2020 ein Review (eine Übersichtsarbeit) von Studien, bei denen der Stuhl von Menschen mit speziellen Erkrankungen in Mäuse transplantiert wurde. Nachdem die Mäuse das Transplantat erhalten hatten, entwickelten sie ähnliche Symptome wie die Menschen, darunter Depression, Angst, Magersucht und Alkoholismus. Natürlich zeigen sich diese Symptome nicht genauso wie beim Menschen, sondern im übertragenen Sinn, z. B. verbringen Mäuse mit Angstverhalten weniger Zeit in der Mitte einer offenen Fläche, sondern halten sich lieber am Rand auf. Nagetiere mit zwanghaften Verhaltensweisen vergraben beispielsweise fieberhaft Murmeln in der Erde, wenn sie Gelegenheit dazu haben. Durch die bloße Transplantation des Mikrobioms kranker Menschen in die Mäuse, schienen sich auch die Gesundheitsprobleme zu übertragen.

Was geschieht, wenn wir genau umgekehrt vorgehen und das Mikrobiom gesunder Menschen in Personen mit bereits bestehenden gesundheitlichen Problemen transplantieren – in dem Versuch, kranke Menschen zu heilen? Eine verlockende Idee! Es gibt zwar nicht viele Studien, die an Menschen durchgeführt wurden, aber immerhin eine Handvoll. Beispielsweise werden in dem Review sechs Studien genannt, in denen der Stuhl gesunder Proband*innen in Menschen mit Depressionen transplantiert wurde. Alle diese Studien ergaben, dass es bei den Empfänger*innen des Transplantats zu kurzfristigen Verbesserungen der depressiven Symptome kam. Im Allgemeinen verschlechterten sich die Symptome jedoch wieder und waren nach mehreren Monaten auf dem alten Niveau.

ANTIBIOTIKA UND DAS MIKROBIOM

Insgesamt scheinen sich Antibiotika ungünstig auf das Mikrobiom auszuwirken, da sie das Gleichgewicht der Darmmikroben durcheinanderbringen (natürlich sind sie zugleich eine unglaublich wichtige Behandlungsmethode gegen bakterielle Infektionen, weshalb man sich im Bedarfsfall dennoch an die ärztlichen Anordnungen halten sollte). Die Lage ist jedoch kompliziert, denn es gibt auch Hinweise darauf, dass die Wirkung von Antibiotika auf das Mikrobiom Menschen helfen könnte, die unter anhaltenden Symptomen von Schizophrenie oder Depression leiden und immun gegen herkömmliche Behandlungen sind. Es deutet also alles darauf hin, dass die Wirkung von Antibiotika auf das Mikrobiom – sowohl was die Behandlung als auch die Vorbeugung von Krankheiten betrifft – in den nächsten Jahren ein heiß diskutiertes Thema sein wird.

Diese Wirkungen sind vermutlich auf einen der zahlreichen Kommunikationswege zwischen Darm und Gehirn zurückzuführen. Sowohl Neurotransmitter als auch kurzkettige Fettsäuren – die entstehen, wenn Darmmikroben unverdauliche Ballaststoffe aus der Nahrung zersetzen – können den Nervus vagus anregen und Signale an das Gehirn senden. Wenn man bei Mäusen den Vagus durchtrennt, verschwindet auch die positive Wirkung der Darmmikroben.

Kurzkettige Fettsäuren sind entzündungshemmend und können das Immunsystem noch auf andere Weise beeinflussen. Auch weil viele psychiatrische Krankheiten von Entzündungen beeinflusst werden (für mehr Informationen siehe Kapitel 25), ist die entzündungshemmende Wirkung des Darmmikrobioms von besonderem Interesse.

Die psychobiotische Revolution

Stuhltransplantationen sind immer noch eine extreme Vorgehensweise. Im Jahr 2020 warnte die U.S. Food and Drug Administration (FDA) im Rahmen dieser Praxis vor dem Risiko schwerer Infektionen.[10] Ein alternativer Ansatz besteht darin, psychische Gesundheitsprobleme mit Probiotika zu behandeln – Bakterien, die nachweislich gesundheitsfördernd für den Darm sind. Für diese Idee prägten die Forschungsleiter John Cryan und Ted Dinan vom irischen University College Cork zusammen mit ihren Kolleg*innen den Begriff »Psychobiotika«.

Wie sicher können wir jedoch sein, dass sich die bei Tieren beobachtete Wirkung auf das Mikrobiom auf den Menschen übertragen lässt? Einen ersten Beweis dafür lieferte im Jahr 2000 ein tragisches Ereignis im kanadischen Walkerton in Ontario, als die Wasserversorgung der Stadt durch schwere Regenfälle mit E. coli und Campylobacter aus Rinderkot verseucht wurde. Die Folge war eine Epidemie bakterieller Durchfallerkrankungen, bei der die Hälfte der Bevölkerung infiziert wurde und sieben Menschen ums Leben kamen. Viele der Überlebenden entwickelten danach ein postinfektiöses Reizdarmsyndrom. Laut Dinan litt zugleich ein erheblicher Teil der Patient*innen bis zum Ende des ersten Jahres an einer schweren Depression, die vermuten ließ, dass es dem Krankheitserreger irgendwie gelungen war, ihr Gehirn zu beeinträchtigen.[11] Forschungen haben auch gezeigt, dass die Mikrobiome von Menschen mit Depressionen, Posttraumatischer Belastungsstörung (PTBS) und Schizophrenie auffällige Ähnlichkeiten aufweisen, die bei den jeweiligen Kontrollgruppen nicht vorkommen.

Die Theorie, dass unsere Darmmikroben unsere Emotionen beeinflussen, wurde auch durch Gehirnscan-Untersuchungen mit gesunden Frauen bestätigt. Dabei stellte man fest, dass sich die Werte bestimmter Darmbakterien darauf auswirkten, wie die Frauen auf emotionale Bilder reagierten – und zwar so sehr, dass die Forschenden mithilfe der Gehirnscans vorhersagen konnten, welche Arten von Darmbakterien bei den einzelnen Frauen zu finden wären. Insgesamt lieferte die Studie einen ziemlich überzeugenden Beweis dafür, dass diese Darmbewohner unsere emotionalen Reaktionen beeinflussen.[12]

Das Team der University of California in Los Angeles, das zu diesen Erkenntnissen gelangt war, führte eine Anschlussstudie mit Frauen durch. Dabei kam heraus, dass die Gehirne der Frauen Emotionen besser verarbeiten konnten, wenn die Teilnehmerinnen über einen Zeitraum von vier Wochen zweimal täglich einen probiotischen Joghurt mit Bakterien aßen. Auch klinischen Populationen – d. h. Personengruppen, die bereits psychisch erkrankt sind – könnten Probiotika helfen. In manchen Studien konnten durch diesen Ansatz Depressions- und Angstsymptome gemindert werden.[13]

Dennoch bringt es nichts, sofort zum nächsten Supermarkt zu rennen und sich mit probiotischem Joghurt einzudecken. Im Handel gibt es viele Produkte, die mit allen möglichen Gesundheitsversprechen werben, doch auch laut Dinan übten die meisten der von seiner Gruppe im Labor getesteten Probiotika keinerlei Wirkung auf den Geist aus. Außerdem gibt es keine Garantie dafür, dass die eingenommenen Bakterien von der Magensäure bis in den Dickdarm gelangen. Erschwerend kommt hinzu, dass wir nicht wissen, welche Bakterien unsere Stimmung tatsächlich aufhellen können, und dass die Darmmikrobiota bei jedem Menschen unterschiedlich ist. Was bei einer Person funktioniert, muss deshalb noch lange nicht bei allen anderen funktionieren. Solange wir nicht mehr Licht ins Dunkel gebracht haben, bleibt das Versprechen der Psychobiotika vorerst nur das: ein Versprechen.

Kümmere dich um deine Mikroben

Es scheint offensichtlich, dass eine Möglichkeit, unsere geistige Gesundheit zu erhalten, darin besteht, die Billionen nützlicher Mikroben, die in unserem Darm leben, zu schützen und gesund zu halten.

Doch wie kann uns das am besten gelingen? Das Wichtigste ist laut der Darmspezialistin Megan Rossi vom King's College London, dass wir viele verschiedene pflanzliche Lebensmittel essen, um ein vielfältiges Mikrobiom aufzubauen. Ihrer Ansicht nach hat sich die Anzahl der pflanzlichen Nahrungsquellen stark reduziert: 75 Prozent der weltweiten Nahrungsmittel werden aus lediglich zwölf Pflanzenarten gewonnen.[14] Die Herausforderung besteht also darin, so viele verschiedene Pflanzen wie möglich zu essen; Rossi empfiehlt mindestens dreißig verschiedene pflanzliche Lebensmittel pro Woche. Das klingt vielleicht abschreckend, aber mit ein paar Tricks (siehe Kasten gegenüber) kommt ganz schön was zusammen. Und wenn du schon mal dabei bist, solltest du auch auf eine ballaststoffreiche Ernährung achten. Ballaststoffe können von unserem Verdauungssystem nicht zersetzt werden, füttern jedoch das Mikrobiom und werden in jene überaus bedeutenden kurzkettigen Fettsäuren aufgespalten, die so gut für uns sind. Darüber hinaus scheinen sie auch bei der Regulierung von Stress und Angstzuständen zu helfen.[15]

Abgesehen von der Ernährung können wir noch mehr für unsere Mikrobiota tun. Dazu gehört auch genügend Schlaf. Dein Darmmikrobiom hat seinen eigenen zirkadianen Rhythmus, d. h. es folgt seinem eigenen 24-Stunden-Zyklus und kann daher von Schlafstörungen durcheinandergebracht werden. Wer mehr schläft, kann auch gesündere Ernährungsentscheidungen treffen – eine Win-win-Situation für das Mikrobiom (für Tipps, um besser zu schlafen, siehe Teil 2 dieses Buchs).

Durch Stress kann der Darm durchlässiger werden, sodass Bakterien in die Blutlaufbahn gelangen. Dies kann Ent-

EINFACHE ERNÄHRUNGSTIPPS, UM DAS MIKROBIOM FIT ZU HALTEN

- Ernähre dich hauptsächlich von Pflanzen und versuche, mindestens 30 verschiedene Arten pflanzlicher Lebensmittel pro Woche zu essen, darunter Obst und Gemüse, Hülsenfrüchte, Nüsse und Samen. Besonders gut sind Ballaststoffe, insbesondere Vollkorn.
- Vermeide zu viele raffinierte und stark verarbeitete Lebensmittel, ebenso wie zuckerhaltige Speisen und Getränke.
- Kräuter und Gewürze bringen nicht nur Abwechslung in deine Küche, sondern runden deine Speisen auch noch geschmacklich ab.
- Falls du dir einmal pro Woche eine Obst- und Gemüsebox liefern lassen kannst, vergrößerst du auf unterhaltsame Weise die Auswahl der Lebensmittel, die du normalerweise isst.
- Streu gemischte Nüsse und Samen auf dein Müsli, deinen Joghurt oder deine Suppe – jede Sorte bringt dich der Dreißig pro Woche näher.
- Dasselbe gilt für gemischte Salatblätter – ein leichter Trick, um mit minimalem Aufwand mehr Abwechslung in deinen Speiseplan zu bringen.
- Friere übrig gebliebenes Obst und Gemüse ein, um einen Großteil der Nährstoffe zu erhalten, und gib es in Smoothies oder andere Gerichte.

zündungen hervorrufen, die – wenn zu viele davon auftreten – schlecht für die körperliche und geistige Gesundheit sind. Wie Cryan und seine Kolleg*innen durch Forschungen an Mäusen belegt haben, können diese Schäden von den kurzkettigen Fettsäuren behoben werden, die unsere Darmmikroben aus Ballaststoffen bilden. Noch ein Grund dafür, Obst und Gemüse in die Ernährung zu integrieren.

Im Großen und Ganzen sprechen immer mehr Beweise dafür, dass der Darm unsere Stimmung beeinflusst und umgekehrt. Wenn wir essen, um uns gut zu fühlen, sollten wir auch daran denken, was unseren Darmmikroben schmecken könnte. Denn es wird wahrscheinlich immer wichtiger werden, sie glücklich zu machen, um unsere körperliche und geistige Gesundheit zu verbessern.

Kapitel 2

Hunger könnte dein Gehirn jung halten

Wenn du ein eingefleischter Frühstücksfan bist, könnte dieses Kapitel schwer zu verdauen sein. Ich bin felsenfest davon überzeugt, dass uns Frühstück deshalb so gut schmeckt, weil wir in den zehn Stunden davor in der Regel nichts gegessen haben. Aber was würde geschehen, wenn du es etwas weiter nach hinten verschiebst? Die Auswirkungen auf dein Gehirn könnten die Mühe wert sein.

Die Neurogenese, die Bildung neuer Gehirnzellen, wird mit einer erhöhten Kognition (Gesamtheit aller Prozesse, die mit dem Wahrnehmen und Erkennen zusammenhängen) und einer besseren Stimmung in Verbindung gebracht, doch leider nimmt sie mit dem Alter auf natürliche Weise ab. Tatsächlich ging man bis vor Kurzem davon aus, dass nur junge Menschen neue Gehirnzellen ausbilden könnten und Erwachsene sich mit den Gehirnzellen begnügen müssten, die sich in Kindheit und Jugend bilden. Zum Glück sprechen nun immer mehr Belege dafür, dass auch Erwachsene bis ins hohe Alter in manchen Arealen wie dem Hippocampus Gehirnzellen bilden können. Aus diesem Grund ist jede Methode von großem Interesse, die das Wachstum dieser neuen Zellen fördert (siehe Kapitel 16 für mehr Informationen über Neurogenese). Ein viel beachteter Ansatz ist die Kalorienrestriktion bzw. das Fasten.

Hungrige Würmer

Seit Langem ist die Praxis des Fastens Bestandteil religiöser und kultureller Traditionen und auch die Wissenschaft hat nun das Fasten für sich entdeckt. Alle möglichen Organismen – von Hefe über Würmer bis zu Mäusen – leben länger (Ratten sogar um 80 Prozent), wenn sie eine stark kalorienreduzierte Diät einhalten, die in der Regel etwa 40 Prozent weniger Tageskalorien umfasst.

Diese Fastenmethode scheint sich besonders vorteilhaft auf das Gehirn auszuwirken, zumindest bei Tieren. Zum Beispiel stellte sich bei Mäusen, die mit einer Nagetierversion der Alzheimerkrankheit infiziert wurden und dann vier Monate lang 30 Prozent weniger Kalorien zu sich nahmen, eine Verbesserung der Krankheitsindikatoren im Gehirn ein. Solange die Mäuse im Rahmen der kalorienreduzierten Diät Vitamine, Mineralien und andere essenzielle Nährstoffe erhielten, wiesen sie nachweislich eine erhöhte Neuroplastizität (die Fähigkeit des Gehirns, seine Struktur und Organisation anzupassen) und eine bessere Vernetzung der Synapsen auf – jener Verbindungen zwischen den Gehirnzellen, die für das Lernen und das Gedächtnis wichtig sind.[16] Außerdem zeigten Mäuse, die eine langfristig kalorienreduzierte Diät einhielten, Verbesserungen ihres Arbeitsgedächtnisses, d. h. sie konnten Informationen besser speichern, während sie mit etwas anderem beschäftigt waren – eine Fähigkeit, die mit zunehmendem Alter des Gehirns deutlich abnimmt.

Warum könnte es gut für uns sein, weniger zu essen? Wenn unsere Zellen die aufgenommene Nahrung zersetzen, schütten sie schädliche Verbindungen aus, die sogenannten »freien Radikale«, die unseren Zellen und unserem Gewebe schaden und den Alterungsprozess beschleunigen können. Eine Theorie zu den Vorteilen des Fastens besagt, dass unser Stoffwechsel durch die reduzierte Nahrungsaufnahme pausieren kann, sodass sich unser Körper von diesem Prozess erholt.

Eine elende Art zu leben

Die Möglichkeit, durch Kalorienrestriktion ein längeres, gesünderes Lebens zu führen, hat so manche Festentschlossene dazu veranlasst, es auszuprobieren und die täglich verzehrte Nahrungsmenge zu reduzieren. Die meisten Menschen würden sich jedoch elend und hungrig fühlen, wenn sie ihr Leben lang nur wenige Kalorien zu sich nehmen dürften, und in dieser Gemütsverfassung wohl den Reiz eines längeren Lebens infrage stellen.

Vor Kurzem sind Wissenschaftler*innen jedoch zu dem Ergebnis gekommen, dass es eine einfachere Methode gibt, um von den Vorteilen des Fastens zu profitieren, ohne ständig hungern zu müssen. Ihnen war Folgendes aufgefallen: Wenn Tiere in Experimenten auf eine kalorienreduzierte Diät gesetzt werden, erhalten sie das Futter in der Regel in einem kleineren Zeitfenster und essen die restliche Zeit überhaupt nichts, statt kleinere Mengen über den Tag verteilt zu erhalten. In der Wissenschaft ist man sich mittlerweile zunehmend einig, dass kalorienkontrollierte Diäten gerade wegen des Wechsels zwischen Fasten und normalem Essen so gut für Körper und Geist sind. In Studien, die speziell zu intermittierendem Fasten durchgeführt wurden und in denen die Tiere in einem kleinen Zeitfenster fressen durften, kam man tatsächlich zu vielversprechenden Ergebnissen, auch in Bezug auf Fettleibigkeit, Diabetes, Herz-Kreislauf-Krankheiten, Krebs und neurodegenerative Erkrankungen.

Die Grundidee ist wie folgt: Statt die bei der Verdauung entstandenen freien Radikale auf passive Weise zu reduzieren, versetzt Intervallfasten den Körper in eine Art Wartungsmodus, in dem er Abfallstoffe teilweise besser abbauen und sich aktiv gegen freie Radikale schützen kann. Eine Fastenkur versetzt nicht nur Körper- und Gehirnzellen in die Lage, besser mit Stress umzugehen, sondern verbessert auch nachweislich Immunsystem, Gedächtnis, Lernen, kognitive Fähigkeiten und Aufmerksamkeit.[17] Zudem kehrt Intervallfasten bei Mäusen kognitive Beeinträchtigungen um, die mit Fettleibigkeit und Diabetes zusammenhängen. Mit anderen Worten: Der geringe körperliche Stress, der durch die relativ kurze Fastenzeit ausgelöst wird, scheint die Leistungsfähigkeit von Körper und Geist enorm zu erhöhen. Bei der anschließenden Nahrungsaufnahme kommt es zu einem Wachstumsschub und zur Bildung neuer Verbindungen im Gehirn. Es ist ein bisschen, als würdest du in deinem Garten Unkraut jäten und die Pflanzen zurückschneiden, damit neue Triebe und stärkere Zweige wachsen können.

FASTEN UND HIRNLEISTUNGSSTÖRUNGEN

In den kommenden Jahren wird sich herausstellen, ob Fasten Symptome von Hirnleistungsstörungen wie Alzheimer, Parkinson oder Schlaganfällen mindern kann. Die Ergebnisse von Studien mit Tieren scheinen überaus vielversprechend, nicht zuletzt weil Ketone, die beim Fasten produziert und vom Körper als Energielieferant genutzt werden, erwiesenermaßen die Produktion eines Moleküls namens BDNF anregen. Letzteres ist nicht nur für das Lernen und das Gedächtnis wichtig, sondern auch für die Fähigkeit des Gehirns, sich an Stress anzupassen und sich vor Krankheiten zu schützen. Darüber hinaus schneiden fastende Nagetiere mit Alzheimer-ähnlichen Gehirnen besser bei Lern- und Gedächtnisaufgaben ab. Es wurde sogar bewiesen, dass Fastenkuren Gehirnschäden bei Tieren mindern können, die eine Art Schlaganfall erlitten hatten. Es könnte auch deshalb spannend sein, Ketone in Verbindung mit der Alzheimerkrankheit zu erforschen, da das Gehirn von Betroffenen nur vermindert Glukose verwerten kann, womöglich weil der Glukosetransport durch amyloide Plaques behindert wird, die sich im Gehirn von Menschen mit Alzheimer ansammeln. Die Umstellung auf eine andere Energiequelle könnte also nützlich sein, um die Gehirnfunktion aufrechtzuerhalten.

Ketose-Boost

Doch das ist noch nicht alles. Wenn der Körper eine Zeit lang keine Nahrung erhält, beginnt er die gesamte, im Blut zirkulierende Glukose und das in der Leber gespeicherte Glykogen zu verbrennen. Danach geht ihm der Zucker aus, der ihm als Energielieferant dient, weshalb er sich eine neue Energiequelle suchen muss. So beginnt er gespeichertes Fett in Ketonkörper umzuwandeln, eine andere Art Treibstoff, aus dem Körper und Gehirn anstelle von Zucker Energie gewinnen können. Auf diesen Prozess, »Ketose« genannt, sollen viele der positiven Auswirkungen des Fastens zurückzuführen sein. Er ist auch das Konzept hinter der beliebten Keto-Diät, bei der man weitestgehend auf Zucker und andere Kohlenhydrate verzichtet, damit der Körper stattdessen Fettreserven verbrennt. Tierversuche haben ergeben, dass Ketone viele gesundheitsfördernde Prozesse auslösen, darunter die Produktion von BDNF (einem für das Lernen und das Gedächtnis wichtigen Molekül) – was erklären könnte, warum Fastende immer wieder von einer gesteigerten geistigen Leistungsfähigkeit berichten –, und erste Studien gehen bereits der Frage nach, ob dasselbe auch beim Menschen der Fall ist.

Hilfreicher Hunger

Die Idee, Hunger auszuhalten, damit der Geist besser funktioniert, kann sich kontraintuitiv anfühlen. Essen ist Energie und es kann anstrengend sein, auf leeren Magen produktiv zu sein. Die Vorteile des Fastens werden jedoch offensichtlich, wenn man an wild lebende Tiere denkt, die nicht ständig Nahrung zur Verfügung haben, sondern eher über längere Zeiträume hinweg fasten und hungern müssen. Es würde ihnen nichts nützen, deshalb Trübsal zu blasen und in Selbstmitleid zu zergehen. Im Gegenteil, falls sich die Nahrung verknappen sollte, müssten sie eher besonders scharfsinnig sein, um ihre nächste Mahlzeit zu erbeuten oder sich an eine frühere Nahrungsquelle zu erinnern.

Die Eine-Million-Dollar-Frage lautet also, ob dasselbe für Menschen gilt. Aus evolutionärer Sicht gibt es keinen Grund, der dagegen spricht. Auch wenn viele von uns moderne Annehmlichkeiten wie rund um die Uhr geöffnete Lebensmittelgeschäfte, Online-Shopping und Fast-Food-Lieferungen nutzen, haben unsere Vorfahren noch lange Phasen der Nahrungsmittelknappheit erlebt. Dieser Zyklus des Fastens und Hungerns könnte sogar zur Komplexität unseres Gehirns beigetragen haben, da der Druck der Nahrungsmittelknappheit das menschliche Gehirns dazu zwang, sich weiterzuentwickeln, so Mark Mattson, der an der Johns Hopkins University zu Fasten forscht. Bezeichnenderweise haben domestizierte Hunde, die immer Zugang zu reichlich Nahrung haben, kleinere Gehirne als wild lebende Hunde, was darauf hindeutet, dass reichlich Nahrung ihr Gehirn schrumpfen lässt.[18]

Aufgrund all dieser Erkenntnisse erfreuen sich die unterschiedlichsten Fastenmethoden einer immer größeren Beliebtheit, wobei jede eine Phase beinhaltet, in der gar keine oder nur sehr wenig Nahrung aufgenommen wird, gefolgt von einer Zeit, in der normal gegessen wird. Vielleicht hast du von der einen oder anderen schon einmal gehört: Bei der 5:2-Diät isst man an fünf Tagen pro Woche ganz normal und schränkt die Kalorienzufuhr an den anderen beiden Tagen stark ein; bei der 8:16-Diät isst man in einem Zeitfenster von acht Stunden; bei der OMAD-Diät (*One Meal a Day*, dt. »Eine Mahlzeit pro Tag«) wird die Nahrungsaufnahme auf eine Stunde pro Tag begrenzt und bei der 1:1-Methode bzw. dem *Alternate Day Fasting* isst man einen Tag lang normal, um am nächsten zu fasten.

Allerdings sind Studien über die Wirkung des Fastens auf das menschliche Gehirn schwieriger zu finden als jene, die mit Tieren durchgeführt wurden. Zudem haben wir Menschen uns noch nicht lange genug auf diese Weise ernährt, als dass wir die lang-

TIPPS FÜR DEN EINSTIEG INS FASTEN

1. Fasten löst bei vielen Menschen Ärger, Hunger und Konzentrationsschwierigkeiten aus, aber diese Nebenwirkungen klingen in der Regel nach etwa einem Monat ab. Also gib nicht zu schnell auf.
2. Beschleunige den Prozess mit Sport. Viele Vorteile des Fastens sollen darauf zurückgehen, dass man abwechselnd Kohlenhydrate und Fette verbrennt. Es dauert mindestens zehn Stunden, bis man die Kohlenhydratspeicher in Leber und Blut verbrannt hat, doch durch Sport kann man den Prozess ankurbeln. Zum Beispiel schaltet der Körper bei einem einstündigen Lauf vor dem Frühstück in den Fettverbrennungsmodus.
3. Geh's langsam an. Versuch, deine erste Mahlzeit des Tages eine Stunde später und deine letzte Mahlzeit eine Stunde früher zu dir zu nehmen. Verkürze dieses Zeitfenster, sobald du dich daran gewöhnt hast.
4. Sei nicht zu streng mit dir. Fastenkuren sollen Körper und Gehirn guttun, weil auf eine Phase des Verzichts eine Zeit folgt, in der normal gegessen wird und die für den Körper Wachstum bedeutet. Lass dich also nicht dazu hinreißen, zu lange zu fasten und die Zeit des normalen Essens wegzulassen.

fristigen Auswirkungen abschätzen könnten. Es gibt jedoch mehrere vielversprechende Erkenntnisse: Eine Studie mit über Siebzigjährigen ergab, dass sich das verbale Gedächtnis (die Fähigkeit, sich an Gelesenes oder Gehörtes zu erinnern) nach drei Monaten des Intervallfastens drastisch verbesserte.[19] In einer anderen Studie mit Menschen mit Fettleibigkeit und leichten kognitiven Beeinträchtigungen – einem Risikofaktor für Alzheimer – verbesserten sich nach einer zwölfmonatigen Kalorienrestriktion das Gedächtnis, die Kognition und die exekutiven Funktionen (die geistigen Fähigkeiten, die das menschliche Denken und Handeln steuern). Dr. Sandrine Thuret vom King's College London und ihre Kolleg*innen fanden heraus, dass durch die Kalorienrestriktion eine bestimmte Gedächtnisleistung verbessert wird, die mit dem Wachstum neuer Gehirnzellen im Hippocampus zusammenhängt.[20]

Fastende Wissenschaftler*innen

Die Würfel sind noch nicht gefallen, aber man kann davon ausgehen, dass Wissenschaftler*innen, die zum Thema Fasten forschen, auch selbst Fastenkuren ausprobieren und überzeugt sind, dass am Fasten etwas dran ist. Thuret hat mir einmal gesagt, dass sie einer bestimmten Fastenmethode folge, bei der man jeden zweiten Tag essen dürfe (an Fastentagen nimmt sie auch etwas zu sich, jedoch eher Obst, Müsliriegel und Latte). Mattson wiederum tritt für die 6:18-Diät ein, bei der er nur innerhalb eines Sechs-Stunden-Fensters isst und meist zum Ende der Fastenkur ziemlich viel Sport treibt, um die Ketose zu beschleunigen.[21]

Es gilt jedoch zu bedenken, dass viele der Untersuchungen – sowohl an Tieren als auch an Menschen – an Individuen mit Übergewicht oder anderen Gesundheitsproblemen durchgeführt wurden. Wenn du noch jung und gesund bist, zeigt das Fasten vielleicht weniger Wirkung. So verlockend die Beweise auch sind, wir wissen nicht genau, ob sich die bei Tieren beobachteten Vorteile tatsächlich auf den Menschen übertragen lassen. Wenn du Fasten ausprobieren möchtest, denk daran, dass es für manche nicht geeignet ist, z. B. für Schwangere oder Menschen mit Essstörungen. Sprich also am besten mit deinem Arzt oder deiner Ärztin, bevor du eine neue Diät beginnst. Beim Thema Bewegung werden wir später im Buch noch sehen, dass auch die Gene Einfluss darauf nehmen können, wie der Körper auf bestimmte

Lifestyle-Praktiken reagiert, die die Gehirngesundheit fördern sollen. Es ist möglich, dass sich Fasten für Personen mit einer bestimmten Genetik lohnt, wohingegen es bei anderen Menschen mit anderen genetischen Varianten gar nichts bringt oder sogar schädlich ist.

Allerdings können manche Gewohnheiten, die mit dem Fasten einhergehen – zum Beispiel bewussteres Essen und der Verzicht auf Snacks am späten Abend – ganz allgemein von Nutzen sein, nicht zuletzt weil unser Verdauungssystem seinem eigenen zirkadianen Rhythmus folgt und morgens besser funktioniert. Abgesehen davon kann das Frühstück, wenn man es ein paar Stunden nach hinten verschiebt, noch leckerer werden.

Kapitel 3

Das Versprechen von Gehirnnahrung

Blaubeeren, um das Gedächtnis anzuregen. Eier, damit das Gehirn nicht schrumpft. Salbei für eine bessere Konzentration. Das Internet steckt voller Informationen über die sogenannte »Gehirnnahrung«, ganz zu schweigen von den Gängen in Naturkostläden. Aber was ist dran?

Vorab sei gesagt, dass diese Frage sehr schwer zu beantworten ist. Es ist alles andere als leicht, Qualitätsstudien über die Wirkung von Lebensmitteln auf unsere Gesundheit durchzuführen, was auch darauf zurückzuführen ist, dass wir nicht nur einzelne Nährstoffe, sondern eine Kombination aus verschiedenen Lebensmitteln essen, die konserviert, gekocht und auf verschiedene Weise verzehrt werden. Zum Beispiel ist es angesichts all der Lebensmittel, die wir zu uns nehmen, nahezu unmöglich, die exakte Wirkung von Blaubeeren zu bestimmen. Darüber hinaus müsste man berücksichtigen, ob die Blaubeeren in einem Smoothie oder einem Stück Kuchen mit Eis verzehrt werden, ob sie frisch oder gefroren sind und ob man sie ausschließlich isst, wenn gerade Saison ist. Lebensmittel interagieren auf verschiedene Weise miteinander. Ein gutes Beispiel ist Vitamin C, das die Aufnahme von Eisen fördert. Angenommen, Blaubeeren würden Müdigkeit vertreiben. Womöglich würde dieser Effekt jedoch nicht auf die Blaubeeren selbst zurückgehen, sondern auf die erhöhte Eisenaufnahme. Vielleicht würde also ein anderes Obst mit hohem Vitamin-C-Gehalt genau dieselben Vorteile bringen.

Die Sache mit dem Ernährungstagebuch

Hinzu kommt, dass wir unsere Ernährung nicht immer von anderen Lebensstilfaktoren trennen können. Blaubeeren sind teuer. Vielleicht haben Menschen, die mehr davon essen, auch mehr Geld und mehr Zeit, um Klavierunterricht zu nehmen oder einen Pilateskurs zu besuchen, was ebenfalls gut für ihr Gehirn wäre. Wir können auch nicht einfach, wenn wir mehr über die langfristige Wirkung von Ernährung auf unsere Gesundheit herausfinden wollen, eine große Personengruppe bitten, ab einem Alter von sechs Monaten einmal pro Woche Blaubeeren zu essen, und ihre Gehirne miteinander vergleichen, wenn sie das 60. Lebensjahr erreicht haben. Stattdessen gehen viele Studien der Frage nach, was in der Vergangenheit gegessen wurde, doch leider sind wir Menschen grottenschlecht darin, diese Frage genau zu beantworten – sei es, weil wir die Wahrheit bewusst verbiegen oder weil wir bestimmte Informationen versehentlich auslassen. Im Großen und Ganzen ist die Literatur zu diesem Thema also mit Vorsicht zu genießen.

Nachdem wir das geklärt haben, können wir uns dem zuwenden, was wir tatsächlich wissen. Wenn wir aus erster Hand erfahren möchten, was wir für ein langes, gesundes Leben brauchen, sollten wir uns zuerst die fünf Regionen ansehen, in denen es weltweit die höchste Dichte von über Hundertjährigen gibt. Diese sogenannten *Blue Zones* (dt. »Blaue Zonen«; falls du dich über den Namen wunderst: Er geht auf die Farbe der Buntstifte zurück, mit denen die Forschenden ursprünglich ihre Karten markierten) sind auf dem gesamten Globus zu finden – von der Nicoya-Halbinsel in Costa Rica über Okinawa in Japan bis nach Sardinien in Italien (siehe Karte). Die Regionen haben viele Gemeinsamkeiten, die erklären könnten, warum die Menschen dort so lange leben, darunter die Vorliebe für körperliche Betätigung sowie ein starker Fokus auf soziale Bindungen und Sinn im Leben.

Die Ernährungsweise unterscheidet sich von Ort zu Ort, doch ein gemeinsames Merkmal besteht darin, dass die Ernährung vorwiegend auf Pflanzen basiert. Manche essen Fleisch, doch in geringen Mengen. Auch Eier und Milchprodukte werden im Großen und Ganzen nur in Maßen konsumiert. In der Regel essen die Menschen in diesen Regionen eher Vollwertkost als stark verarbeitetes Junkfood und trinken wenig Alkohol – und wenn doch mal ein Gläschen, dann hauptsächlich Wein. In zwei von fünf Blauen Zonen ist die mediterrane Ernährung vorherrschend, die für ihre gesundheitsfördernde Wirkung bekannt ist.

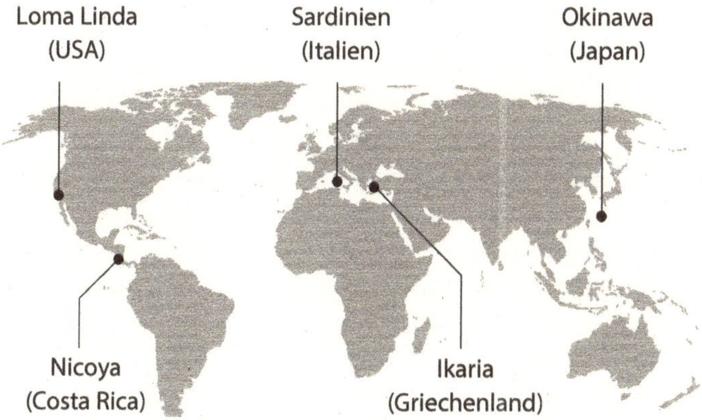

Viele Pflanzen zu essen, passt zu dem, was wir über das Mikrobiom wissen. Tatsächlich deuten jüngste Forschungsergebnisse darauf hin, dass die Vorteile der mediterranen Ernährung auf die Art und Weise zurückzuführen sind, wie sie sich auf unsere Darmmikroben auswirkt.[22] Die Menschen in Okinawa ernähren sich in der Regel auch sehr kalorienarm – selbst für japanische Verhältnisse –, ein Zeichen dafür, dass eine kalorienarme Ernährung – wie im vorigen Kapitel ausgeführt – gut für die Gesundheit ist. Die Art und Weise, wie sich die Menschen in den *Blue*

Zones ernähren, passt auch zu jüngsten Forschungsergebnissen, nach denen ungesunde Ernährung die verbreitetste Todesursache in den meisten Ländern ist. Die schlimmsten Übeltäter? Zu viel Salz, zu wenig Vollkorn und nicht genug Gemüse. Also genau das Gegenteil der Blue-Zone-Diät.

Mediterranes Ernährungswunder

Längeres Leben hin oder her, aber was ist mit dem Gehirn? Hier kann die mediterrane Ernährung auf ganzer Linie punkten. Immer wieder kommen Studien zu dem Ergebnis, dass sie das Risiko für zahlreiche Gehirnkrankheiten wie Schlaganfälle, Depression und Alzheimer mindert.[23] Zugleich wurde eine ungesunde Ernährungsweise, die viele verarbeitete Lebensmittel umfasst, mit einem hohen Risiko für Depression und Angstzustände verbunden.[24] Ernährung und mentale Gesundheit sind also eindeutig miteinander verknüpft. Allerdings handelt es sich bei den meisten Untersuchungen in diesem Bereich um Beobachtungsstudien, d. h. die Gewohnheiten der Menschen werden beobachtet und Messungen vorgenommen, doch die Wissenschaftler*innen versuchen nicht, das Ergebnis zu verändern. Wir können daher nicht mit Sicherheit sagen, ob die Ernährung den ausschlaggebenden Faktor darstellt.

Das ändert sich gerade. Da wir immer besser verstehen, wie wichtig Ernährung für unsere geistige Gesundheit ist, hat sich ein Forschungsgebiet namens »Ernährungspsychiatrie« herausgebildet, das die spannende Frage erforscht, ob sich psychische Erkrankungen mithilfe von Ernährung verhindern und – vor allem – behandeln lassen. Ernährungspsychiater*innen wollen herausfinden, ob Ernährung manche Symptome psychischer Erkrankungen mindern kann. Und an diesem Punkt wird es wirklich interessant.

Eine der ersten dieser Interventionsstudien wurde aus Versehen durchgeführt. Die Forschenden wollten herausfinden, ob eine bestimmte Art der Psychotherapie hilfreich wäre für Menschen mit frühen depressiven Symptomen, die wahrscheinlich eine ausgewachsene Depression entwickeln würden. Da sie die Wirkung der Ernährung auf die mentale Gesundheit nicht kannten – die Forschung dazu steckte damals noch in den Kinderschuhen –, beschlossen sie, für die Kontrollgruppe Ernährungstipps statt Psychotherapie zu verwenden – in der Annahme, diese würden keinerlei Auswirkung auf die Depression haben. Zu ihrem Erstaunen fanden sie heraus, dass die Ernährungsberatung die Wahrscheinlichkeit, an einer Depression zu erkranken, in gleichem Maße senkte wie die Psychotherapie: Die Wahrscheinlichkeit betrug dann nur noch etwa 8 Prozent im Vergleich zu 20 bis 25 Prozent für diejenigen, die nichts von beidem erhalten hatten.[25]

Diese Studie lieferte den ersten Hinweis darauf, dass Ernährung die Symptome einer Depression lindern kann. Im Jahr 2017 wurde schließlich die SMILES-Studie[26] (*Supporting the Modification of Lifestyle In Lowered Emotional States,* dt. »Unterstützung der Änderung des Lebensstils bei niedergeschlagenen emotionalen Zuständen«) von der Ernährungspsychiaterin Felice Jacka an der australischen Deakin University durchgeführt. Es war die erste randomisierte kontrollierte Studie, die erforschte, ob eine Ernährungsumstellung die Symptome einer Depression mindern kann. An der Studie nahmen 67 Menschen mit Depressionen teil, deren Ernährungsweise ungesund war – mit einem hohen Anteil an Süßigkeiten, salzigen Snacks und verarbeitetem Fleisch sowie wenig Obst, Gemüse, Ballaststoffen und magerem Fleisch.

Für einen Zeitraum von zwölf Wochen wurden sie entweder einer Ernährungsintervention zugeteilt, bei der sie eine ähnliche Ernährung wie die mediterrane einhalten sollten und sieben einstündige Sitzungen bei einem Ernährungsberater erhielten, oder einer Kontrollgruppe, die nur soziale Unterstützung bekam. Am Ende der Studie war die Wahrscheinlichkeit, dass die Depres-

SPEISEPLAN DER SMILES-STUDIE

Das Hauptanliegen dieser Studie bestand darin, die Qualität der Ernährung durch den Verzehr der folgenden wichtigen Lebensmittelgruppen zu erhöhen:

- Vollkorngetreide (5–8 Portionen pro Tag)
- Gemüse (6 pro Tag)
- Obst (3 pro Tag)
- Hülsenfrüchte (3–4 pro Woche)
- fettarme, ungesüßte Milchprodukte (2–3 pro Tag)
- rohe, ungesalzene Nüsse (1 pro Tag)
- Fisch (mindestens 2 pro Woche)
- mageres rotes Fleisch (3–4 pro Woche)
- Hühnchen (2–3 pro Woche)
- Eier (bis zu 6 pro Woche)
- Olivenöl (3 Esslöffel pro Tag)

Gleichzeitig waren die Teilnehmenden angehalten, den Verzehr von »Extras« wie Süßigkeiten, raffinierten Getreideprodukten, frittierten Lebensmitteln, Fast Food, verarbeitetem Fleisch und zuckerhaltigen Getränken zu reduzieren (nicht mehr als drei pro Woche). Der Konsum von Rot- oder Weißwein, der über zwei Standardgläser pro Tag hinausging, zählte wie jeder weitere Alkohol zu den »Extras«. Zudem wurde den Proband*innen ans Herz gelegt, sich wenn überhaupt für Rotwein zu entscheiden und diesen nur zu Mahlzeiten zu trinken.

sion zurückging, bei den Proband*innen aus der Ernährungsgruppe viermal so hoch wie bei denen aus der Kontrollgruppe. Erstere zeigten auch erheblich weniger Angstsymptome. Erstaunlicherweise war die Ernährungsintervention wirkungsvoller als die Standardbehandlung für Depressionen.[27]

In den darauffolgenden Jahren wurden diese Ergebnisse bestätigt. Eine ähnliche australische Studie von 2019, die junge Erwachsene mit Depressionen und schlechten Essgewohnheiten untersuchte, kam in etwa zu denselben Schlüssen.[28] Im Jahr 2020 erschien ein Review von 16 randomisierten kontrollierten Studien mit insgesamt über 45.000 Teilnehmenden, die sich mit Ernährungsinterventionen zur Behandlung von Depressionen und Angstzuständen befassten. Dabei kam heraus, dass depressive Symptome deutlich verringert werden konnten, wobei die größten Auswirkungen bei Frauen zu verzeichnen waren. Es häufen sich also die Beweise, dass Ernährung eine sehr nützliche Behandlungsmethode für Menschen mit Depressionen sein kann.

Der Ganzkörperansatz

Diese Studien geben uns keinen Aufschluss darüber, welcher Körperprozess genau für das Abklingen der Symptome verantwortlich ist, doch die Forschenden gehen davon aus, dass es wahrscheinlich mit dem Darmmikrobiom zusammenhängt. Auch wissen wir nicht, warum die Entzündungen zurückgehen, die zusammen mit vielen psychischen Problemen auftreten können. Diese Ergebnisse verdeutlichen, wie wichtig es ist, sich nicht nur das Gehirn, sondern den Menschen als Ganzes anzusehen, wenn es um die Gehirngesundheit und insbesondere um die Behandlung psychischer Erkrankungen geht.

Was ist mit denjenigen, die keine Depressionen haben, jedoch Wert auf eine gute Ernährung legen, um ihr Gehirn gesund zu halten? Wir wissen, dass bestimmte Nährstoffe wichtig sind, damit das Gehirn optimal funktionieren kann. Zum Beispiel ist die mediterrane Ernährung reich an Lebensmitteln, die die essenzielle Aminosäure Tryptophan enthalten. Da der Körper sie nicht allein herstellen kann, muss sie über Nahrung aufgenommen werden. Sie ist auch wichtig für die Produktion des Gute-Laune-Hormons Serotonin. Eine abwechslungsreiche Ernährung mit viel Obst und Gemüse enthält auch viele Vitamine und Mineralien, insbesondere die für die Gehirngesundheit wichtigen B-Vitamine und Vitamin E.

Allerdings essen wir keine Nährstoffe, sondern Lebensmittel und Gerichte, weshalb wir uns nicht zu intensiv auf bestimmte Nährstoffe fokussieren, sondern den Gesamtkontext im Blick behalten sollten. Es kann dennoch hilfreich sein, sich die einflussreichsten und wichtigsten Nährstoffe für das Gehirn anzusehen, um sicherzugehen, dass wir genug davon erhalten. Es sei auch angemerkt, dass zum Thema Ernährung und Gehirn ganze Bücher geschrieben werden könnten – und bereits wurden. In diesem Kapitel werden wir uns nur auf die am häufigsten vorkommenden Nährstoffe konzentrieren. Sie sind dir vielleicht schon zu Ohren gekommen oder haben deine Neugier geweckt: essenzielle Fette und Polyphenole.

DIE OPTIMALE GEHIRNDIÄT?

Wenn du nach dem Goldstandard unter den Gehirndiäten suchst, wird dich vielleicht die MIND-Diät interessieren, eine optimierte Variante der mediterranen Ernährung, die von der verstorbenen Professorin Martha Morris vom Rush University Medical Center in Chicago entwickelt wurde und speziell auf das Gehirn ausgerichtet ist. Morris führte eine Studie mit über 900 Altenheimbewohner*innen durch und setzte sie entweder auf die MIND-, die mediterrane oder die DASH-Diät, wobei Letztere förderlich für die Herzgesundheit sein soll. Diejenigen, die ihre Diät am strengsten einhielten, erzielten die besten Ergebnisse in Bezug auf Alzheimer und konnten das Risiko, daran zu erkranken, um mehr als die Hälfte senken. Die MIND-Diät sieht den Verzehr von Blau- und Erdbeeren sowie von Rotwein vor, doch die Diäten sind sich alle recht ähnlich und basieren auf demselben Konzept: Viele Pflanzen, gute Fette und Öle, aber nicht zu viele tierische Fette und verarbeitete Lebensmittel.

Essenzielle Fette

Das Gehirn besteht zu etwa 11 Prozent aus Fett, doch es speichert Fett nicht so ab wie der Rest des Körpers. Sonst würde das Gehirn in Zeiten der Lebensmittelknappheit beginnen, sich selbst zu essen, und die Chancen unserer Vorfahren, ihre nächste Mahlzeit zu finden, hätten nicht gerade rosig ausgesehen. Stattdessen handelt es sich beim Gehirnfett um strukturelles Fett, d. h. es dient nicht als Speicher, sondern trägt dazu bei, dass das Gehirn richtig funktioniert. Es befindet sich überwiegend in der als »Myelin« bezeichneten Fettschicht, die viele Neuronen umgibt und dafür sorgt, dass die Signale zwischen ihnen schneller zirkulieren. Sie bildet die weiße Substanz des Gehirns.

Auch wenn Fett eine wichtige Rolle spielt, brauchen wir nicht gleich haufenweise Cheeseburger und Pommes in uns hineinzustopfen, um unser Gehirn zu füttern: Das Organ kann die meisten Fette, die es benötigt, selbst herstellen. Die große Ausnahme stellen mehrfach ungesättigte Fettsäuren dar, die wir über Nahrung zuführen müssen. Zwei davon sind besonders wichtig für die Kommunikation zwischen den Gehirnzellen und die Immunfunktion, da sie sich beide auf unsere Entzündungsreaktion auswirken (allerdings auf unterschiedliche Art und Weise). Die Rede ist von Omega-3- und Omega-6-Fettsäuren. Omega-3-Fettsäuren verringern Entzündungsprozesse, Omega-6-Fettsäuren fördern sie. Für eine optimale Gehirngesundheit sollten wir sie – Studien zufolge – in einem Verhältnis von 1:2 (eine Omega-3-Fettsäure im Verhältnis zu zwei Omega-6-Fettsäuren) konsumieren. Auch im Westen sollten wir Omega-6-Fettsäuren zu uns nehmen, doch in der Regel konsumieren wir viel zu viel davon – im Gegensatz zu Omega-3-Fettsäuren. Wenn du siehst, in welchen Lebensmitteln sie enthalten sind, wirst du bestimmt verstehen, warum das so ist.

Zu den Lebensmitteln, die reich an Omega-6-Fettsäuren sind, zählen fleischliche Fette (zum Beispiel Schweinebauch, Hühnerfett und Speck). Omega-3-Fettsäuren werden in drei Arten unterteilt, die aus verschiedenen Quellen stammen. Alpha-Linolensäure (ALA) stammt aus pflanzlichen Quellen wie Lein-, Hanf- und Chiasamen sowie Walnüssen. Docosahexaensäure (DHA) und Eicosapentaensäure (EPA) sind hingegen in Fettfisch, Lachsrogen und Kaviar enthalten.

Wenn es etwas gibt, was man essen sollte, um das Demenzrisiko zu senken und den Geist im Alter wach zu halten, dann Omega-3-Fettsäuren. Forschungen zufolge haben ältere Menschen, die wenig davon essen, eine 70 Prozent höhere Wahrscheinlichkeit, an Demenz zu erkranken, als jene, die mehr davon konsumieren. Außerdem könnte der Verzicht auf diese Fette das Gehirn schneller altern lassen und das altersbedingte Schrumpfen im Hippocampus beschleunigen. Der Verzehr von Omega-3-Fettsäuren kann auch die Stimmung aufhellen. Studien haben gezeigt, dass 4 g von Omega-3-Fettsäuren pro Tag ausreichend sein sollten.[29] In ihrem Buch *Brain Food* berichtet die Neurowissenschaftlerin Lisa Mosconi von einfachen Methoden, mit denen man Omega-6-Fettsäuren durch gute Omega-3-Fettsäuren ersetzen kann (falls du dich intensiver mit dem Thema Gehirnnahrung beschäftigen möchtest, kann ich dir ihr Buch ans Herz legen). Mein Lieblingstipp lautet: Ein Nussmus wie Mandelmus als Alternative zu Erdnussbutter verwenden, die viel Omega-6 enthält.

Polyphenole

Es wurde schon viel über die stimmungsaufhellende Wirkung von Schokolade und Wein geschrieben, aber tun sie noch mehr, als unsere Geschmacksnerven zu erfreuen? Eine Gemeinsamkeit besteht darin (abgesehen von der Tatsache, dass sie beide lecker sind), dass sie wie Obst, Gemüse, Gewürze, Tee und Kaffee Nährstoffe namens Polyphenole enthalten. Dabei handelt es sich um starke Antioxidantien, die die schädlichen freien Radikale

TIPPS FÜR EINE GEHIRNGESUNDE ERNÄHRUNG

1. Trink mehr. Das Gehirn braucht Wasser für jede kleine Aktivität, aber die meisten Menschen trinken zu wenig, obwohl Dehydrierung das Gehirn schrumpfen lässt.
2. Kombiniere gute Ernährung mit Sport. Laut einer Studie zur DASH-Diät, die ähnlich wie die mediterrane Ernährung viel Obst, Gemüse und Vollkorn sowie wenig Zucker und Fette enthält, schnitten Menschen, die die Diät einhielten und zusätzlich dreimal pro Woche 30 Minuten Sport trieben, nach zwölf Wochen um 30 Prozent besser in kognitiven Tests ab. Eine andere Studie zur Ernährung älterer Menschen mit kognitiven Beeinträchtigungen ergab, dass die sportlich Aktiven unter ihnen ihre exekutiven Funktionen soweit verbessern konnten, dass sie mit denen eines acht Jahre jüngeren Gehirns vergleichbar waren.
3. Vorsicht bei Nahrungsergänzungsmitteln, insbesondere wenn mit antioxidativen Eigenschaften geworben wird. Sie können sich manchmal negativ auf unsere Gesundheit auswirken, möglicherweise weil sie unserem Körper signalisieren, seine eigenen antioxidativen Abwehrreaktionen zu unterdrücken. Sprich bei Fragen oder Unsicherheiten am besten mit deinem Arzt oder deiner Ärztin.
4. Verwende jodhaltiges Salz. Jodmangel ist eine der Hauptursachen für vermeidbare Hirnschäden. Menschen, denen es an diesem Mineral mangelt, können laut Weltgesundheitsorganisation bis zu 15 IQ-Punkte einbüßen.

einfangen und auch noch unsere Stimmung verbessern können. Im Allgemeinen sind Polyphenole unverdaulich, weshalb sie als Futter für unsere Darmmikroben übrig bleiben. Letztere wandeln sie in andere Verbindungen um, die besagte Wirkungen verursachen könnten.

Von besonders großem Interesse ist eine Gruppe von Polyphenolen namens Flavonoide, enthalten in Beeren, Kakao und Gewürzen. Laut jüngsten Forschungsergebnissen weisen Frauen, die viel davon essen, ein geringeres Risiko für Depressionen auf.[30] Bei einer anderen, über zehn Jahre angelegten Studie kam heraus, dass eine flavonoidreiche Ernährung den kognitiven Verfall einer Gruppe älterer Erwachsener aus Frankreich verlangsamen konnte.[31] Welche Nahrungsquellen sind am besten? Bei einer Studie über die Lebensmittel mit dem höchsten Polyphenolgehalt stellte man fest, dass Beeren, dunkle Schokolade und Kaffee ganz oben auf der Rangliste stehen. Auch mit Gewürzen, besonders Nelken und Sternanis, kann man nichts falsch machen.

Es wäre also ratsam, einige dieser Zutaten in deine Rezepte einzubauen. Auf jeden Fall liefern diese Ergebnisse eine hervorragende Ausrede, um hin und wieder ein Stückchen dunkle Schokolade oder ein Glas Rotwein zu genießen.

Basierend auf allen bisherigen Forschungsergebnissen empfehlen jedoch die Ernährungspsychiater*innen vom Food and Mood Centre der Deakin University – unter Leitung von Professorin Jacka –, dass pflanzenbasierte Lebensmittel die Hauptbestandteile unserer Ernährung sein sollten. Wir sollten also viel Obst, Gemüse, Salate, Hülsenfrüchte (wie Kichererbsen, Linsen und Tofu), Vollkornprodukte und rohe Nüsse essen. Besonders wichtig für das Darmmikrobiom sind Ballaststoffe, von denen man etwa 50 g pro Tag verzehren sollte. Empfehlenswert sind auch Fisch und mageres rotes Fleisch (natürlich nicht für Vegetarier*innen) sowie gesunde Fette wie Olivenöl. Zu vermeiden sind stark verarbeitete Lebensmittel – also jene, die viel Fett, Salz, Zucker und raffinierte Kohlenhydrate enthalten – ebenso wie Süßstoffe und Emulgatoren.[32]

Vielleicht fühlst du dich bei dieser Diät an die üblichen Ratschläge erinnert, die man hört, wenn es um die Herzgesundheit geht, und so ist es auch. Das klingt vielleicht nicht sehr aufregend, ist jedoch eine gute Nachricht: Was gut für dein Gehirn ist, tut auch dem Rest deines Körpers gut.

Kapitel 4

Alzheimer könnte der Diabetes des Gehirns sein

Wahrscheinlich hast du schon einmal von Typ-1- und bestimmt auch schon von Typ-2-Diabetes gehört. Aber was ist mit Typ-3-Diabetes? Falls nicht, wird es dich vielleicht überraschen zu hören, dass sich der Begriff tatsächlich auf Alzheimer bezieht.

Typ-2-Diabetes ist eine häufige Erkrankung, bei der die Fähigkeit des Körpers, Glukose bzw. Zucker als Energiequelle zu verwerten und zu speichern, gestört ist. Wenn wir Zucker essen, stößt die Bauchspeicheldrüse ein Hormon namens Insulin aus, das dafür sorgt, dass Leber, Muskel- und Fettzellen Zucker in Energie verwandeln. Bei Typ-2-Diabetes, der oft (aber nicht immer) durch einen hohen Konsum von fettigen, zuckerhaltigen Lebensmitteln verursacht wird und der häufigste Diabetestyp ist, wird dieses System desensibilisiert und hört auf, richtig zu funktionieren, sodass die Blutzuckerwerte in die Höhe schießen. Dieser Diabetestyp hängt eng mit Fettleibigkeit zusammen und kann auch zu Gedächtnis- und Kognitionsproblemen führen. Darüber hinaus ist Typ-2-Diabetes einer der größten Risikofaktoren für die Alzheimerkrankheit.

Erst vor Kurzem haben Wissenschaftler*innen entdeckt, dass Insulin wichtig für das Gehirn ist. Wir wissen jetzt, dass es zwei Schlüsselfunktionen erfüllt: Es beeinflusst, wie viel wir essen, und reguliert die Signale im Gehirn sowie die kognitiven Funktionen. Wenn Insulin zum Beispiel nicht in den Hippocampus gelangen kann, wird dadurch die Fähigkeit des Gehirns gemindert, neue Erinnerungen zu bilden.

Es ergibt Sinn, dass ein Kalorien- und ein damit verbundener Insulinschub das Lernen und das Gedächtnis anregen, denn so konnten sich unsere Vorfahren besser merken, wo die besten Nahrungsquellen zu finden waren. Bei einer üppigen, kalorienreichen Ernährung gerät dieser Prozess aus dem Gleichgewicht: Das Gehirn kann aufgrund eines hohen Süßigkeitenkonsums nicht unaufhörlich auf Hochtouren laufen und wird irgendwann resistent gegen die nicht enden wollenden Insulinsignale.

Diabetes des Geistes

Die Idee, dass das Gehirn bei Diabetes resistent gegen Insulin wird und es daraufhin zu Gedächtnisproblemen kommt, hat einige Wissenschaftler*innen zu der These veranlasst, dass Demenz tatsächlich eine Stoffwechselstörung sein könnte. Einige der überzeugendsten Beweise stammen aus dem Labor von Suzanne de la Monte von der Brown University in Providence, Rhode Island.

Zunächst entdeckte sie, dass bei der Alzheimerkrankheit der Hippocampus resistent gegen Insulin wird. Als sie Nagetiere auf eine Diät setzte, die Typ-2-Diabetes bewirken sollte, bildeten die Tiere amyloide Plaques im Gehirn aus, die ein untrügliches Zeichen für Alzheimer sind. Insgesamt deuten diese Ergebnisse darauf hin, dass Alzheimer eine Art Diabetes des Gehirns sein könnte. Infolgedessen haben einige Forschende die Krankheit als »Typ-3-Diabetes« bezeichnet – auch wenn dieser Name umstritten bleibt.

Sollte diese Theorie zutreffen, bedeutet dies, dass unsere Junkfood-Sucht nicht nur unserem Körper schadet, sondern auch unseren Geist vergiftet. Aber das ist noch nicht alles. Ursprünglich ging man davon aus, dass der bei Diabetes beobachtete kognitive Verfall wie folgt zu erklären sei: Die Insulinsignalisierung ist wichtig für ein einwandfreies Funktionieren des Gehirns, und wenn Gehirnareale dagegen resistent werden, können sie nicht mehr richtig funktionieren. Die Anhäufung von Amyloid wurde als bedauerliches Nebenprodukt dieser Entwicklung angesehen.

Inzwischen gibt es jedoch Hinweise darauf, dass die amyloiden Plaques die eigentliche Ursache für die Demenz sein könnten, die bei Menschen mit Typ-2-Diabetes auftreten kann. Man fand heraus, dass die Vorläufer der amyloiden Plaques – Amyloid-Klümpchen namens Oligomere – die Insulinsignale zum Hippocampus blockieren. Das Gehirn produziert zwar Enzyme, die diese lästigen Klumpen beseitigen könnten, doch leider sind genau dieselben Enzyme für die Regulierung des Insulinspiegels verantwortlich.[33] Wenn Diabetes zu einem Anstieg des Insulinspiegels führt, konzentrieren diese Enzyme all ihre Bemühungen darauf, das Insulin abzubauen, sodass die Oligomere zu richtigen amyloiden Plaques verklumpen können. Eine Folge davon ist, dass die Insulinrezeptoren weiter blockiert werden. Ein Teufelskreis beginnt.

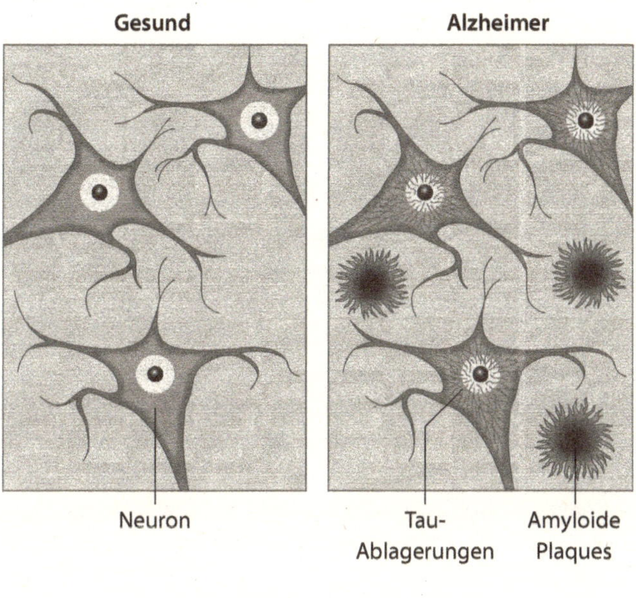

Insgesamt lassen diese Erkenntnisse darauf schließen, dass der bei Diabetes zu beobachtende kognitive Verfall eine frühe Form von Alzheimer sein könnte. Typ-2-Diabetes wird immer häufiger; bis zum Jahr 2025 sollen mehr als 570 Millionen Menschen daran erkranken.[34] Basierend auf der These, dass es sich um eine frühe Form von Alzheimer handeln könnte, haben viele Forschende die beunruhigende These aufgestellt, dass nach dem explosionsartigen Anstieg von Typ-2-Diabetes ein ähnlicher Trend bei Demenz einsetzen wird.

Die gute Nachricht

Diese Aussichten klingen vielleicht erschreckend, insbesondere für jene, die bereits von diesem Diabetestyp betroffen sind, doch wenn Alzheimer tatsächlich der Diabetes des Gehirns sein sollte, könnten sich dadurch neue Behandlungsansätze ergeben. Zum Beispiel weisen erste vielversprechende Forschungen darauf hin, dass durch die Nase zugeführtes Insulin Gedächtnisprobleme mindern kann.[35] Bei anderen Experimenten mit zuckerkranken Ratten wurden spezielle Antibiotika verwendet, um die Wirkung von Oligomeren zu blockieren. Dabei konnten die mit Diabetes verbundenen Gedächtnisprobleme umgekehrt werden. Momentan wird fieberhaft nach Medikamenten gesucht, die dieselbe Wirkung haben, jedoch für Menschen unbedenklich sind. Hilfreich könnten auch Diabetesmedikamente sein, die bereits zur Behandlung des Insulinungleichgewichts eingesetzt werden. Vor Kurzem wurde entdeckt, dass eines dieser Medikamente die Symptome von Parkinson mindert,[36] noch so eine Krankheit, die immer mehr mit Insulinresistenz in Verbindung gebracht wird. Im Jahr 2021 ergab ein Review, dass Menschen mit Typ-2-Diabetes eine 21 Prozent höhere Wahrscheinlichkeit haben, an Parkinson zu erkranken und einen schnelleren Verlauf der Symptome zu entwickeln.[37]

HAST DU EIN DIABETESRISIKO?

Wir haben noch nicht ganz verstanden, warum manche Menschen an Diabetes erkranken. Manche Risikofaktoren wie Genetik und ethnische Zugehörigkeit liegen außerhalb unserer Kontrolle. Allerdings gibt es Dinge, die du tun kannst, um das Risiko zu verringern:

- Achte auf dein Gewicht: Je mehr Fettreserven du hast, desto leichter können deine Zellen resistent gegen Insulin werden. Menschen mit Prädiabetes empfiehlt die American Diabetes Association, 7–10 Prozent ihres Körpergewichts zu verlieren, was man jedoch mit seinem Arzt oder seiner Ärztin besprechen sollte.
- Trink mit Bedacht: Vermeide zuckerhaltige Getränke, darunter zuckerhaltigen Tee und Kaffee sowie Fruchtsäfte und Smoothies, die jede Menge Zucker enthalten. Zu viel Alkohol ist ebenfalls riskant.
- Bleib aktiv: Sport hilft bei der Gewichtskontrolle, verbraucht Glukose und steigert die Insulinsensitivität, wodurch das Diabetesrisiko sinkt.
- Iss viele ballaststoffreiche Lebensmittel: Sie machen satter und sollen die Zuckeraufnahme verlangsamen.
- Verwende weniger Salz, denn es erhöht das Risiko für Bluthochdruck, was wiederum das Risiko für Typ-2-Diabetes steigert.
- Es gibt auch Risikofaktoren, an denen wir nichts ändern können, die wir jedoch kennen sollten:
- Diabetes in der Familiengeschichte
- Ethnische Zugehörigkeit: Neben den Ureinwohner*innen Nordamerikas haben schwarze, hispanische und asiatische Menschen ein höheres Risiko.
- Alter: Typ-2-Diabetes kommt nicht nur bei Erwachsenen vor, nimmt jedoch mit dem Alter zu.
- Bei Frauen das polyzystische Ovarialsyndrom (PCO); womöglich weil Insulinresistenz bei der Entstehung dieses Syndroms eine Rolle spielt, ebenso wie Diabetes, obwohl noch nicht viel über diesen Zusammenhang bekannt ist.

Die Wissenschaft ist in dieser Frage immer noch gespalten. Viele denken, dass es schlichtweg nicht genug Beweise gibt, um die Alzheimerkrankheit als »Typ-3-Diabetes« zu bezeichnen. Selbst Befürworter der Theorie räumen ein, dass eine Insulinstörung im Gehirn wahrscheinlich eine von vielen Ursachen für die so häufig zu beobachtende Plaquebildung ist, insbesondere da nicht alle Menschen mit Alzheimer Diabetes haben. Darüber hinaus gibt es noch viele offene Fragen, z. B. wie sich diese Ablagerungen auf die Symptome der Krankheit auswirken, da entsprechende Medikamente wenig gegen die kognitiven Symptome auszurichten vermochten.

Dennoch ist die Verbindung zwischen Diabetes und Alzheimer wahrscheinlich das beste Beispiel für die unbestreitbare Wechselwirkung zwischen Ernährung und Gehirngesundheit. Wenn wir versucht sind, Fast Food zu essen, sollten wir nicht nur an unseren Körper, sondern auch an unser Gehirn denken. Wenn es einen Anreiz gibt, auf Essen zu verzichten, das Diabetes auslöst, dann ist es diese Verbindung mit Alzheimer.

Teil 2

Schlaf

Schlaf ist eines der paradoxesten Dinge, die wir tun. Aus evolutionärer Sicht scheint es für Tiere – einschließlich der Menschen – keinen Sinn zu ergeben, dass sie jeden Tag ihr Bewusstsein ausschalten und sich zu leichter Beute für umherstreifende Raubtiere machen. Dennoch verhalten sich alle Tiere so. Wir Menschen verbringen ein Drittel unseres Lebens schlafend. Also liegt die Vermutung nahe, dass Schlaf einen wichtigen Zweck erfüllt, etwas, das so lebensnotwendig ist, dass es die tödlichen Risiken ausgleicht.

Dennoch sind wir immer noch weit davon entfernt, den Sinn von Schlaf zu verstehen. Zum Glück liefert die Forschung uns jede Menge Antworten auf die Frage, warum wir schlafen; mit einigen davon werden wir uns in den folgenden Kapiteln befassen. Eine offensichtliche und wichtige Funktion des schlafenden Gehirns besteht darin, dass wir durch Schlaf neue Erinnerungen abspeichern und mit bereits bestehenden Erinnerungen verknüpfen können (siehe Kapitel 5). Ohne das Gedächtnis wäre Lernen unmöglich und es ist wohl gerade diese Fähigkeit, die uns als Spezies dorthin gebracht hat, wo wir heute stehen. Vielleicht kompensiert sie auch die Verletzlichkeit, der wir uns im Schlaf aussetzen.

Technologien, mit denen wir das schlafende Gehirn untersuchen können, haben gezeigt, was während dieser unbewussten Stunden in unseren Köpfen genau vorgeht. Mittlerweile gibt es jede Menge Beweise dafür, wie wichtig Schlaf für die mentale Gesundheit und die geistige Fitness im Alter ist. Zum Beispiel scheint Schlaf – wie wir in Kapitel 6 sehen werden – ein Schlüsselfaktor zu sein, um das Rätsel von Alzheimer zu lösen. Diese aufregende Theorie könnte zu neuen Methoden führen, mit denen wir die Krankheit erkennen, verhindern und behandeln könnten.

Bestimmte Aspekte des Schlafs – v. a. Träume, die uns weiterhin Rätsel aufgeben – scheinen wichtig für die Verarbeitung von Emotionen zu sein, weshalb es schwerwiegende Folgen nach sich ziehen kann, wenn wir nicht genug Schlaf bekommen.

Was auch immer der wahre Zweck von Schlaf ist, wir alle wissen aus Erfahrung, wie schlecht man sich nach einer schlaflosen Nacht fühlen kann. Wenn wir kein Auge zutun können oder nicht zur richtigen Zeit schlafen, kann dies – wie in Kapitel 7 dargestellt – unsere kognitiven Funktionen auf gefährliche Weise beeinträchtigen und sich – wie in Kapitel 8 ausgeführt – auf unsere psychische Gesundheit auswirken.

In diesem Buch konzentrieren wir uns auf die kognitiven und psychischen Auswirkungen von Schlaf. Allerdings werden Schlafstörungen mit allen möglichen Gesundheitsproblemen in Verbindung gebracht, von Typ-2-Diabetes über Magen-Darm-Erkrankungen bis hin zu Krebs. Sollten dich also die psychologischen Vorteile einer erholsamen Nachtruhe dazu bringen, deine Gewohnheiten zu ändern, wird sich dies auch sehr positiv auf den Rest deines Körpers auswirken.

In Kapitel 9 befassen wir uns mit der Frage, wie viel Schlaf wir wirklich brauchen; und die Wahrscheinlichkeit ist hoch, dass wir mehr davon gebrauchen könnten. Manche Schlafforschende sind der Meinung, dass wir so wenig Schlaf bekommen wie seit Jahren nicht mehr. Zudem zeigen Umfragen auf der ganzen Welt, dass sehr viele Menschen nicht die empfohlene tägliche Menge an Schlaf erhalten. In unserer auf Produktivität ausgerichteten Gesellschaft gilt Schlaf als etwas, das uns daran hindert, unsere Ziele zu erreichen. In Wirklichkeit ist es jedoch absurd anzunehmen, dass wir irgendetwas im Vollbesitz unserer Fähigkeiten erreichen können, wenn wir nicht zuallererst darauf achten, ausreichend zu schlafen.

Kapitel 5

Schlaf verbessert Lernen und Gedächtnis

Als Heranwachsende bekam ich von meiner Mutter oft zu hören, ich solle mir am Abend vor einer Prüfung meine Notizen unter mein Kopfkissen legen, damit ich mich am nächsten Tag besser an sie erinnern könne. Voller Optimismus stellte ich mir vor, wie all die Fakten in mein Gehirn sickern würden, ähnlich wie bei einer Osmose. Das war natürlich reines Wunschdenken, aber wie sich herausgestellt hat, sollte meine Mutter in einem Punkt recht behalten: Wenn ich vor einer Prüfung ausreichend schlief, statt die ganze Nacht durchzupauken, konnte sich mein Gehirn die Inhalte besser merken, sodass ich die Prüfung am nächsten Tag erfolgreich bestehen konnte.

Wir wissen zwar immer noch nicht genau, warum wir schlafen, aber es gibt keinen Zweifel, dass das schlafende Gehirn alles andere als ruhig ist. Dank einer Technik namens Elektroenzephalografie (EEG), bei der kleine Sensoren auf der Kopfhaut angebracht werden, können wir die Vorgänge in den Köpfen von Schlafenden beobachten und die verschiedenen Aktivitätsphasen nachverfolgen, die das Gehirn nachts durchläuft. Eine weitverbreitete Theorie besagt, dass zumindest ein Teil dieser Aktivität darauf zurückzuführen ist, dass das Gehirn den Tag Revue passieren lässt und einige Erfahrungen in das Langzeitgedächtnis einspeichert.

Bevor wir uns damit befassen, wie wir die gedächtnisfördernde Wirkung von Schlaf zu unserem Vorteil nutzen können, müssen wir verstehen, was mit dem Gehirn während einer normalen Nachtruhe geschieht. Es gibt zwei Haupttypen von Schlaf: den REM-Schlaf (*Rapid Eye Movement*, dt. »schnelle Augenbewegung«) und den NREM-Schlaf (Non-REM). Nach dem Einschlafen durchläuft man diese beiden Zyklen etwa alle 90 Minuten. Je nachdem, wie lange man schläft, erlebt man in einer normalen Nacht also etwa vier oder fünf dieser Zyklen.

Die Schlafzyklen

REM- und NREM-Schlaf sind nicht gleichmäßig über die Nacht verteilt (siehe Schaubild gegenüber). Im ersten Teil der Nacht, direkt nach dem Einschlafen, verlangt es unser Gehirn nach NREM-Schlaf, zu dem auch der tiefe, erholsame Slow-wave-Schlaf (dt. »langsamwelliger Schlaf«, auch »Tiefschlaf«) gehört. Im weiteren Verlauf der Nacht enthält jeder Schlafzyklus weniger NREM- und mehr REM-Schlaf, der gemeinhin als »Traumschlaf« oder »paradoxer Schlaf« bezeichnet wird – denn wenn man das Gehirn im REM-Schlaf beobachtet, sieht es ähnlich aus wie im Wachzustand.

Der REM-Schlaf verdankt seinen Namen den charakteristischen Augenbewegungen, die Menschen in dieser Schlafphase ausführen. Viele nehmen an, dass wir in dieser Phase träumen. Dies ist jedoch nicht ganz richtig: Es stimmt zwar, dass wir im REM-Schlaf die meiste Zeit mit Träumen verbringen und diese Träume in der Regel am lebhaftesten und bizarrsten sind, doch wir können auch im NREM-Schlaf träumen, auch wenn diese Träume viel langweiliger sind. Ein weiteres Merkmal des REM-Schlafs besteht darin, dass unsere Muskeln gelähmt sind, vermutlich um zu verhindern, dass wir geträumte Bewegungen ausführen.

Im Vergleich dazu ist der NREM-Schlaf sehr viel ruhiger. Unsere Atmung wird langsamer und regelmäßiger und unsere

Gehirnaktivität verlangsamt sich. Diese Art von Schlaf soll besonders erholsam sein. Menschen mit Schlafentzug durchlaufen nach dem Einschlafen viel mehr NREM-Schlafphasen – als wäre es die oberste Priorität des Gehirns, Versäumtes nachzuholen.

In den späteren NREM-Phasen gehen wir in den tiefsten Schlaf über und unsere Gehirnwellen verlangsamen sich weiter. Genau dieser erholsame, langsamwellige Nicht-REM-Schlaf ist vermutlich besonders wichtig, um Erinnerungen abzuspeichern, und sollte daher in der Nacht vor einer wichtigen Prüfung nicht versäumt werden.

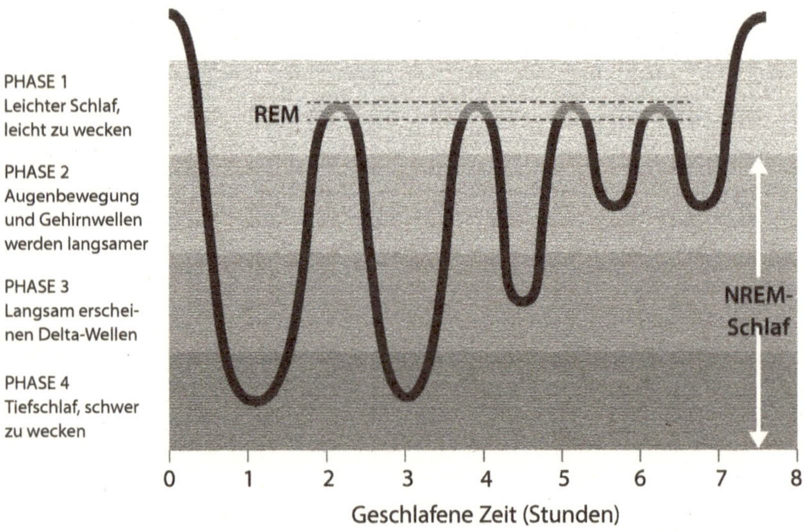

Wie Erinnerungen entstehen

Wenn wir neue Erfahrungen sammeln oder neue Informationen aufnehmen, speichert das Gehirn diese als Erinnerungen ab, hauptsächlich im Hippocampus. Man kann sich diese Erinnerung als eine Abfolge von Gehirnzellen vorstellen, die nacheinander aktiviert werden, und zwar in einem bestimmten Muster, das die neue Information darstellt. Wie beim Üben einer Fertigkeit wird diese Sequenz jedes Mal, wenn wir sie auslösen, reaktiviert – und damit die Erinnerung gestärkt –, bis sie schließlich in den Langzeitspeicher übergeht. Dies geschieht, wenn wir uns auf eine Prüfung vorbereiten, indem wir immer wieder denselben Stoff durchgehen und die Erinnerung an die zu lernenden Informationen reaktivieren. Dieser Vorgang geschieht jedoch auch passiv, wenn wir ein Nickerchen halten: Man geht heute davon aus, dass wir während des Slow-wave-Schlafs die neuen Erinnerungen im Hippocampus reaktivieren, bis sie schließlich in den Neocortex verlagert werden, einen Gehirnbereich, der für komplexes Denken und das Gedächtnis wichtig ist. Dort werden sie im Langzeitspeicher abgelegt. Man kann sich diesen Prozess der Gedächtniskonsolidierung in etwa so vorstellen, als würde man die Dateien von einem USB-Stick auf einen Computer verschieben, um Platz zu schaffen, so der Neurowissenschaftler Matthew Walker von der University of California in Berkeley. Nachdem die Erinnerungen erfolgreich in den Neocortex übergegangen sind, wo sie später wieder abgerufen werden können, gibt es im Hippocampus wieder Platz für neue Erinnerungen, die am nächsten Tag gebildet werden.

Sollten wir diese Art von Tiefschlaf nicht bekommen, ist es für uns auf jeden Fall schwierig, Erinnerungen zu speichern. Wer zum Beispiel unter Schlaflosigkeit leidet, bekommt in der Regel weniger Slow-wave-Schlaf und weist zudem eine gestörte Gedächtniskonsolidierung auf. Dies gilt auch für den Alterungsprozess insgesamt: Sowohl der Slow-wave-Schlaf als auch die Gedächtniskonsolidierung lassen nach 30 Jahren nach.

Wo wenig Schlaf die Gedächtnisleistung beeinträchtigt, wirkt sich viel Schlaf überaus positiv aus. Etlichen Studien zufolge schneiden Menschen in Gedächtnistests besser ab, wenn sie – nachdem sie etwas Neues gelernt haben – schlafen können, sei es in Form einer erholsamen Nachtruhe oder eines kurzen Nickerchens. Wenn wir darüber hinaus gehirnstimulierende Techniken einsetzen, die förderlich für diese Art von Slow-wave-Schlaf sind, können wir uns am nächsten Tag an noch mehr erinnern. Allerdings werden nicht alle Erinnerungen im Slow-wave-Schlaf verschoben. Letzterer wirkt insbesondere auf das explizite Gedächtnis, d. h. unsere Fähigkeit, uns an Fakten und Ereignisse zu erinnern.

Der Slow-wave-Schlaf verschiebt unsere Erinnerungen nicht nur in einen langfristigeren Speicher, sondern stärkt auch – wie wir mit zunehmender Sicherheit wissen – bestimmte Erinnerungen, indem er Verbindungen im Gehirn »zurückschneidet«: Er sortiert und verringert die Anzahl von Verbindungen, sodass nur die wichtigen Schaltkreise im Gehirn übrig bleiben und wir uns lediglich jene neuen Informationen merken, die von Bedeutung sind. Man kann es sich, so Walker, wie das Formen einer Tonfigur vorstellen: Man behält die wichtigsten Merkmale bei, entfernt jedoch alles, was man nicht braucht.

Bei Gehirnscans wurden während des NREM-Schlafs auch bestimmte Aktivitätsschübe, die sogenannten »Schlafspindel« beobachtet, die unser Gedächtnis weiter schärfen, vergleichbar mit dem Polieren jener Tonfigur.

WAS IST EINE ERINNERUNG?

Was ist der früheste Geburtstag, an den du dich erinnern kannst? Wahrscheinlich liegt er irgendwann in deiner frühen Kindheit. Aber wie hat sich diese Erinnerung in deinem Gehirn festgesetzt, damit du sie heute abrufen kannst? Es passiert nicht alles auf einmal. Der erste Schritt auf diesem Weg heißt »Encodierung«. Eine Repräsentation der gesammelten Erfahrung wird im Gehirn gespeichert. Damit sich diese neue Erinnerung jedoch verfestigen kann, bedarf es der sogenannten »Konsolidierung« – und zwar viel davon. Jedes Mal, wenn wir eine Erinnerung auffrischen oder abrufen, wird sie verstärkt. Schlaf scheint ebenfalls eine wichtige Rolle für diesen Prozess zu spielen, da er Erinnerungen reaktiviert und sie in einen Langzeitspeicher verschiebt. Dank der Konsolidierung können Erinnerungen im Laufe der Zeit nicht so leicht vergessen werden. Zudem baut das Gehirn im Schlaf Netzwerke zwischen verschiedenen Erinnerungsinhalten auf, sodass eine bestimmte Erinnerung mit anderen Erinnerungen einhergehen kann, die mit ihr verbunden sind. Wir wissen noch nicht, wie das Gehirn darüber entscheidet, welche Erfahrungen gespeichert und welche aussortiert werden sollen, aber Gefühle spielen eine wichtige Rolle (siehe Kapitel 8). Das Gehirn priorisiert vor allem negative Gefühle, was aus evolutionärer Sicht ein Vorteil sein könnte. Im Schlaf erhalten auch Erinnerungen den Vorzug, die wir für wichtig halten, z. B. Informationen, von denen wir wissen, dass sie am nächsten Tag bei einer Prüfung abgefragt werden.

Schlafen nach dem Lernen

Falls du schon mal beim Aufwachen auf eine neue Idee oder auf die Lösung eines Problem gekommen bist, das dich vor dem Einschlafen beschäftigt hat, ist dies auf einen Kreativitätsschub zurückzuführen, den dein schlafendes Gehirn ausgelöst hat.

Meine Mutter lag also nicht falsch mit ihrer instinktiven Annahme, dass man vor einer Prüfung genug Schlaf bekommen solle. Schlaf kann Erinnerungen konsolidieren oder einen Kreativitätsschub auslösen, auch wenn man das Gelernte nicht unbedingt durch Schlaf verfestigen muss, wie es bei mir der Fall war. Aber das ist noch nicht alles: Wenn du deine Chancen, etwas Neues zu lernen, erheblich steigern willst, solltest du versuchen, nicht nur nach dem Lernen, sondern auch schon vorher zu schlafen.

Überzeugende Beweise hierfür stammen von einer Studie, deren Teilnehmende entweder 36 Stunden keinen Schlaf bekamen oder normal schlafen durften. Sie mussten anschließend eine Lernübung absolvieren, bei der ihr Zeitgedächtnis (Erinnerungsvermögen für zeitliche Ereignisse) getestet wurde. Danach durften sie zwei Nächte lang normal schlafen. Die Teilnehmenden, die vor dem Lernen auf Schlafentzug gesetzt wurden, erinnerten sich an bedeutend weniger Informationen, selbst nachdem ihre normalen Schlafgewohnheiten wiederhergestellt waren.

SCHLUMMERN FÜR DEN ERFOLG

Es stimmt nicht, dass Leute faul sind, die Mittagsschlaf halten. Eine strategisch platzierte Siesta am Tag kann viele Vorteile mit sich bringen. Wenn du ein Nickerchen ganz ohne schlechtes Gewissen machen möchtest, beachte einfach folgende Tipps:

- Bist du nach dem Mittagessen müde? Das ist vollkommen normal und liegt nicht – wie viele glauben – an einem übermäßigen Konsum von Kohlenhydraten, sondern daran, dass unser zirkadianer Rhythmus, der 24-Stunden-Zyklus des Körpers, an einem Tiefpunkt angekommen ist. Aus diesem Grund verlangt es uns gegen 15 Uhr nach einem Mittagsschlaf. Warum also nicht die Gelegenheit nutzen und eine kurze Siesta halten? Es ist eine ausgezeichnete Methode, um sich auf einen Test oder eine Präsentation vorzubereiten, insbesondere wenn man vorher und nachher lernt.

- Wenn du etwas lernen willst, halte einen mindestens 60-minütigen Mittagsschlaf, damit du in den überaus wichtigen Slow-wave-Schlaf kommst, bei dem wir Erinnerungen in den Langzeitspeicher verschieben.
- Selbst eine kurze Siesta von 5 bis 15 Minuten kann mit sofortigen Vorteilen einhergehen und deine Aufmerksamkeit für bis zu drei Stunden erhöhen.
- Ein längeres Nickerchen kann deine Kognition ganze 24 Stunden lang zu Hochleistungen anregen, aber Vorsicht: Es besteht das Risiko, dass du dich nach dem Tiefschlaf groggy fühlst, ein Phänomen, das als »Schlaftrunkenheit« bezeichnet wird.
- Wer Schlaftrunkenheit nach einem halbstündigen Power Nap vermeiden möchte, sollte vorher eine Tasse Kaffee trinken. So sollte genügend Zeit zum Einschlafen bleiben, bevor das Koffein nach etwa 20 Minuten seine Wirkung entfaltet. So fühlt man sich nach dem Aufwachen geistig frischer.
- Solange der Mittagsschlaf dich nicht daran hindert, die Nacht durchzuschlafen, könnte es sich lohnen, ihn in deinen Alltag zu integrieren. Menschen, die regelmäßig Siesta halten, berichten von besserer Laune und sind nach dem Mittagsschlaf zufriedener als jene, die nur gelegentlich Siesta halten.
- Du hast nur Zeit für ein schnelles Nickerchen? Na dann los! Achte jedoch darauf, dass du dich hinlegst. Im Sitzen dauert es bis zu 50 Prozent länger, einzuschlafen, als im Liegen.

Es ist also schon vor dem Lernen wichtig, dass man genug schläft.[38] Ein regelmäßiger Schlafrhythmus scheint auch die Gedächtniskonsolidierung zu fördern.[39] Es lohnt sich also, gute Schlafgewohnheiten beizubehalten.

Müheloses Lernen?

Es steht außer Frage, dass wir uns durch Schlaf besser an die Dinge erinnern können, auf die wir im wachen Zustand unsere Aufmerksamkeit gerichtet haben, aber wäre es nicht einfacher, wenn wir im Schlaf lernen könnten? Diese Idee hat durchaus ihren Reiz, denn auch wenn wir schlummern, nimmt das Gehirn weiter die Geräusche der Außenwelt wahr. Vielleicht könnten wir uns diesen Umstand zunutze machen und ohne jede Anstrengung, also wie nebenbei lernen.

Dass es möglich sein könnte, darauf verweisen Experimente, bei denen verschiedene Sinne stimuliert wurden. Bei einer Studie stellte man den Proband*innen eine Lernaufgabe, während sie von Rosendüften umhüllt waren. Setzte man sie im Slow-wave-Schlaf denselben Düften aus, führte dies zu einer Verbesserung ihres Erinnerungsvermögens: Am nächsten Tag konnten sie sich besser an das Gelernte erinnern. Der Duft schien die Gedächtniskonsolidierung zu stimulieren. Bei weiteren Experimente wurden ähnliche Tricks mit Geräuschen durchgeführt.

Diese Technik des unbewussten Lernens könnte uns irgendwann dabei helfen, komplexe Dinge wie neue Sprachen im Schlaf zu lernen. Tatsächlich zeigen Gehirnscans, dass wir die Bedeutung von Wörtern auch in unbewussten Zuständen verarbeiten.[40]

Die Beeinflussung von im Schlaf geschaffenen Erinnerungen könnte weit über das Lernen hinausgehen und uns dabei helfen, schlechte Angewohnheiten abzulegen und sogar bessere Menschen zu werden.[41] Zum Beispiel setzte man bei einem

Experiment schlafende Raucher*innen nicht nur dem Geruch von Zigaretten, sondern auch dem von verdorbenem Fisch oder Ei aus. In der darauffolgenden Woche rauchten sie erheblich weniger (was nicht geschah, wenn man sie im Wachzustand den schlechten Gerüchen aussetzte).[42] Vielleicht können wir irgendwann sogar unsere Erinnerungen manipulieren, um unsere Denkweise zu verändern. Könnte es uns helfen, bestimmte Erinnerungen zu verstärken und andere abzuschwächen, um selbstloser oder gerechter zu werden? Oder könnte das Auslösen spezifischer Erinnerungen dazu führen, dass wir mit einem besseren Gefühl aufwachen und immer mit dem richtigen Fuß aufstehen?

Angesichts der wichtigen Bedeutung von Schlaf für die Gedächtnisbildung drängt sich die Frage auf, ob nicht genau darin die schwer fassbare Funktion von Schlaf liegt. So einfach ist es jedoch nicht, denn dann würden die Tiere mit den komplexesten Gehirnen am meisten schlafen, was jedoch nicht der Fall ist. Zu den größten Schlafmützen unter den Tieren gehören – wie Steven Lockley und Russell Foster in ihrem Buch *Sleep* aufzeigen – die Braune Fledermaus, das Riesengürteltier und die Python, die auf jeweils etwa 18 Stunden Schlaf pro Tag kommen. Als die klügsten Tiere der Welt kann man sie jedoch nicht gerade bezeichnen. Auch wenn Schlaf also mit Sicherheit wichtig für das Gedächtnis ist, ist er nur Teil eines größeren Puzzles.

Kapitel 6

Die Wahrheit über Schlaf und Alzheimer

Die Alzheimerkrankheit gehört zu jenen großen Rätseln des Gesundheitswesens, die am dringendsten gelöst werden müssten. Trotz jahrzehntelanger Forschung wissen wir immer noch zu wenig über diese Krankheit, ihre Ursachen, die Gründe, warum manche Menschen daran erkranken und andere nicht, und vor allem, wie man sie behandeln kann.

In den letzten Jahren hat sich zumindest ein Teil des Puzzles zusammengefügt, nämlich die komplizierte Beziehung zwischen Alzheimer und Schlaf. Wissenschaftler*innen haben möglicherweise den Vorgang entdeckt, der für die Gedächtnisprobleme verantwortlich ist, die im Rahmen der Krankheit auftauchen, aber nicht nur das: Sie haben auch eine potenzielle Methode entwickelt, um Diagnosen früher stellen und manche Menschen mit dieser verheerenden Krankheit sogar behandeln zu können.

Es gibt schon seit geraumer Zeit Hinweise dafür, dass Schlaf bei Alzheimer eine wichtige Rolle spielen könnte. Schlafstörungen gehen der Krankheit in der Regel mehrere Jahre voraus und könnten daher ein Warnzeichen dafür sein, dass etwas nicht stimmt. Außerdem verschlimmern sich die Schlafstörungen im weiteren Verlauf der Krankheit.

Wenn man bedenkt, was wir über die Bedeutung von Schlaf für das Erinnerungsvermögen wissen, mag es erstaunlich erscheinen, dass wir so lange gebraucht haben, um diesem Zusammenhang auf den Grund zu gehen, noch dazu bei einer Krankheit, die mit Gedächtnisverlust einhergeht. Allerdings war es den Wissenschaftler*innen bis vor relativ kurzer Zeit unmöglich, das Gehirn von Menschen mit Krankheiten wie Alzheimer während des Krankheitsverlaufs zu untersuchen. Stattdessen mussten sie warten, bis die Patient*innen verstorben waren, um ihre Gehirne inspizieren zu können.

Heutzutage verfügen wir jedoch über jede Menge Gehirnscan-Techniken, mit denen wir die Gehirne von Menschen mit Alzheimer noch zu Lebzeiten genau durchleuchten können. Wir können beobachten, wie sich die charakteristischen Plaques und Klumpen im Gehirn bilden, und nachverfolgen, was im Gehirn vor sich geht, wenn die Menschen bestimmte Tests und Aufgaben absolvieren.

Schlafen, um zu vergessen

Um den Zusammenhang zwischen Schlaf und Alzheimer zu untersuchen, führten Professor Matthew Walker und seine Kolleg*innen 2015 ein bahnbrechendes Experiment durch. Bei Gehirnscans von 26 älteren Erwachsenen, die weder an Demenz noch an Schlafproblemen litten, konnte das Team die Menge an Beta-Amyloid messen – eines der Proteine, die sich häufig im Gehirn von Menschen mit Alzheimer ablagern. Konkret untersuchten sie ein Gehirnareal namens medialer präfrontaler Cortex (MPFC), der wichtig für den Slow-wave-Schlaf ist. Bei Letzterem handelt es sich – wie im vorigen Kapitel ausgeführt – um einen erholsamen Tiefschlaf, der nachweislich zur Langzeitspeicherung von Erinnerungen beiträgt.

Nachdem man die Gehirne der Proband*innen auf Beta-Amyloid untersucht hatte, sollten die Teilnehmenden eine Lernaufgabe ausführen. In der Nacht wurden ihre Gehirnströme im Schlaf gemessen und am nächsten Tag absolvierten sie einen Gedächtnistest. Die Ergebnisse waren verblüffend. Bei den Personen, die mehr Beta-Amyloid im MPFC aufwiesen, war auch der Slow-wave-Schlaf stärker gestört. Und je schlechter der Slow-wave-Schlaf, desto schlechter die Gedächtnisbildung.[43] Je mehr Amyloid im Gehirn war, desto weniger Slow-wave-Schlaf bekamen die Proband*innen und desto vergesslicher wurden sie über Nacht. Das Team hatte zum ersten Mal gezeigt, wie Schlafstörungen zu den Gedächtnisproblemen von Menschen mit Alzheimer beitragen können und wie die Amyloidbildung den Slow-wave-Schlaf beeinträchtigt. Darüber hinaus ergaben ihre Forschungen, dass ausgerechnet die tiefste Phase des Slow-wave-Schlafs betroffen war – anders als beim normalen Alterungsprozess, der sich eher auf den Slow-wave-Schlaf insgesamt auswirkt. Ein Beweis dafür, dass hier mehr vor sich ging, als man bei älteren Gehirnen erwarten würde.

Seit dieser verblüffenden Entdeckung hat es unzählige Forschungen gegeben, die den Zusammenhang zwischen Amyloid, Schlaf und Gedächtnis untersuchten. Wie sich jedoch herausstellte, ist damit nur ein Teil des Puzzles gelöst. Alzheimer verursacht zwar Schlaf- und Gedächtnisprobleme – und die Ursachen dafür waren nun bekannt –, aber Schlafstörungen gehen der Krankheit bekanntermaßen auch voraus. Könnte es nicht sein, dass der Schlafmangel selbst der Grund für die Bildung von Amyloid ist? Schließlich hatten Untersuchungen an Mäusen eindeutig bewiesen, dass sich dieses schädliche Protein sofort im Gehirn ansammelte, wenn die Nagetiere keinen Tiefschlaf bekamen.[44] Könnte es bei Menschen genauso sein? Wenn ja, könnte besserer Schlaf eine vielversprechende Möglichkeit sein, um die Amyloidbildung zu stoppen und den Ausbruch von Alzheimer bei einigen Menschen zu verzögern oder sogar zu verhindern.

Um diesen Fragen nachzugehen, entwarfen Professorin Yo-El Ju und ihre Kolleg*innen von der Washington State University in Missouri ein ausgeklügeltes Experiment: Sie luden 22 gesunde Menschen in ihr Schlaflabor ein und überwachten alle zehn Sekunden die Gehirnwellen der Proband*innen, die mit Kopfhörern schliefen. Sobald sie beobachteten, dass die Schlummernden in den Slow-wave-Schlaf übergingen, spielten sie einen immer lauter werdenden Ton über den Kopfhörer ab, der gerade laut genug war, um die Tiefschlafphase zu beenden, aber nicht laut genug, um die Proband*innen zu wecken. Auf diese Weise schliefen die Teilnehmenden die Nacht durch, wurden jedoch am Slow-wave-Schlaf gehindert, der Einfluss auf die Bildung schädlicher Proteine hat.

Am nächsten Morgen wurde der Beta-Amyloid-Spiegel in der Cerebrospinalflüssigkeit der Teilnehmenden gemessen – jener Flüssigkeit, die Gehirn und Rückenmark umgibt. Tatsächlich wiesen diejenigen, die man am Slow-wave-Sleep gehindert hatte, bedeutend höhere Beta-Amyloid-Spiegel auf als jene, die ungestört geschlafen hatten. Je gestörter der Slow-wave-Schlaf, desto schlechter war das Ergebnis.[45] Nach nur einer Nacht mit Schlafstörungen kam es zu Amyloid-Ablagerungen im Gehirn. Bei Menschen, die insgesamt schlecht schliefen, entdeckte die Studie – wie andere nach ihr[46] – auch eine Ansammlung von Tau-Proteinen, jenen anderen Übeltätern, die bei Alzheimer eine wichtige Rolle spielen.

Im Allgemeinen deuten diese Ergebnisse darauf hin, dass wahrscheinlich ein zyklischer Zusammenhang zwischen Schlaf und Alzheimer besteht. Schlafstörungen führen zu einer Anhäufung von Amyloid, das wiederum den Schlaf beeinträchtig, und so weiter.

Energiereinigung über Nacht

Etwa zur selben Zeit, als diese Studie den Zusammenhang zwischen Schlaf und der Alzheimerkrankheit aufdeckte, gab es eine weitere unglaubliche Entdeckung, was die lang erforschte Funktion von Schlaf betrifft. Die bahnbrechende Studie trug auch zu einem besseren Verständnis der engen Verbindung zwischen Schlaf und den Plaques bei, die sich im Alzheimer-Gehirn ablagern.

Die Rede ist von der Forschung der dänischen Neurowissenschaftlerin Maiken Nedergaard und ihrer Kolleg*innen von der University of Rochester in New York. Sie entdeckten 2013, dass das Gehirn über ein eigenes Abfallentsorgungssystem verfügt. Ähnlich wie der Körper das Lymphsystem nutzt, um Abfallstoffe aus dem Gewebe ins Blut zu transportieren, bedient sich dieses System der sogenannten »Gliazellen«, um die von den Gehirnzellen bei der Arbeit produzierten Giftstoffe und Stoffwechselabfälle einzusammeln und in die Cerebrospinalflüssigkeit zu leiten. Dieser Prozess, von den Forschenden »glymphatisches System« genannt – nach den Zellen, die die Arbeit verrichten –, geschieht im Wachzustand, kommt jedoch so richtig auf Hochtouren, wenn wir schlafen. Dann wird zehn- bis zwanzigmal so viel Flüssigkeit hinausgespült, vergleichbar mit einer – wie Walker es in einem Interview mit dem *New Scientist* beschrieb – »nächtlichen Energiereinigung« des Gehirns[47] (siehe Schaubild gegenüber).

Darüber hinaus entdeckten Nedergaard und ihr Team ein Jahr später, dass Gliazellen insbesondere während des Non-REM-Schlafs schrumpfen und so 60 Prozent mehr Platz für die Flüssigkeit schaffen, damit sie durch jeden noch so kleinen Winkel des Gehirns strömen kann.[48] Entscheidend ist, dass die bei der Alzheimerkrankheit auftretenden amyloiden Plaques zu den giftigen Abfallstoffen gehören, die das glymphatische System jede Nacht, während wir schlafen, aus dem Gehirn herausspült.

Diese Studien wurden an Mäusen durchgeführt, aber jüngere Forschungen basieren auf der Cerebrospinalflüssigkeit schlafender Menschen. Im Jahr 2019 studierten Nina Fultz und ihre Kolleg*innen von der Boston University die schlafenden Gehirne von elf Freiwilligen und beobachteten zum ersten Mal, dass unser Gehirn im Non-REM-Schlaf ein pulsierendes Muster von langsamen Gehirnwellen erzeugt, auf das direkt eine

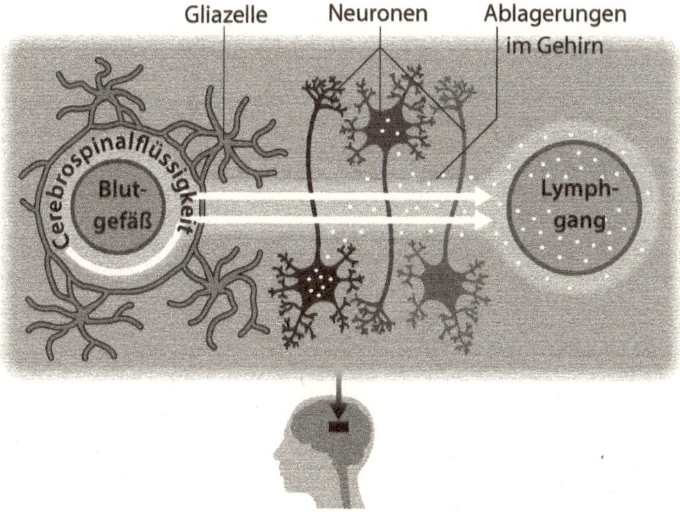

Welle Cerebrospinalflüssigkeit folgt. Die langsamen Schlafwellen scheinen diesen Flüssigkeitszustrom auszulösen, ähnlich wie der Schleudergang einer Waschmaschine,[49] was noch einmal verdeutlichte, wie wichtig der Slow-wave-Schlaf für die Reinigung des Gehirns von Giftstoffen ist.

Frühe Interventionen

Wenn wir unsere Möglichkeiten, Alzheimer vorzubeugen, signifikant verbessern möchten, müssen wir unseren Schlaf ernstnehmen und ihm in unserem geschäftigen Leben genügend Zeit einräumen. Natürlich gilt es zu bedenken, dass es sich bei Alzheimer um eine komplexe Krankheit handelt und nicht jeder Mensch davon betroffen sein muss, nur weil sich amyloide Plaques in seinem Gehirn ansammeln. Die Bedeutung, die dem Schlaf zukommt, ist also nur ein Teil eines gigantischen Prozesses.

Dennoch stehen wir jetzt, da wir diesen Mechanismus verstanden haben, vor der verlockenden Aussicht, Alzheimer durch das

Aufdecken von Schlafproblemen früher diagnostizieren zu können. Im Jahr 2020 wiesen Walker und seine Kolleg*innen nach, dass sich mit der Analyse der Schlafqualität direkte Voraussagen über die Menge an Beta-Amyloid treffen lassen, die sich mehrere Jahre später im Gehirn ansammeln wird, d. h. Schlaf kann eine Früherkennungsmethode sein, um vorauszusagen, wann sich Alzheimer entwickeln könnte.[50]

Am Ende hofft man, durch die Behandlung der Schlafprobleme, die das Alzheimerrisiko erhöhen, den Ausbruch der Krankheit verzögern oder sogar ganz verhindern zu können. Vielversprechende Studien mit Betroffenen von Demenz im Frühstadium haben gezeigt, dass die Behandlung der Schlafstörungen den kognitiven Verfall verlangsamen und den Ausbruch von Alzheimer um bis zu ein Jahrzehnt verzögern kann.[51] Bei manchen schlägt kognitive Verhaltenstherapie an und der Schlaf kann verbessert werden, bei anderen hingegen erweist es sich als sehr schwer, die Schlafschwierigkeiten mit konventionellen Methoden zu behandeln. Mehrere Forschungslabore, darunter das von Walker, suchen gerade nach weiteren innovativen Methoden, um Schlafstörungen zu behandeln und den wichtigen, reinigenden Slow-wave-Schlaf zu fördern.

Eine Möglichkeit ist die nicht-invasive Hirnstimulation,[52] die den Slow-wave-Schlaf zu verbessern versucht, indem sie kleine elektrische Ströme auf der Kopfhaut nutzt.[53] Ein anderer Ansatz besteht darin, Signaltöne während des Schlafs synchron zu den langsamen Gehirnwellen abzuspielen, um diese zu verstärken.[54] Darüber hinaus gibt es einen wachsenden Markt für Geräte, die angeblich den Schlaf verbessern und die Slow-wave-Schlafphasen erhöhen können. Allerdings wissen wir noch nicht, wie gut sie tatsächlich funktionieren, da die meisten noch nicht offiziell zugelassen sind. So oder so, für uns alle hat es noch nie einen besseren Grund gegeben, etwas früher ins Bett zu gehen und unser Gehirn sich über Nacht reinigen zu lassen.

WIE VIEL SCHLAF?

Wie viel Schlaf sollte man bekommen, wenn man sein Gehirn vor Demenz schützen möchte? Im Jahr 2020 nahmen bei einer Großstudie in England und China mehr als 28.700 Menschen an langfristig angelegten Forschungsprojekten teil. Es wurde erforscht, wie viel sie schliefen und wie sich ihr kognitiver Verfall im Folgezeitraum entwickelte, wobei sich Letzterer auf insgesamt 100.000 Jahre belief. Man entdeckte eine U-förmige Kurve, d. h. diejenigen Proband*innen mit extremen Schlafgewohnheiten, die weniger als vier oder mehr als zehn Stunden pro Nacht schliefen, wiesen den größten kognitiven Verfall im Folgezeitraum auf. Da die Auswirkungen auf das Gedächtnis in dieser Gruppe besonders stark waren, kamen die Forschenden zu dem Schluss, dass die kognitive Funktion bei Personen, die zu wenig oder zu viel schlafen, überwacht werden müsse.

Wir wissen, dass sich zu wenig Schlaf schlecht auf das Gedächtnis auswirkt, aber es steht noch nicht fest, warum zu viel Schlaf problematisch sein könnte. Möglicherweise schlafen Menschen einfach deshalb mehr, weil sie Demenz im Frühstadium haben oder aufgrund anderer Probleme, die sie anfälliger dafür machen. Eine Studie von 2021 mit Erwachsenen mittleren Alters deutet darauf hin, dass sieben Stunden pro Nacht ideal sein könnten. Diejenigen Proband*innen, die weniger als sechs Stunden schliefen, waren später [55]einem größeren Demenzrisiko ausgesetzt als jene, die sieben Stunden Schlaf erhielten.

Kapitel 7

Müdigkeit zerstört deine kognitiven Fähigkeiten

Die meisten würden vor der Vorstellung zurückschrecken, sich betrunken ans Steuer zu setzen. Gilt das jedoch auch noch, wenn wir müde sind? Müdigkeit ist in der Gesellschaft bei Weitem nicht so verpönt. Es gibt zum Beispiel keine Gesetze gegen Schlaftrunkenheit am Steuer, was sich vielleicht ändern sollte.

Wir wissen schon lange, dass Schlafmangel uns geistig träge macht, aber das tatsächliche Ausmaß könnte für manche überraschend sein. 2020 führten Joanna Lowrie von der schottischen University of Dundee und Helen Brownlow vom ebenfalls in Dundee gelegenen Centre for Forensic and Legal Medicine ein Experiment durch, um zu vergleichen, wie sich Müdigkeit und ein paar Drinks zu viel auf die Fahrtüchtigkeit auswirken.

Dreißig Freiwillige nahmen an einer Fahrsimulation teil, bei der sie entweder nüchtern und ausgeschlafen waren, seit 24 Stunden nicht geschlafen oder so viel Sauvignon Blanc getrunken hatten, dass sie über die schottische Promillegrenze von 22 mg Alkohol in 100 ml Atemluft kamen (ein ähnlicher Wert wie in den meisten anderen Ländern der Welt). Abgesehen von der Fahrprüfung mussten die Teilnehmenden auch ihre Fahrtüchtigkeit einschätzen, bevor und nachdem sie eine Tasse Kaffee getrunken hatten.

Außer Kontrolle

Diejenigen, die nicht geschlafen hatten, wiesen im Vergleich zu denjenigen, die zu viel Weißwein getrunken hatten, langsamere Bremsreaktionen und weniger Kontrolle über das Fahrzeug auf. Manche fuhren schlechter als andere – Frauen schnitten bei der Fahrprüfung insgesamt besser ab als Männer. Diejenigen, die von der größten Müdigkeit betroffen waren, schliefen am Steuer in gefährlichen »Sekundenschlafphasen« ein, in denen sie von der Straße abkamen.

Zur allgemeinen Überraschung half Koffein nur wenig. Obwohl Kaffee häufig empfohlen wird, um beim Fahren die Müdigkeit zu vertreiben – so auch in der britischen Straßenverkehrsordnung –, wirkt er sich dieser Studie zufolge überhaupt nicht auf die Fahrtüchtigkeit aus, weder bei Schlafmangel noch bei Trunkenheit am Steuer. Ein weiteres beunruhigendes Ergebnis der Studie: Die Teilnehmenden beider Gruppen glaubten fälschlicherweise, der Koffeinschub hätte ihre Fahrtüchtigkeit verbessert – eine gefährliche Annahme, die ihnen falsches Selbstvertrauen gab.[56]

Die Ergebnisse sind besonders interessant für Menschen, die Schichtarbeit leisten und sich oft nachts ans Steuer setzen müssen – also zu einer Uhrzeit, zu der man nicht nur unausgeschlafen ist, sondern zu der das Schlafbedürfnis aufgrund der inneren Uhr am größten ist. Nach Abschluss der Studie gaben die Forschenden die Empfehlung heraus, eine Gesetzesänderung anzustreben, um auch das Fahren bei Müdigkeit gesetzlich zu verbieten. Im Rahmen von Verkehrskontrollen könnte man die Müdigkeit von Autofahrer*innen testen, indem man die Reaktionszeit ihrer Pupillen misst und mithilfe von Bluttests den Schlafmangel einschätzt, was jedoch logistische Herausforderungen mit sich bringen würde. Beide Techniken werden gerade entwickelt. In der Zwischenzeit sollten alle, die nachts oder in müdem Zustand fahren, daran denken, dass wir uns durch Koffein zwar kompetenter fühlen, dies jedoch wahrscheinlich ein Trugschluss ist. Es wäre in jedem Fall besser, stattdessen ein kleines Nickerchen zu machen.

Schlafwandeln im Frühling

Man muss nicht die Nacht durchmachen, um zu spüren, wie sich Schlafmangel auf die kognitiven Fähigkeiten auswirkt. Auch wenn man nur ein bisschen Schlaf versäumt, kann dies eine große Wirkung haben. Wenn im Frühjahr die Uhren um eine Stunde vorgestellt werden, nimmt am darauffolgenden Montagmorgen die Zahl der Verkehrsunfälle um 17 Prozent zu (und die der Herzinfarkte in den darauffolgenden drei Wochen um 5 Prozent),[57] was darauf hindeutet, dass wir tage- oder sogar wochenlang brauchen, um nur eine Stunde weniger Schlaf zu kompensieren. Diese These wird von einer anderen Studie von 2020 gestützt, bei der man herausfand, dass es in den USA in der Woche nach der Zeitumstellung zu 6 Prozent mehr Verkehrsunfällen kommt. Eine Erklärung könnte lauten, dass es morgens dunkler ist. Liegt die hohe Unfallquote vielleicht an den schlechteren Sichtverhältnissen auf den Straßen? Dies erscheint unwahrscheinlich, da die Zahl der Unfälle am Nachmittag noch zunahm und es später im Jahr, nach der Umstellung auf die Winterzeit, nicht zu einem plötzlichen Anstieg tödlicher Unfälle kam. Da weltweit Milliarden von Menschen von solchen Zeitumstellungen betroffen sind, könnten die Auswirkungen auf die öffentliche Gesundheit enorm sein. Forschende treten daher dafür ein, diese Praxis voll und ganz abzuschaffen.[58]

Wie viel Schlaf ist ausreichend, um sich sorgenfrei ans Steuer setzen zu können? Dieser Frage ging vor Kurzem Brian Tefft von der AAA Foundation for Traffic Safety in Washington, D.C., im Rahmen der ersten Peer-Review-Studie nach, bei der analysiert wurde, wie viel eine Person geschlafen hat und wie hoch das anschließende Risiko ist, einen Verkehrsunfall zu verursachen. Nach der Analyse von fast 5500 Verkehrsunfällen stellte Tefft fest, dass weniger als sieben Stunden Schlaf pro Nacht das Risiko birgt, einen Verkehrsunfall herbeizuführen. Für Personen, die in der Nacht zuvor sechs Stunden geschlafen hatten, war das Unfallrisiko 1,3-mal höher als für diejenigen, die sieben bis neun Stunden geschlafen hatten. Wer weniger als vier Stunden geschlafen hatte, ging sogar das 15-fache Risiko ein.[59]

Kein Wunder, dass das Fahren bei Müdigkeit so schwer wird: Eine andere, kürzlich durchgeführte Studie ergab, dass Menschen, die weniger oder mehr als sieben bis acht Stunden schlafen, bei einer Reihe von zwölf kognitiven Tests insgesamt schlechter abschneiden und dass weniger als vier Stunden Schlaf in der Nacht zuvor gleichbedeutend ist mit einer Gehirnalterung von acht Jahren.[60] Da viele Menschen auf der ganzen Welt gewohnheitsmäßig weniger als sieben Stunden pro Nacht schlafen (siehe Kapitel 9), liegt es auf der Hand, dass Schichtarbeiter*innen nicht die Einzigen sein sollten, die ihre Fahrtüchtigkeit hinterfragen.

Fragwürdiges Urteilsvermögen

Vielleicht denkst du, dass du dich in diesem Zustand nie hinters Steuer setzen würdest und dich das alles deshalb nichts angeht, doch Müdigkeit beeinträchtigt nicht nur unsere Fähigkeit, Auto zu fahren. Durch die Zeitumstellung im Frühjahr hat sich gezeigt, dass Schlafmangel noch mit einer anderen problematischen Wirkung auf unsere Kognition einhergeht: Er verdirbt die Moral. Ein moralisches Bewusstsein ist wichtig, da es die Fähigkeit beinhaltet, sowohl die eigenen Urteile als auch die anderer auf ihre Richtigkeit hin zu überprüfen. Vor Kurzem untersuchten Wissenschaftler*innen bei einer Testreihe in den USA und Singapur, wie es um die Moral von Menschen steht, wenn sie unausgeschlafen bzw. ausgeschlafen sind. Sie fanden heraus, dass die Fähigkeit der Proband*innen, die moralischen Aspekte eines vorgegebenen Szenarios zu erkennen, bei einem Schlafmangel von zwei Stunden um 10 Prozent abnahm.

UMGANG MIT ZEITUMSTELLUNGEN

Selbst eine Stunde weniger Schlaf kann sich überraschend auf unsere kognitiven Fähigkeiten auswirken, doch wir können etwas tun, um die negativen Auswirkungen der Zeitumstellung zu begrenzen.

- Stell dich langsam um. Beginne bereits an den Tagen vor der Zeitumstellung, jeden Tag 10 bis 20 Minuten früher ins Bett zu gehen und aufzustehen, damit du nicht eine ganze Stunde auf einmal verlierst.
- Achte darauf, dass du in den Wochen vor der Zeitumstellung genug Schlaf bekommst, damit du nicht mit einem Schlafdefizit zu kämpfen hast, das die Auswirkung einer weiteren kurzen Nacht noch verschlimmern würde.
- Bleib morgens nicht zu lange im Bett liegen, um den verlorenen Schlaf nachzuholen. Es ist besser, an den Tagen danach pünktlich aufzustehen und nach draußen ins Tageslicht zu gehen, um deine zirkadiane Uhr etwas vorzustellen.
- Lass keine Mahlzeiten aus. Iss nicht später als gewöhnlich, damit sich dein Körper schneller an die neue Zeit gewöhnt.
- Wenn es dir schwerfällt, früher einzuschlafen, versuche es mit einem warmen Bad vor dem Schlafengehen. Danach sinkt deine Körpertemperatur ab, sodass du schneller müde wirst.

Außerdem wird an dem Montag, nachdem die Uhren vorgestellt wurden, viel weniger nach moralisch konnotierten Wörtern wie »unethisch«, »Betrug« oder »Ehrlichkeit« gegoogelt.[61]

Diese Ergebnisse stimmen mit anderen Forschungen überein, die aufgezeigt haben, dass Schaf unsere Fähigkeit, fundierte Urteile zu treffen, beeinträchtigen kann. Offizier*innen und Offiziersschüler*innen, die unter dauerhaftem Schlafentzug leiden, können moralische Schwierigkeiten weniger gut vorhersehen und treffen ihre moralischen Entscheidungen überstürzter. Außerdem fällt es ihnen schwerer, fundierte moralische Überlegungen anzustellen. Auch außerhalb des Militärs können Menschen mit Schlafmangel weniger gut Entscheidungen in emotional aufgeladenen moralischen Situationen treffen und akzeptieren mit größerer Wahrscheinlichkeit Lösungen, die normalerweise gegen ihre persönlichen moralischen Werte gehen würden. Schlafmangel, so scheint es, verdirbt die Moral, weshalb wir keine Entscheidungen treffen sollten, nachdem wir die Nacht zum Tag gemacht haben.

Noch schlimmer wird es in Bezug auf unsere Vorurteile. Bei Laborexperimenten wurde nachgewiesen, dass chronischer Schlafentzug implizite Vorurteile gegenüber Minderheitengruppen verstärkt und sich darauf auswirkt, wie vertrauenswürdig wir Menschen aufgrund ihrer Gesichtszüge finden.[62] Diese Erkenntnisse sind besonders interessant für all jene, die in risikoreichen Berufen arbeiten, wie Polizist*innen und Sicherheitsbeauftragte, die arbeitsbedingt häufig mit wenig Schlaf auskommen und zugleich schnell die Vertrauenswürdigkeit von Menschen einschätzen müssen. Darüber hinaus ist niemand vor den sozial-kognitiven Auswirkungen von Schlafmangel gefeit – nicht einmal, wenn wir nur wenig Schlaf verpassen. Wenn wir müde sind, sollten wir daher moralische und soziale Entscheidungen mit Vorsicht genießen und uns lieber daran erinnern, wie sehr Schlafmangel unser Urteilsvermögen beeinträchtigen kann – insbesondere wenn es darum geht, die eigene Müdigkeit richtig einzuschätzen.

Kapitel 8

Schlaf ist eine Art Über-Nacht-Therapie

Wir alle kennen es. Wir brauchen nur eine Nacht schlecht zu schlafen und schon fühlen wir uns reizbar, aufgewühlt und gehen bei jeder Kleinigkeit an die Decke. Was im Schlaf mit unseren Erinnerungen geschieht, wird bereits seit Jahrzehnten erforscht, doch der Frage, wie sich Schlaf auf unsere Gefühle auswirkt, gehen Wissenschaftler*innen erst seit zehn Jahren nach. Manche Forschende haben eine ganze Reihe brutaler Experimente entwickelt, in denen Freiwillige nächtelang keinen Schlaf bekommen und anschließend im Namen der Wissenschaft allen möglichen Tests ausgesetzt werden. Wir sind ihnen für ihre Mühen zu großem Dank verpflichtet, denn dank ihnen erhalten wir gerade nicht nur faszinierende Einsichten in die Funktionsweise des schlafenden Gehirns, sondern auch ein besseres Verständnis von Träumen, ihrem Zweck und – was am wichtigsten ist – potenziellen neuen Behandlungsmethoden für alle möglichen psychischen Erkrankungen – von Depression über Angst bis zu Schizophrenie.

Die Verbindung zwischen Schlaf und unseren Emotionen beginnt im Gedächtnis. Wie wir in Kapitel 5 gesehen haben, spielt Schlaf eine wichtige Rolle bei der Gedächtnisbildung. Für ein optimales Erinnerungsvermögen sollten wir innerhalb eines »Schlaf-Sandwiches« lernen, d. h. wir sollten vor und nach dem Lernen gut schlafen. Dennoch erinnern wir uns nur an einen Bruchteil von dem, was wir erlebt haben, und niemand weiß genau, wie das Gehirn entscheidet, welche Erinnerungen gespeichert und welche der Vergessenheit anheimfallen sollen. Es zeichnet sich jedoch immer deutlicher ab, dass Schlaf eine wichtige Rolle beim Filtern der Erinnerungen spielt und – was noch entscheidender ist – dass das schlafende Gehirn Erinnerungen mit emotionalem Inhalt den Vorrang gibt.

Schon ganz intuitiv ergibt die Vorstellung Sinn, dass wir uns an Dinge erinnern, die emotional aufgeladen sind und eine persönliche Bedeutung haben. Angenommen, man wäre tagsüber beim Überqueren der Straße fast von einem Auto überfahren worden. Für das eigene zukünftige Überleben ist es wichtiger, sich an die Nahtoderfahrung zu erinnern, als beispielsweise an das Sandwich, das man an diesem Tag zu Mittag gegessen hat. Wenn wir gut schlafen, scheint das schlafende Gehirn Erinnerungen an stark emotionale Erlebnisse zu speichern, dem Banalen hingegen weniger Beachtung zu schenken.

Komplizierter wird es hingegen, wenn wir nicht gut schlafen. Nach einer schlechten Nacht erinnern wir uns in der Regel weniger gut an das Gelernte (weshalb man vor einer Prüfung nicht die Nacht durchlernen sollte). Ein müdes Gehirn ist jedoch besonders an den Gefühlen interessiert, die mit unseren Erinnerungen verknüpft sind. Wenn wir schlecht schlafen, werden wir uns mit größerer Wahrscheinlichkeit an Erlebnisse erinnern, die mit negativen Gefühlen behaftet sind, und weniger an solche, die uns ein gutes Gefühl gegeben haben. Es scheint, als könnte eine schlaflose Nacht negativen Emotionen nicht so viel anhaben.

Um dies im Labor zu veranschaulichen, wurde eine Gruppe von Proband*innen 36 Stunden lang wachgehalten, bevor sie eine Reihe von Wörtern lernen mussten, die entweder positiv, negativ oder neutral konnotiert waren. Sie durften dann zwei Nächte lang normal schlafen, bevor sie wieder getestet wurden. Eine andere Gruppe durfte während des gesamten Experiments normal schlafen. Diejenigen, die vor dem Lernen der Wörter viel geschlafen hatten, erinnerten sich zwei Tage später an mehr positive und negative als an neutrale Wörter; wie erwartet hatten ihre schlafenden Gehirne den Erinnerungen mit emotionalem Inhalt den Vorzug gegeben. Im Vergleich dazu erinnerten sich die Teilnehmenden mit Schlafentzug an fast 60 Prozent weniger positive Wörter, jedoch an genauso viele negative Wörter wie die ausgeschlafenen Proband*innen. An dem negativen emotionalen Inhalt scheint sich das Gehirn also festzubeißen, unabhängig davon, wie viel man geschlafen hat.

Schlechte Stimmung

Aus evolutionärer Sicht macht es Sinn, dass wir uns besser an negative Erfahrungen erinnern als an positive, besonders in stressigen Zeiten, in denen wir wahrscheinlich weniger geschlafen haben. Die Erinnerung an negative Erlebnisse kann uns dabei helfen, unser Verhalten zu ändern, sodass wir ähnliche Situationen in Zukunft vermeiden können. Dieser Mechanismus könnte unseren Vorfahren das Leben gerettet haben, da sie sich so besser an Dinge wie giftige Nahrungsmittel erinnern konnten oder wo ein Löwenangriff stattgefunden hatte.

In den modernen, technologischen Gesellschaften könnte dieses System jedoch aus dem Gleichgewicht geraten sein. Aufgrund von künstlichem Licht, intensiver Bildschirmnutzung und einer Leistungskultur, in der Schlaf ganz unten auf der To-do-Liste steht, bekommen viele Menschen zu wenig Schlaf. Manche Expert*innen gehen davon aus, dass wir durch den Schlafentzug in einen »Überlebensmodus« wechseln, der emotionale Unausgeglichenheit zur Folge hat. Letztere sorgt dafür, dass wir uns eher an das Negative erinnern und das Positive mit größerer Wahrscheinlichkeit vergessen. Dies könnte besonders auf Menschen mit Depression zutreffen, die die Ereignisse in ihrem Leben hauptsächlich als negativ bewerten und ebenfalls oft von Schlafstörungen betroffen sind.

Nur ein bisschen Schlaf zu versäumen, kann schon auf die Stimmung drücken. Falls wir Beweise dafür brauchen: Bei Forschungen zu der Frage, wie sich Schlafmangel auf unser Temperament auswirkt, kam heraus, dass Menschen, die eine Woche lang nur fünf Stunden pro Nacht schlafen durften, im Laufe dieser Woche immer launenhafter wurden. Die Auswirkung auf unsere Gefühle beeinträchtigt auch unsere Fähigkeit, mit alltäglichen Belastungen umzugehen. Assistenzärzt*innen, die unter Schlafentzug leiden, erscheint der Umgang mit Problemen auf der Arbeit extrem schwierig und sie empfinden weniger Freude an Dingen, die eigentlich das Belohnungssystem aktivieren sollten.

Wir wissen es im Grunde schon lange, doch die Wissenschaft liefert gerade erst die Beweise dafür: Schlafmangel wirkt sich negativ auf unsere Gefühle und unsere Fähigkeit aus, mit Stresssituationen umzugehen und Entscheidungen zu treffen. Wir entdecken auch gerade, was dann im Gehirn vor sich geht. Bei einem Experiment wurden die Gehirne von Menschen gescannt, während diese sich Bilder ansehen, die von neutral über negativ bis zu abschreckend reichten. Teilnehmende, die in der Nacht zuvor weniger geschlafen hatten, zeigten ganze 60 Prozent mehr Aktivität in der Amygdala, einem Gehirnbereich, der emotionale Informationen verarbeitet – insbesondere bei unangenehmen Bildern.

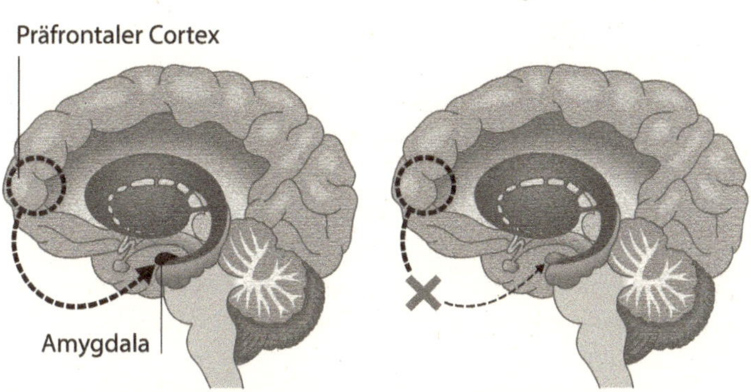

Mit Schlaf **Ohne Schlaf**

Doch damit nicht genug: Die Gehirnscans zeigten eine viel schwächere Verbindung zwischen der Amygdala und einem anderen Gehirnareal namens medialer präfrontaler Cortex (siehe Schaubild oben). Seine Funktion besteht darin, Aktivitäten in der Amygdala zu mindern. So können wir emotionale Reaktionen abschwächen und angemessen auf eine Situation reagieren. Schlaf ist also für lebenswichtige Aktivitäten in den Hirnregionen verantwortlich, mit denen wir unsere emotionalen Reaktionen auf negative Erlebnisse steuern. Womöglich resettet er unser Gehirn und bereitet es darauf vor, all das verarbeiten zu können, was der nächste Tag mit sich bringt. So können wir rationale Entscheidungen treffen und emotional angemessen reagieren. Wenn wir hingegen an Schlaf sparen und diesen Prozess behindern, können wir weniger gut mit negativen Erlebnissen und Gefühlen umgehen. Nicht unbedeutend ist auch die Tatsache, dass das Muster der Hirnaktivität, das bei Schlafmangel zu sehen ist, dem von psychiatrischen Erkrankungen ähnelt, welche ihrerseits mit Schlafproblemen einhergehen.

Die Vorteile des Traumschlafs

Je mehr wir über die Rolle von Schlaf bei der Verarbeitung von Emotionen herausfinden, desto mehr Aufmerksamkeit zieht eine bestimmte Schlafphase auf sich: der REM-Schlaf. Wenn wir an die Vorteile einer erholsamen Nachtruhe denken, konzentrieren wir uns in der Regel auf den herrlich erholsamen Tiefschlaf, der uns am Morgen erfrischt aufwachen lässt und uns dabei hilft, unser Gehirn zu reinigen und neue Erinnerungen zu speichern. Fast belanglos wirkt im Vergleich dazu der REM-Schlaf, die Zeit, in der wir unsere fantasievollsten, verrücktesten Träume haben.

Über den Zweck von Träumen wird immer noch hitzig diskutiert, doch es sprechen immer mehr Beweise dafür, dass der

REM-Schlaf die Zeit ist, in der wir unseren emotionalen Ballast loswerden. Um ein Beispiel zu nennen: Nachdem Proband*innen sowohl emotional aufwühlende als auch neutrale Bilder gesehen hatten, sollten sie entweder 90 Minuten lang schlafen oder wach bleiben. Diejenigen, die der Schlafgruppe angehörten, erinnerten sich im Anschluss an erheblich mehr emotionale Informationen als diejenigen, die kein Nickerchen gemacht hatten. Darüber hinaus hing die Verbesserung des emotionalen Gedächtnisses direkt davon ab, wie viel REM-Schlaf die Proband*innen aus der Schlafgruppe bekommen hatten und wie schnell sie in den REM-Schlaf eingetreten waren.

Die Schwerpunktsetzung auf den REM-Schlaf veranlasste manche Forschende zu der Frage, ob es nicht die Träume selbst sein könnten, die unsere Gefühle aktiv steuern. Wir träumen zwar auch im NREM-Schlaf, doch diese Träume sind für gewöhnlich ziemlich langweilig. Vielleicht sind unsere REM-Träume deshalb so lebhaft und emotional, weil sie uns dabei helfen, unsere Gefühle zu verstehen: Wir spielen verschiedene Szenarien durch und sind am Ende besser in der Lage, belastende Entscheidungen zu treffen. Es gibt faszinierende Beweise dafür, dass es tatsächlich so sein könnte. Bei einer Studie wurden Frauen untersucht, die nach einer Scheidung depressiv geworden waren. Man fand heraus, dass sie öfter und emotionaler von ihrem Ex-Mann träumten als Frauen, die nach einer Scheidung nicht depressiv geworden waren. Allerdings war für diejenigen, die häufiger intensive emotionale Träume durchlebten, die Wahrscheinlichkeit höher, die Depression ein Jahr später überwunden zu haben. Ihre Träume schienen ihnen irgendwie dabei zu helfen, sich von dem Trauma zu erholen.

Mehr Beweise lieferte 2021 eine Studie von Francesca Conte und ihren Kolleg*innen von der italienischen Università degli studi della Campania L. Vanvitelli. Sie verglichen die Emotionen von Menschen, die gut, und Menschen, die schlecht schlafen, im Wachzustand und im Schlaf und fanden heraus, dass es bei Menschen, die gut schlafen, ein größeres emotionales Gefälle zwischen Wach- und Traumzustand gibt: Tagsüber haben sie positivere, nachts hingegen viel stärkere negative Gefühle. Bei Menschen, die schlecht schlafen, ist die Gefühlslage hingegen sowohl im Wach- als auch im Traumzustand ähnlich. Eine Interpretation lautet, dass Menschen mit Schlafstörungen ihre negativen Gefühle nur schwer verarbeiten können; wenn wir Schlaf versäumen, funktioniert der Mechanismus nicht, mit dem wir die negativen Gefühle vom Tag verarbeiten.[63]

Nicht in allen Studien wurde der REM-Schlaf mit der Verarbeitung von Emotionen verknüpft. Wir wissen daher noch nicht, ob die oben genannte These zutrifft, aber für Matthew Walker und Dr. Els van der Helm von der University of California in Berkeley sind die Beweise so überzeugend, dass sie Schlaf als eine Art »Über-Nacht-Therapie« bezeichnet haben.[64] Sie glauben, dass Schlaf nicht nur unserem Erinnerungsvermögen auf die Sprünge hilft, sondern wir auch »schlafen, um zu vergessen«, womit der emotionale Aspekt dieser Erinnerungen gemeint ist.

KREATIVITÄTSSCHUB

Im Schlaf stellt das Gehirn Verbindungen zwischen gespeicherten Informationen und neuen Erinnerungen her, sodass neue Assoziationen entstehen können und das kreative Denken angeregt wird. Dies könnte der Grund sein, warum so viele Menschen ein Aha-Erlebnis haben, wenn sie mit einem Problem konfrontiert sind und eine Nacht darüber geschlafen haben. Laborexperimente bestätigen diese Theorie. Nachdem wir geschlafen haben, fällt es uns viel leichter, innovative Lösungen für Probleme zu finden, die uns am Tag zuvor umgetrieben haben. Dies scheint vor allem am REM-Schlaf zu liegen. Laut einer Studie konnten Menschen nach einer REM-Schlafphase um 30 Prozent besser Anagramme lösen als nach einer NREM-Schlafphase.

Im Laufe der Zeit nehmen unsere emotionalen Reaktionen auf Erfahrungen ab: Die Amygdala reagiert nicht mehr so stark wie früher, wenn wir Erinnerungen an ein bestimmtes Ereignis viele Monate danach erneut abrufen (wie wir alle aus Erfahrung wissen; Zeit heilt doch alle Wunden). Dieser Vorgang scheint sich vor allem während des REM-Schlafs zu vollziehen, als würde die emotionale »Schicht«, mit der die Erinnerung behaftet ist, abgezogen werden, während zugleich die Erinnerung selbst gestärkt wird.

Schlaf und Depression

Sollten diese Ergebnisse stimmen, könnten sie wichtige Auswirkungen auf unser geistiges Wohlbefinden haben, da eine Störung im reibungslosen Ablauf dieses Systems zu Angstzuständen führen könnte.

Viele psychische Probleme und psychiatrische Erkrankungen gehen mit symptomatischen Schlafstörungen einher; 90 Prozent der Menschen mit Depressionserfahrung sind von Schlafstörungen betroffen. Schlaflosigkeit ist zudem ein großer Risikofaktor für Depressionen. Menschen mit Depression brauchen in der Regel länger, um nachts einzuschlafen, und wachen häufiger auf. Interessanterweise durchlaufen sie mehr REM-Schlafphasen als die meisten anderen Menschen und treten nach dem Einschlafen schneller in die REM-Schlafphase ein.

Auf ähnliche Weise geht eine Posttraumatische Belastungsstörung (PTBS) oft mit Albträumen und anderen Schlafproblemen einher. Für Menschen, deren REM-Schlaf nach einem erlittenen Trauma gestört ist, besteht ein höheres Risiko, eine PTBS zu entwickeln. All diese Ergebnisse haben zu einem Umdenken geführt, weshalb wir ein neues Verständnis dieser psychischen Probleme entwickelt haben. Man ging nämlich lange davon aus, dass Menschen mit psychischen Leiden nicht schlafen könnten, weil ihre Erkrankungen sie daran hinderten. Die jüngsten Forschungen zu Schlaf und Emotionen haben jedoch manche Wissenschaftler*innen zu der These veranlasst, dass es vielmehr der Schlafentzug selbst ist, der Krankheiten wie Depression oder PTBS auslöst oder zumindest das Risiko dafür erhöht und anschließend die Symptome verschlimmert. Ihnen zufolge verursacht chronischer Schlafmangel ein Ungleichgewicht der Erinnerungen, die im Gehirn von Menschen mit Depression gespeichert werden, was dazu führt, dass sie ihr Leben als eine Abfolge negativer und neutraler Ereignisse betrachten und die positiven Erlebnisse vergessen.

WIE MAN DEN REM-SCHLAF ERHÖHT

Der REM-Schlaf könnte eine wichtige Rolle bei der Regulierung unserer Emotionen spielen. Wenn du ihn erhöhen möchtest, gibt es Dinge, die du tun kannst:

- Am wichtigsten ist, dass du versuchst, von alleine aufzuwachen, statt einen Wecker zu stellen.
- Vermeide zu viel Alkohol. Alkohol hilft vielleicht beim Einschlafen, doch er stört den Schlaf und lässt uns häufig aufwachen, was verschiedene Ursachen haben kann. Alkohol entspannt die Halsmuskeln und beeinflusst die nächtliche Atmung. Aufgrund der harntreibenden Wirkung wacht man mit größerer Wahrscheinlichkeit auf und muss auf Toilette, oder die entspannende Wirkung des Alkohols lässt einfach nach. Nach ein paar Drinks ist auch die Menge des REM-Schlafs deutlich reduziert.
- Laut Forschung wirkt es sich negativ auf den REM-Schlaf aus, wenn man sich vor dem Zubettgehen einen verstörenden Film ansieht, weshalb man vor einem wichtigen Tag lieber auf Gruselfilme verzichten sollte.
- Vermeide den Konsum von Marihuana, denn Cannabis unterdrückt nachweislich den REM-Schlaf. Man hört auch immer wieder von Menschen, die den Konsum einstellen und einen »REM-Rebound-Effekt« erleben, also auf einmal viel lebhafter träumen.

Angesichts der wichtigen Bedeutung des REM-Schlafs und der Tatsache, dass so viele nicht genug Schlaf bekommen, gehen manche Expert*innen sogar davon aus, dass wir als Gesellschaft auf eine Epidemie des REM-Schlafmangels zusteuern.

Es gibt jedoch noch andere Gründe, warum Schlafmangel ursächlich für die Symptome psychischer Erkrankungen sein könnte. Viele der am Schlaf beteiligten chemischen Prozesse sind auch bei psychischen und psychiatrischen Problemen zu beobachten. Außerdem wurde bei kürzlich durchgeführten genetischen Untersuchungen festgestellt, dass bestimmte Gene sowohl bei psychischen Krankheiten als auch bei Schlafstörungen eine Rolle spielen.[65] Es scheint also auch eine genetische Komponente zu geben. Nimmt man noch die Unfähigkeit hinzu, bei extremer Müdigkeit mit alltäglichen Herausforderungen umzugehen, überrascht es nicht, dass wir in erschöpftem Zustand auch ein schlechteres Selbstwertgefühl haben und uns insgesamt sorgenvoller, ängstlicher, frustrierter und deprimierter fühlen.[66]

Dennoch könnte dieses neue Verständnis vom Schlaf und seiner Funktion zu neuen Methoden führen, mit denen wir psychische Probleme verhindern und behandeln können.[67] So wurde an 26 Universitäten in Großbritannien eine Studie durchgeführt, bei der Studierende mit Schlaflosigkeit behandelt wurden. Dabei gingen auch Paranoia und Halluzinationen zurück.[68] Mit gezielt eingesetzten Schlafpausen könnte vielleicht auch die übermäßige Angstreaktion von Menschen mit PTBS behandelt werden.[69]

Im Großen und Ganzen sind die Ergebnisse ein Weckruf für alle, die nicht genug schlafen. Wenn du eine große, emotional belastende Entscheidung treffen muss, könntest du die Dinge tatsächlich klarer sehen, wenn du eine Nacht darüber schläfst. Und wenn du darauf achtest, genügend Schlaf – besonders REM-Schlaf – zu bekommen, solltest du mit schwierigen Situationen besser umgehen und aus schönen Momenten mehr Zufriedenheit ziehen können. Du kannst viel tun, um deinen REM-Schlaf zu verbessern (siehe Kasten gegenüber), aber der beste Trick besteht darin, sich keinen Wecker zu stellen. Den meisten REM-Schlaf bekommen wir am Ende der Nacht. Früh ins Bett zu gehen, um von alleine aufzuwachen, ist daher die beste Methode, um so viel REM-Schlaf wie möglich zu genießen und frisch und erholt in den Tag zu starten.

Kapitel 9

Wie viel Schlaf brauchst du wirklich?

Im schlimmsten Fall kann Schlafmangel tödlich sein. Menschen mit einer extrem seltenen Krankheit, der sogenannten »tödlichen familiären Schlaflosigkeit«, erleben zuerst eine leichte Form der Schlaflosigkeit, die in den darauffolgenden Monaten schnell schlimmer wird, bis die Betroffenen körperlich und geistig so weit abbauen, dass sie in ein Koma fallen und kurz darauf sterben. Es wäre unethisch, herausfinden zu wollen, wie lange ein gesunder Mensch ohne Schlaf überleben kann, doch wir wissen, dass Tiere meistens sterben, wenn sie gezwungen sind, zu lange wach zu bleiben. In einem klassischen Experiment, bei dem Ratten Schlafentzug ausgesetzt wurden, waren alle Tiere innerhalb von 32 Tagen tot.[70] Selbst wenn man nur wenig Schlaf versäumt, kann man sich wie ein Zombie fühlen. Wie viel Schlaf ist also nötig, um optimal zu funktionieren?

Alter und Schlaf

Gängigen Empfehlungen zufolge sollten Erwachsene zwischen sieben und neun Stunden pro Nacht schlafen. Wie viel Schlaf wir brauchen, kann jedoch von Person zu Person sehr stark variieren.[71] Niemand weiß so richtig, woher diese Werte stammen, und ein Blick in unsere Geschichte zeigt, dass die Idee, nachts durchzuschlafen, vielleicht noch nicht sehr alt ist. Unsere Vorfahren haben womöglich in mehreren Etappen geschlafen, unterbrochen von Aktivitätsphasen. Allerdings stimmt die Empfehlung, dass wir mindestens sieben Stunden Schlaf brauchen, mit Studien überein, denen zufolge alles, was darunter liegt, unsere kognitiven Funktionen beeinträchtigen und weitere Gesundheitsprobleme nach sich ziehen kann.

Die benötigte Menge an Schlaf ist nicht nur von Mensch zu Mensch unterschiedlich, sondern ändert sich auch im Laufe eines Lebens. Neugeborene schlafen bis zu 19 Stunden pro Tag, doch im Alter kommen wir mit sieben oder acht Stunden aus. Das bedeutet nicht zwangsläufig, dass ältere Menschen weniger Schlaf benötigen, aber im Alter verändert sich unsere zirkadiane Uhr, d. h. wir wachen morgens früher auf und sollten daher zum Ausgleich früher ins Bett gehen.[72] Das könnte der Grund sein, warum Erwachsene in ihren Sechzigern im Durchschnitt eine oder zwei Stunden früher ins Bett gehen als Menschen in ihren Zwanzigern. Im Alter wird das Zeitfenster, in dem unsere innere Uhr auf Schlafen eingestellt ist, ebenfalls kleiner, weshalb es älteren Menschen schwerer fallen könnte, eine Nacht durchzuschlafen. Wenn sich ältere Erwachsene nach Lust und Laune ausschlafen können, schlummern sie in der Regel eine Stunde weniger als jüngere Erwachsene.[73] Dies bedeutet jedoch nicht, dass sie tagsüber genauso gut funktionieren würden. Mit anderen Worten: Ältere Menschen brauchen wahrscheinlich genauso viel Schlaf wie jüngere, doch es fällt ihnen schwerer, diesen zu bekommen.

Mit zunehmendem Alter wird unser Schlaf unregelmäßiger. Diese Unterbrechungen beeinträchtigen den Gesamtschlaf, den wir jede Nacht bekommen, und verkürzen ihn zwischen mittlerem und hohem Alter um etwa 30 Minuten pro Jahrzehnt.[74] Dies könnte auch eine Erklärung dafür sein, warum ältere Erwachsene sich tagsüber oft schläfriger fühlen.

Die Frage, wie viel Schlaf eine Einzelperson braucht, scheint mit unseren Genen zusammenzuhängen: Man fand heraus, dass man für jede Kopie einer bestimmten Genvariante 3,1 Minuten

WIE DU HERAUSFINDEST, OB DU UNTER SCHLAFENTZUG LEIDEST

Wir brauchen nicht alle gleich viel Schlaf, weshalb allgemeine Tipps nur bedingt hilfreich sind. Es gibt mehrere Tests, mit denen man die eigene Schläfrigkeit einschätzen kann. Einer davon ist die online verfügbare Epworth Sleepiness Scale. Die Punktzahl vermittelt eine Vorstellung davon, ob man genug Schlaf bekommt, und kann nützlich sein, um Störungen wie Schlafapnoe zu diagnostizieren, bei der man nicht unbedingt merkt, wie häufig man nachts tatsächlich aufwacht. Alternativ schaut man sich die Symptome an, von denen übermüdete Menschen betroffen sind. Wenn manche oder alle der folgenden Punkte auf dich zutreffen, leidest du wahrscheinlich unter Schlafmangel:

- Du brauchst einen Wecker oder eine andere Person, um morgens aufzuwachen.
- Du stehst an freien Tagen spät auf.
- Du brauchst lange, um aufzuwachen und geistig wach zu werden.
- Du bist tagsüber schläfrig und gereizt.
- Du hast das Gefühl, einen Mittagsschlaf zu brauchen, um richtig zu funktionieren.
- Du hast dich nicht gut im Griff und legst ein übermäßig impulsives Verhalten an den Tag.
- Es verlangt dich nach koffein- und zuckerhaltigen Getränken.
- Du erlebst vermehrt Sorgen, Stimmungsschwankungen, Angstzustände und Depressionen.

länger schläft.[75] All diese Schwankungen haben die US-amerikanische National Sleep Foundation dazu veranlasst, ihre Schlafempfehlungen zu überarbeiten, um mehr Spielraum für Individualität zu lassen. Zum Beispiel sollten Erwachsene sieben bis neun Stunden pro Tag schlafen, für manche könnten jedoch auch sechs Stunden ausreichend sein, wohingegen andere zehn Stunden benötigen.

Außerdem ist nicht nur die Menge, sondern auch die Qualität des Schlafs von Bedeutung. Im Jahr 2020 werteten Wei Xu und seine Kolleg*innen von der chinesischen Qingdao-Universität 51 Studien aus[76], bei denen die Auswirkung von Schlaf auf den kognitiven Verfall von Menschen untersucht wurde, die nicht unter Demenz litten. Sie fanden heraus, dass zehn Arten von Schlafproblemen – darunter Schlaflosigkeit, unterbrochener Schlaf und Schlafapnoe – das Risiko für kognitive Störungen erhöhen, d. h. es ist wichtiger denn je, Behandlungsmethoden für diese Schlafprobleme zu finden.

Sozialer Jetlag

Was geschieht, wenn man morgens zu lange liegen bleibt? Vielleicht hast du schon mal davon gehört, dass zu viel Schlaf verschiedene Krankheiten auslösen kann, darunter Typ-2-Diabetes, Übergewicht und Herzerkrankungen, und uns frühzeitig sterben lässt. Eine Studie von 2014 mit knapp 25.000 Proband*innen ging genau dieser Frage nach und kam zu dem Ergebnis, dass eine erhöhte Schlafdauer zwar das Risiko psychiatrischer Erkrankungen erhöht, jedoch sonst keine weiteren gesundheitlichen Folgen hat.[77] Hier scheint ein Fall von Ursache und Wirkung vorzuliegen: Menschen, die länger schlafen, könnten auch weniger aktiv sein und unter anderen Probleme wie chronischen Schmerzen leiden, die sie dazu bringen, länger im Bett liegen zu bleiben.

Es gibt eine einfache Möglichkeit, herauszufinden, ob du genug Schlaf bekommst: Stell dir keinen Wecker, sondern wach einfach von allein auf (ein Luxus, den sich viele nicht leisten können!). Die Zeit, die du zum Einschlafen brauchst, könnte ebenfalls ein Hinweis sein: Wenn du schon eindöst, sobald du dich hingelegt hast, bist du wahrscheinlich ziemlich ausgepowert, denn normalweise sollte das Einschlafen etwa 15 Minuten dauern.

WIE MAN DEN REM-SCHLAF ERHÖHT

Tagsüber:

- Morgens solltest du so viel Tageslicht wie möglich bekommen, um deinen zirkadianen Rhythmus anzukurbeln. Dies kann dir helfen, um früher einzuschlafen. Wenn Tageslicht keine Option ist, könnte eine Tageslichtlampe Abhilfe schaffen.
- Wenn du Mittagsschlaf halten willst, begrenze ihn auf 20 Minuten, um Schlaftrunkenheit zu vermeiden. Verzichte lieber ganz auf den Power-Nap, wenn du in weniger als sechs Stunden schlafen gehst.
- Vermeide intensiven Sport zu kurz vorm Schlafengehen, weil dabei deine Körperkerntemperatur ansteigt. Beim Einschlafen sinkt sie leicht ab, was du mit Sport nicht übersteuern willst.
- Es kann deinen Schlaf beeinträchtigen, wenn du in den drei Stunden vor dem Schlafengehen etwas isst. Versuche daher nach Möglichkeit früher zu essen.
- Auch wenn jeder Mensch anders auf Koffein reagiert, hat es in gesunden Erwachsenen eine Halbwertszeit von fünf bis sechs Stunden. Achte daher darauf, am Nachmittag nicht zu viel Koffein zu konsumieren.
- Kurzfristiger Stress beeinträchtigt deinen Schlaf, löse Konflikte also tagsüber.

Wenn du dich angesprochen fühlst und Schlaf nachholen musst, hüte dich vor dem Ausschlafen am Wochenende. Sozialer Jetlag bedeutet, dass wir aufgrund von sozialen und arbeitsbedingten Pflichten auf den Beinen sind, wenn wir schlafen sollten, und dann schlafen, wenn wir wach sein sollten. Er kann gesundheitsschädlich sein und macht müde und träge.[78] Wer jeden Abend um dieselbe Zeit ins Bett geht, pflegt eine gesunde Schlafhygiene, die den Schlaf insgesamt verbessert. Wenn dir also die Folgen von zu wenig Schlaf zusetzen, könnte ein gut getimtes Nickerchen eine bessere Option sein als auszuschlafen.

Eins wissen wir mit Sicherheit: Es ist wichtig, wann man schläft. Schlaf wird von zwei Hauptfaktoren beeinflusst: Zum einen von der zirkadianen Uhr, einem inneren 24-Stunden-Timer im Gehirn, der unsere täglichen Aktivitätsrhythmen steuert, und zum anderen dem »Schlafdruck«, den man sich als ein Messgerät vorstellen kann, das anzeigt, wie lange man nicht mehr geschlafen hat. Der Schlafdruck baut sich im Laufe des Tages auf, lässt uns am Abend müde werden und verschwindet, wenn wir schlafen. Die zirkadiane Uhr sorgt dafür, dass wir nachts schlafen und uns tagsüber fit fühlen. Diese beiden auf den Schlaf einwirkenden Faktoren ergänzen einander, d. h. am Ende des Tages ist der Schlafdruck hoch und die zirkadiane Wachheit niedrig, was dazu führt, dass wir schlafen wollen. Wenn man wach ist und beide Druckfaktoren groß sind – mit anderen Worten: man ist schon lange wach und es ist nachts –, ist der Gesamteffekt stärker als die Summe der Einzelteile, weshalb die Unfallgefahr dann besonders hoch ist. Das Zeitfenster zwischen 3 und 6 Uhr morgens ist also die gefährlichste Zeit, um wach zu sein.[79]

Es entstehen noch weitere Probleme, wenn man ein Leben zu führen versucht, das nicht im Einklang mit diesem starken biologischen Schlafbedürfnis steht. Überaus tiefgreifende Auswirkungen wurden bei Schichtarbeiter*innen beobachtet, die insgesamt meist weniger schlafen – in der Regel weniger als fünf bis sechs Stunden pro Tag –, auch wenn sie tagsüber versuchen, den Schlaf nachzuholen. Das ist nicht überraschend, wenn man bedenkt, dass sie in der Zeit arbeiten, in der ihr Körper auf Schlaf eingestellt ist, und dann zu schlafen versuchen, wenn ihr Körper wach sein will.

WIE MAN EIN SCHLAFTAGEBUCH FÜHRT

Schlafprobleme bleiben oft unbemerkt. Wir überschätzen meist auch, wie viel Schlaf wir tatsächlich bekommen. In diesem Fall kann ein Schlaftagebuch hilfreich sein. Wenn du dich oft müde fühlst und nicht verstehst, warum, kannst du mit dieser Technik einen objektiven Eindruck von deiner Schlafmenge und -qualität erhalten. Die Methode eignet sich auch, wenn du herausfinden möchtest, welche Lifestyle-Faktoren deinen Schlaf beeinträchtigen. Alles, was du brauchst, sind Stift und Papier, die du am besten in der Nähe deines Betts aufbewahrst, aber es stehen online auch jede Menge Vorlagen zum Download zur Verfügung. Nicht alle Schlaftagebücher sind gleich, doch normalerweise enthalten sie Informationen darüber, wann man ins Bett gegangen ist, wann man eingeschlafen ist (es kann sehr schwierig sein, das herauszufinden, weil man dabei nicht auf die Uhr sehen sollte), ob man nachts aufgewacht ist, und wenn ja, wie oft und wie lange, um wie viel Uhr man morgens aufgewacht ist, wie man sich am nächsten Tag gefühlt hat, ob man Mittagsschlaf gehalten hat, ebenso wie Informationen zu Koffein- und Alkoholkonsum, Medikamenten und Sport. Nach ein paar Wochen könntest du neue Einsichten darüber gewinnen, welche Faktoren in deinem Leben dich an einer erholsamen Nachtruhe hindern.

Selbst Menschen, die ihr ganzes Leben lang in Schichten gearbeitet haben, scheinen sich nie daran zu gewöhnen – ihr Körper bleibt im Einklang mit der Tageszeit.[80] Das Problem wird nicht gerade dadurch erleichtert, dass die meisten nach einem Dienstplan arbeiten, der Nachtschichten und dann mehrere freie Tage vorsieht.

Diese Lebensweise wirkt sich nicht nur negativ auf die allgemeine Gesundheit aus (die Weltgesundheitsorganisation stuft

Schichtarbeit mittlerweile als »wahrscheinlich krebserregend« ein), sondern fordert auch einen mentalen Tribut. Eine in Frankreich durchgeführte Studie mit über 3000 Teilnehmenden ergab, dass Menschen, die mindestens zehn Jahre Schichtarbeit geleistet hatten, schlechtere kognitive Funktionen und eine schlechtere Gedächtnisleistung aufwiesen als jene, die nie in Schichten gearbeitet hatten. Dasselbe wurde bei Studien mit Flugpersonal nachgewiesen.[81] Zudem sind Menschen, die gegen den Schlafzyklus ihres Körpers arbeiten, depressionsgefährdet. Es ist vielleicht keine große Überraschung, dass die Scheidungsraten in dieser Gruppe besonders hoch sind.[82]

In geringerem Ausmaß wissen wahrscheinlich auch alle, die von Natur aus extreme Nachteulen oder Frühaufsteher sind, was es heißt, zu einer Zeit auf den Beinen zu sein, die gegen den biologischen Rhythmus geht. Vielleicht könnten Arbeitgeber*innen diesen Umstand berücksichtigen, indem sie Frühaufstehern die Frühschicht und Nachteulen die Nachtschicht geben. Für alle, die ihren Alltag flexibel gestalten können, ist es ebenfalls sinnvoll, ihren Tag nach den Zeiten auszurichten, an denen sie am muntersten sind.

Obwohl wir bereits ganz gut einschätzen können, wie viel Schlaf tatsächlich nötig ist, scheinen Menschen auf der ganzen Welt insgesamt zu wenig davon zu bekommen. Bei der Auswertung von Daten, die mit einer Schlaf-Tracking-App gesammelt wurden, fanden Forschende heraus, dass es in den verschiedenen Ländern große Unterschiede in Bezug auf Schlaf gibt. Nur in vier Ländern – Neuseeland, den Niederlanden, Frankreich und Australien – schlafen die Einwohner*innen mehr als acht Stunden pro Nacht.[83] Auch bei einer anderen global angelegten Schlafstudie schnitten diese Länder neben dem Vereinigten Königreich, Belgien und Finnland am besten ab, obwohl in dieser Studie kein einziges Land auf mehr als acht Stunden kam. Die Japaner*innen hingegen scheinen unter chronischem Schlafmangel zu leiden, denn sie kommen nicht einmal auf sechs Stunden.

Angesichts der Tatsache, dass weltweit so viele Menschen nicht die empfohlene Schlafmenge erreichen, warnen viele Forschende davor, dass wir in einer weltweiten Epidemie des Schlafmangels leben, die mit ernsthaften Folgen für unsere Gesundheit einhergeht.

Kapitel 10

Müdigkeit kann reine Kopfsache sein

Fühlst du dich ausgelaugt, nachdem du schlecht geschlafen hast? Das könnte alles nur in deinem Kopf sein. Wie wir in Kapitel 7 gesehen haben, kann es für unsere kognitiven Fähigkeiten verheerend sein, die Nacht zum Tag zu machen. Dank einiger genialer Experimente wissen wir nun jedoch auch, dass sich allein der *Glaube* daran, gut geschlafen zu haben, auf die Leistungsfähigkeit unseres Gehirns auswirkt.

Einfach nur zu hören, dass man gut geschlafen hätte, reicht aus, um das Gehirn hinters Licht zu führen. Zum Beispiel erhielten Menschen mit Schlaflosigkeit bei einer Studie ein tragbares Gerät, das ihren Schlaf trackte. Am nächsten Morgen wurde ihnen erzählt, dass sie gut oder schlecht geschlafen hätten; dabei gingen die Forschenden nach dem Zufallsprinzip vor. Diejenigen, die glaubten, schlecht geschlafen zu haben, waren am Ende weniger fit und erschöpfter als jene, die der Meinung waren, gut geschlafen zu haben, auch wenn das gar nicht stimmte. Die Proband*innen, denen man erzählt hatte, dass sie gut geschlafen hätten, waren auch besser gelaunt, wacher und viel weniger verschlafen.[84] In einer anderen vergleichbaren Studie erzählte man jungen Menschen, ihre Schlafqualität sei in der Nacht zuvor über- oder unterdurchschnittlich gewesen. Dies wirkte sich auf ihre Ergebnisse bei Prüfungen aus, in denen ihre Aufmerksamkeit und ihre exekutiven Funktionen getestet wurden.[85]

Im Allgemeinen sind wir ziemlich schlecht darin, unsere Schlafqualität zu bewerten.[86] Etwa 40 Prozent der Menschen glauben, unter Symptomen von Schlaflosigkeit zu leiden, obwohl sie in Wahrheit geschlafen haben. In diesem Fall spricht man von einer »Insomnie-Identität« (engl. *insomnia identity*): Allein der Glaube, dass man schlecht geschlafen hat, führt dazu, dass man am nächsten Tag weniger belastbar und anfälliger für Krankheiten wie Depression, Suizidgedanken, Angstzustände und Erschöpfung ist.[87]

Um ihren Schlaf genauer zu überwachen, nutzen viele Menschen Fitnesstracker, die angeblich alle möglichen Daten sammeln können, z. B. wie lange und wann genau man geschlafen hat, wie viel Zeit man in jeder Phase verbracht hat, wie die Schlafqualität insgesamt war, etc. Diese Geräte verfolgen in der Regel, wie viel man sich nachts bewegt hat, oder verlassen sich auf eingebaute Pulsmesser. Sie sind jedoch mit Vorsicht zu genießen: Viele Schlafwissenschaftler*innen glauben nicht, dass diese Tracker tatsächlich halten, was sie versprechen – abgesehen davon, dass sie die ungefähre Schlafdauer bemessen können. Ein Tracker kann ein nützliches Tool sein, um den eigenen Schlaf eine Zeit lang zu überwachen. Bedenkt man jedoch, wie beeinflussbar wir in unserer Einstellung über unseren Schlaf sind, sollte man nicht zu viel auf diese Messungen geben – vor allem nicht auf die schlechten –, um sich am Ende nicht unnötig schlecht zu fühlen.

Das Gefühl der Abgeschlagenheit

Es gibt noch einen anderen Grund, warum man sich nach dem Aufwachen erschöpft fühlen könnte, selbst wenn man wie ein Stein geschlafen hat: Schlaftrunkenheit, jenes Gefühl der Abgeschlagenheit am Morgen und der Grund, warum viele nach dem Aufwachen als Erstes die Kaffeemaschine anstellen. Der Nebel der Schlaftrunkenheit löst sich in der Regel nach etwa einer halben Stunde auf, obwohl es manchmal mehrere Stunden dauern kann, bis man geistig vollkommen klar ist. In dieser Zeit ist unser Gehirn weniger scharfsinnig und die Reaktionszeiten und Entscheidungsprozesse sind beeinträchtigt. Es ist tatsächlich keine gute Idee, sich hinters Steuer zu setzen oder wichtige Entscheidungen zu treffen, bevor man seinem Gehirn nicht Zeit gegeben hat, die letzten Reste des Schlafs abzuschütteln. In dieser Phase funktioniert das Gehirn nämlich so, als hätte man getrunken oder eine ganze Nacht Schlaf verpasst.

Schlaftrunkenheit ist besonders ausgeprägt, wenn wir nachts aufwachen – weil das Schlafbedürfnis unserer inneren Uhr dann am größten ist –, kann jedoch auch nach einem längeren Mittagsschlaf auftreten. Man kann etwas dagegen tun, indem man sich einen Wecker mit melodischem Alarmton stellt. Im Jahr 2020 fanden Forschende in Australien heraus, dass sich die Proband*innen nach dem Aufwachen geistig fitter fühlten, wenn sie von einer Melodie geweckt wurden, nicht jedoch, wenn sie von einem Rhythmus aus dem Schlaf gerissen wurden.[88] Wenn du nach einer kurzen Siesta erfrischt aufwachen möchtest, trink vorher eine Tasse Kaffee. Die Wirkung des Koffeins setzt dann genau zu dem Zeitpunkt ein, an dem sich eigentlich die Schlaftrunkenheit einstellen würde.[89]

Es gibt noch einen anderen Grund, weshalb du dich vielleicht groggy fühlst, unabhängig davon, wie viel du geschlafen hast. Wenn du genau darauf achtest, wirst du wahrscheinlich merken, dass sich über den ganzen Tag verteilt Konzentrationsphasen mit Energietiefs abwechseln. Grund dafür ist dein ultradianer Rhythmus! Er erreicht ungefähr alle 90 Minuten seinen Höhepunkt, gefolgt von einem ca. 20-minütigen Tief, was jedoch von Person zu Person unterschiedlich ist. Finde einfach heraus, zu welchen Tageszeiten du dich am besten konzentrieren kannst, und ruh dich zwischendurch aus. Dies kann eine gute Methode sein, um deine Produktivität zu steigern.

DEN GEIST AUF BESSEREN SCHLAF EINSTELLEN

Psychologie und Schlaf sind eng miteinander verbunden. Wenn wir glauben, dass wir gut geschlafen haben, geht es uns besser; umgekehrt kann auch gute Laune schlaffördernd sein. So kannst du deinen Geist auf eine erholsame Nachtruhe vorbereiten:

- Dimme die Lichter etwa 30 Minuten vor der Schlafenszeit. Die Wissenschaft ist sich noch uneinig, wie sich Bildschirmzeit vor dem Schlafengehen auswirkt. Computerspiele und Scrollen sind jedoch keine gute Idee, wenn der Geist zur Ruhe kommen soll.
- Vermeide es, vor der Schlafenszeit über stressige Themen zu sprechen; dadurch wird der Spiegel der Stresshormone erhöht, die dich wachhalten können.
- Lege dein Smartphone nicht in die Nähe deines Bettes. Nutze einen traditionellen Wecker, aber dreh dich von ihm weg, damit du nicht gestresst wirst und darüber nachdenkst, wie lange du zum Einschlafen brauchst.
- Geh jeden Abend ungefähr zur selben Zeit ins Bett, auch am Wochenende.
- Wenn du nicht schlafen kannst, steh auf und geh einer ruhigen Beschäftigung nach, anstatt dich darüber aufzuregen, dass du nicht schlafen kannst.

Teil 3

Bewegung

Wenn du dich für nur eine Sache entscheiden müsstest, damit dein Gehirn so gut wie möglich funktioniert, würde ich dir Bewegung empfehlen. Als Spezies haben wir uns evolutionär dahin entwickelt, ein aktives Leben zu führen, und es gibt jede Menge Beweise dafür, dass unsere zunehmend sitzende Lebensweise, die sich stark von der unserer Vorfahren unterscheidet, schädlich für unsere allgemeine Gesundheit ist. Krankheiten wie Fettleibigkeit, Diabetes und Herz-Kreislauf-Erkrankungen hängen mit der Tatsache zusammen, dass wir mehr Zeit sitzend als in Bewegung verbringen.

Wie wir jedoch in diesem Teil des Buchs herausfinden werden, beziehen sich die Vorteile körperlicher Betätigung – ebenso wie die Gefahren von Bewegungsmangel – nicht nur auf den Körper. Bewegung übt auch einen starken Einfluss auf das Gehirn aus, und zwar unabhängig davon, ob man eine einzelne Trainingseinheit absolviert oder regelmäßig ins Fitnessstudio geht.

Eines der am besten erforschten Gebiete ist die Stimmung. Wer regelmäßig trainiert, kennt das Gefühl, das sich nach einem guten Training einstellt, und weiß, wie schwer es auf mentaler Ebene sein kann, wenn Sport keine Option ist, z. B. wegen einer

Verletzung. Dieses Gefühl ist wissenschaftlich bewiesen. Wie wir in Kapitel 13 sehen werden, verbessert Sport in vielerlei Hinsicht die Stimmung und kann helfen, Symptome von Krankheiten wie Depression und Angstzuständen zu lindern.

Wer klüger werden möchte, ist mit Sport gut beraten. Durch einen aktiven Lebensstil können sowohl Kinder als auch Erwachsene nicht nur leichter lernen, sondern auch ihr Erinnerungsvermögen, ihre Konzentration und ihre Kreativität ankurbeln, wie wir in Kapitel 12 sehen werden.

Mit dem vielleicht interessantesten Nutzen körperlicher Aktivität befassen wir uns in Kapitel 11: der Möglichkeit, fit zu bleiben, um Demenz im Alter vorzubeugen, die negativen Auswirkungen von Demenz zum Teil sogar umzukehren und die Kognition von Menschen zu verbessern, die bereits daran erkrankt sind. In Kapitel 14 und 15 werden wir uns mit der Verbindung von Körper und Geist befassen, die bei Yoga und Meditation praktiziert wird, ebenso wie mit den damit einhergehenden Vorteilen und möglichen Risiken.

Kein Wunder also, dass eine Studie nach der anderen aufgezeigt hat, wie wir mit körperlicher Aktivität unsere Lebensqualität insgesamt verbessern können. Alle diese Ergebnisse zeigen, dass körperliche Betätigung auch den Geist stärkt. Dennoch bewegen sich weltweit fast ein Viertel der Erwachsenen und 80 Prozent der Jugendlichen nicht ausreichend. Laut Weltgesundheitsorganisation stagniert das globale körperliche Aktivitätsniveau seit 2001. Das Problem tritt vor allem in Ländern mit hohem Einkommensniveau auf, darunter den USA und einigen europäischen Ländern. In Deutschland erfüllen nur 12 Prozent der Teenager und 46 Prozent der Erwachsenen die WHO-Leitlinien zu körperlicher Aktivität.[90] In den USA machen etwa die Hälfte der Erwachsenen zu wenig Ausdauertraining (Herz-Kreislauf),[91] und 78 Prozent halten sich nicht an die Leitlinien zum Ausdauer- und Krafttraining – stattdessen verbringen sowohl Jugendliche als auch Erwachsene fast acht Stunden am Tag sitzend.[92] Bedenkt man, wie schnell sich die kognitiven Auswirkungen von körperlicher Aktivität zeigen und wie wichtig frühe Bildungserfolge für den späteren Erfolg im Leben sind, versteht es sich eigentlich von selbst, dass wir uns alle mehr bewegen und auch unsere Familien dazu animieren sollten. Es gibt auch eine gute Nachricht für alle, die nicht gern im klassischen Sinne Sport treiben: Wir haben uns evolutionär nicht dahin entwickelt, auf einem Laufband zu joggen. Wir müssen nur sicherstellen, dass wir nicht zu viel still sitzen. Der Boost fürs Gehirn folgt dann automatisch.

Kapitel 11

Bewegung eignet sich ideal zur Vorbeugung von Demenz

Das nächste Mal, wenn du dich nicht dazu motivieren kannst, Sport zu treiben, versuch einmal, dich mit deinem zukünftigen Ich zu unterhalten. Für die meisten von uns geht es beim Sport um das Hier und Jetzt. Wenn wir in unsere Turnschuhe schlüpfen und ins Schwitzen geraten, haben wir meist ein unmittelbares Ziel vor Augen: fitter werden, schlanker aussehen, einen Endorphinschub erleben.

All das können wichtige Anreize sein, um aktiv zu werden, selbst an Tagen, an denen man das Gefühl hat, dass es eine Qual ist. Aber was wäre, wenn jede Joggingrunde, die wir absolvieren, jede Hantel, die wir hochheben, und jede Liegestütze, die uns ins Schwitzen bringt, dazu beitragen könnte, unseren Geist in den kommenden Jahrzehnten auf Trab zu halten? Vielleicht würden wir Sport dann wie einen lang angelegten Sparplan betrachten: Wer sich jetzt ein bisschen anstrengt, kann die Gewinne in den kommenden Jahrzehnten einfahren.

Wie wir im nächsten Kapitel sehen werden, kann körperliche Aktivität das Gehirn auf unterschiedliche Weise stimulieren – von einer gesteigerten Gedächtnisleistung über Kreativitätsschübe bis hin zu verbesserten kognitiven Prozessen, die wiederum zu einem höheren IQ führen können. Einer der größten Vorteile von Bewegung besteht jedoch für uns als Individuen und als Gesellschaft darin, dass sie unser Gehirn im Alter vor Demenz schützen kann.

Wir haben schon viel über Demenz gehört, aber was genau steckt dahinter? Demenz ist ein Oberbegriff, mit dem verschiedene Erkrankungen beschrieben werden; die häufigste davon ist Alzheimer. Diese Krankheiten werden durch abnormale Veränderungen im Gehirn ausgelöst, die zu einem Abbau unserer kognitiven Fähigkeiten wie Gedächtnisbildung, Problemlösungskompetenz und Sprachvermögen führen und so schwerwiegend sind, dass sie das Alltagsleben beeinträchtigen. Weltweit sind etwa 50 Millionen Menschen von Demenz betroffen und diese Zahl soll im kommenden Jahrzehnt auf 82 Millionen steigen. Die Alzheimerkrankheit macht 70 Prozent aller Demenzfälle aus, doch es gibt noch andere Arten von Demenz, die unterschiedliche Ursachen aufweisen. Sie alle gehen auf Schäden am Gehirn zurück, doch wir haben noch nicht verstanden, was genau diese Schäden verursacht und die Symptome auslöst – insbesondere bei der Alzheimerkrankheit. Ein häufiges Anzeichen von Alzheimer ist zum Beispiel die Anhäufung von Proteinen im Gehirn, den sogenannten »Beta-Amyloid-« und »Tau-Proteinen«. Besonders Amyloid kann zu großen, klebrigen Plaques verklumpen. Diese Ablagerungen sind vermutlich schädlich für Gehirnzellen, sodass deren Kommunikationsfähigkeit eingeschränkt wird – insbesondere in Hirnbereichen wie dem Hippocampus, die wichtig für das Gedächtnis sind.

Bei manchen Menschen wurden jedoch schon große Mengen Amyloid im Gehirn gefunden, ohne dass sie Symptome entwickelt hätten. Bisher sind alle Bemühungen, die Anhäufung dieser Proteine im Gehirn medikamentös zu behandeln, weitgehend gescheitert. Es gibt momentan keine Heilung für Alzheimer. Aus diesem Grund suchen Forschende weiter fieberhaft nach anderen Erklärungsansätzen für die Krankheit und nach neuen Behandlungsmethoden (siehe Teil 6 für mehr Informationen).

Lifestyle-Entscheidungen

Demenz wird oft als normale oder unvermeidliche Begleiterscheinung des Alterungsprozesses betrachtet, doch das stimmt nicht. Eine von der renommierten Zeitschrift *Lancet* einberufene Expert*innengruppe veröffentlichte 2020 einen Bericht über die Risiken von Demenz und stellte darin fest, dass 40 Prozent aller Fälle durch Lebensstilfaktoren wie Ernährung und Bewegung verhindert werden könnten.[93]

Natürlich kann man es auch umgekehrt sehen, nämlich dass ganze 60 Prozent der Demenzfälle unvermeidlich sind. Leider sind viele Menschen von Demenz betroffen, vollkommen unabhängig von den Entscheidungen, die sie im Leben getroffen haben, sei es als Folge schlechter Gene oder aufgrund anderer Faktoren, von denen wir noch nichts wissen. Wir müssen daher natürlich weiterhin nach Behandlungs- und Heilmethoden suchen, um all jenen zu helfen, die mit den verschiedenen Formen von Demenz leben müssen.

Von großer Bedeutung ist dabei die Tatsache, *dass* wir etwas tun können, um zahlreiche Fälle von Demenz verhindern, was aber nicht immer unbestritten war. Erst seit Beginn dieses Jahrhunderts beziehen Forschende die Frage nach der psychischen Gesundheit mit ein, wenn es um einen gesunden Alterungsprozess geht. Zuvor hatte man den geistigen Verfall einfach als normale Begleiterscheinung des Älterwerdens betrachtet. Ein Blick auf die Zahlen der Menschen mit Demenz genügt jedoch, um zu begreifen, wie bedeutend diese 40 Prozent tatsächlich sind. Krankheiten wie Alzheimer beginnen im Gehirn, lange bevor die ersten Symptome auftreten – manchmal sogar Jahrzehnte vorher –, weshalb wir dringend Methoden finden sollten, mit denen sich die Schäden verhindern lassen. Prävention ist jedoch nicht alles. Es könnte schon sehr hilfreich sein, Methoden zu finden, mit denen sich der geistige Verfall verlangsamen lässt. Schätzungen zufolge könnten wir die Gesamtinzidenz der Krankheit um

VERSCHIEDENE DEMENZFORMEN

Alzheimerkrankheit: die häufigste Demenzform, die 60 bis 80 Prozent aller Fälle ausmacht. Die Schädigung und das Absterben von Nervenzellen – wahrscheinlich eine Folge von bestimmten Proteinplaques und Fibrillen im Gehirn – führen zu einem fortschreitenden Abbau des Gedächtnisses und der kognitiven Fähigkeiten.

Vaskuläre Demenz: die zweithäufigste Form der Demenz. Die Schädigung des Gehirns resultiert aus einer gestörten Durchblutung, die oft infolge eines Schlaganfalls auftritt. Die Auswirkungen auf das Denkvermögen hängen davon ab, wie groß die Schäden sind und wo sie sich befinden.

Frontotemporale Demenz: ein Sammelbegriff für Erkrankungen, die durch den Verlust von Nervenzellen im Schläfen- oder Frontallappen des Gehirns entstehen und zu Verhaltens- und Persönlichkeitsveränderungen sowie zu Problemen bei der Sprachverarbeitung führen. Einige Formen treten früh auf; oft sind Menschen in ihren Vierzigern betroffen.

Lewy-Körperchen-Demenz: Wir wissen noch nicht, was diese Demenzform verursacht, doch sie geht mit einer abnormen Anhäufung eines Proteins namens α-Synuclein im Gehirn einher. Diese Ablagerungen, die sogenannten »Lewy-Körperchen«, scheinen chemische Veränderungen im Gehirn zu verursachen, die sich negativ auf Stimmung, Bewegung, Verhalten und Gedächtnis auswirken.

Demenz bei der Parkinsonkrankheit: Obwohl die Parkinsonkrankheit in erster Linie als Bewegungsstörung eingestuft wird, entwickeln schätzungsweise 50 bis 80 Prozent der Betroffenen irgendwann Demenz.

Gemischte Demenz: gleichzeitig auftretende Veränderungen im Gehirn, die bei verschiedenen Demenzformen vorkommen. Beispielsweise treten Plaques, die für die Alzheimerkrankheit charakteristisch sind, zusammen mit Durchblutungsstörungen auf, die bei der vaskulären Demenz zu beobachten sind.

ein Drittel reduzieren, wenn es uns gelänge, den Ausbruch von Demenz um fünf Jahre zu verzögern.

Was würde denn helfen? Wie wir im Laufe des Buchs herausfinden werden, gibt es viele Dinge, die wir tun können, um unsere grauen Zellen zu trainieren, aber körperliche Aktivität gehört zu den vielversprechendsten.

Es gibt überzeugende Beweise dafür, dass Bewegung das Gehirn jung hält. Eine Studie zeigte auf, dass die Gehirne älterer Menschen mit einem moderaten körperlichen Aktivitätsniveau zehn Jahre jünger aussehen als die Gehirne jener, die sich gar nicht körperlich betätigten. Forschende von der University of Miami testeten das Gedächtnis von 876 Personen, die im Durchschnitt 71 Jahre alt waren, und analysierten auch ihre Gehirngesundheit mithilfe von MRT-Scans. Die körperlich Aktiven schnitten zu Beginn der Studie besser bei den Tests ab, erzielten jedoch auch fünf Jahre später noch deutlich bessere Ergebnisse als die körperlich Inaktiven.[94] Erstere wiesen auch bessere kognitive Prozesse auf: Ihre Rädchen im Gehirn drehten sich schneller als die der Bewegungsmuffel. Interessanterweise konnte das Team nur dann den positiven Nutzen von Bewegung beobachten, wenn bereits vor dem Auftreten der ersten Symptome des kognitiven Verfalls ein aktiver Lebensstil geführt wurde. Körperliche Betätigung kann also den Kurs, den man bereits eingeschlagen hat, verlangsamen, aber wahrscheinlich nicht umkehren. Ein weiterer Grund, weshalb man so früh wie möglich damit beginnen sollte.

Ergebnisse wie diese sind zwar ermutigend, doch der Zusammenhang zwischen körperlicher Betätigung und kognitiver Funktion ist alles andere als geklärt. Ähnlich wie bei der Ernährung ist es schwierig, die Auswirkungen von Lebensstilfaktoren wie Bewegung auf die Gehirngesundheit oder das Demenzrisiko zu untersuchen, da so viele unserer Handlungen miteinander verwoben sind. Es könnte zum Beispiel sein, dass körperlich aktivere Menschen auch bessere Gene haben, die mit der Gehirngesundheit zusammenhängen, oder vermehrt auf eine gesunde Ernährung achten. Es ist zwar möglich, einige dieser Störvariablen aus den Studien zu entfernen, aber es kann dennoch unmöglich sein, zu den angestrebten eindeutigen Ergebnissen zu gelangen. Eine Möglichkeit, die Auswirkungen von Bewegung zu verstehen, besteht darin, die Ergebnisse von vielen verschiedenen Studien zusammenzufassen, auch wenn diese vielleicht etwas kleiner angelegt sind, als uns lieb wäre, oder nur bestimmte Personengruppen untersuchen. So lässt sich herausfinden, ob die Ergebnisse zusammengenommen ein besseres Verständnis der Beweise vermitteln.

In den letzten Jahren wurden zwei dieser sogenannten Metaanalysen durchgeführt, bei denen die Auswirkung von körperlicher Betätigung auf die Kognition untersucht wurde. Bei einer wertete man 15 Studien mit insgesamt über 30.000 Teilnehmenden aus, die über verschiedene Zeiträume angelegt waren – von einem Jahr bis zu zwölf Jahren. Die Analyse ergab, dass regelmäßige Bewegung das Risiko des kognitiven Verfalls um fast 40 Prozent reduziert. Selbst wenig bis moderate körperliche Aktivität erwies sich als hilfreich. Die andere Analyse fasste 45 verschiedene Studien mit 100.000 Teilnehmenden zusammen und untersuchte einen Zeitraum von insgesamt 28 Jahren. Sie ergab, dass körperliche Betätigung das Risiko, kognitive Probleme zu entwickeln, um 20 Prozent mindert, aber nur, wenn man regelmäßig körperlichen Aktivitäten von moderater bis hoher Intensität nachgeht.

Diese Ergebnisse sind eine gute Nachricht für alle, die bereits aktiv sind oder sich fit halten wollen, um etwas für ihre Gehirngesundheit zu tun. Besonders ermutigend ist die Erkenntnis, dass schon moderate körperliche Aktivitäten hilfreich sind. Man muss nicht einmal pro Woche einen Marathon laufen, damit sich Sport positiv auf das Gehirn auswirkt.

Es gilt jedoch zu beachten, dass nicht alle Studien diesen Nutzen bestätigt haben, wie es in der Wissenschaft häufig vorkommt. Groß angelegte randomisierte kontrollierte Studien sind der Goldstandard für wissenschaftliche Forschung. An einer solchen Studie nahmen über 1600 ältere Menschen zwischen 70 und

89 Jahren teil, die entweder zwei Jahre lang ein moderates Bewegungsprogramm absolvierten oder an Bildungs-Workshops teilnahmen.

Bewegungs-intensität	Herzfrequenz (Schläge pro Minute)	Nutzen der Bewegung fürs Gehirn
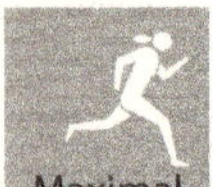 Maximal	171–190 BPM	Erhöht den BDNF-Spiegel – ein Protein, das das Wachstum neuer Gehirnzellen fördert und Symptome von Angstzuständen lindert
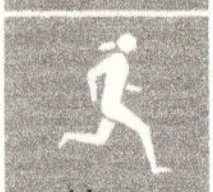 Hart	152–170 BPM	Trägt zum Wachstum neuer Gehirnzellen bei und verbessert die Stimmung
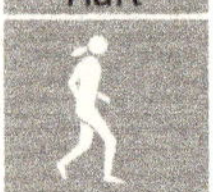 Moderat	133–151 BPM	Hält das Gehirn jung, verbessert das Gedächtnis und die kognitive Verarbeitung und hilft, Depression vorzubeugen
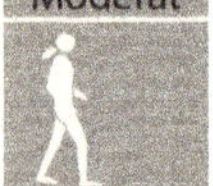 Leicht	114–132 BPM	Erhöht das Hirnvolumen, senkt das Risiko des kognitiven Verfalls

Leider konnte man nach diesem Zeitraum keine signifikanten Unterschiede zwischen den beiden Gruppen in Bezug auf kognitive Beeinträchtigungen oder Demenz feststellen, mit Ausnahme derer, die über 80 Jahre alt waren oder sich zuvor sehr wenig körperlich betätigt hatten. Es sind also weitere Forschungen nötig, um herauszufinden, wer im Hinblick auf Demenz am meisten von körperlicher Aktivität profitiert. Unterm Strich ist die Forschungslage jedoch überzeugend. Der *Lancet*-Gruppe zufolge ließe sich die weltweite Verbreitung von Demenz durch regelmäßige körperliche Betätigung um 3 Prozent senken.

Der Fitness-Vorteil

Warum genau wirkt sich körperliche Betätigung so positiv aus? Es gibt verschiedene Erklärungsansätze und die Antwort ist wahrscheinlich eine Kombination aus mehreren. Der vielleicht am besten verstandene Zusammenhang zwischen körperlicher Betätigung und der Vorbeugung von Demenz bezieht sich auf die Auswirkungen, die Bewegung auf den Körper und somit auch auf das Gehirn hat.

Das Gehirn ist gefräßig, wie wir in Teil 1 gelernt haben. Es verbrennt riesige Mengen Energie und benötigt eine ständige Versorgung mit Sauerstoff und Nährstoffen, die über den Blutkreislauf zugeführt werden. Bewegung hilft dabei, dieses Netzwerk von Blutgefäßen gesund und den Blutdruck niedrig zu halten. Letzteres ist besonders wichtig, denn Studien haben gezeigt, dass Bluthochdruck die Blutgefäße schädigen, die kognitive Leistung mindern und ein Risikofaktor für Demenz darstellen kann. Bewegung könnte also für ein reibungsloses Funktionieren des gesamten Systems und eine ausreichende Nährstoffversorgung des Gehirns sorgen.

Bewegung mindert auch das Risiko für Diabetes und Fettleibigkeit, die beide bedeutende Risikofaktoren für Demenz im Alter sind. Bei über Vierzigjährigen soll Fettleibigkeit das Demenzrisiko um über 70 Prozent erhöhen[95] und die Gehirnscans von fettleibigen Menschen zeigen Veränderungen in der Struktur und Funktionsweise des Gehirns. Dies ist vor allem für Personen mittleren Alters relevant: Während eine Studie zeigte, dass die Gehirne von älteren, körperlich aktiven Menschen zehn Jahre jünger aussehen können, offenbarte eine andere, mit Gehirnscans durchgeführte Studie, dass die Gehirne von fettleibigen Menschen zehn Jahre älter aussehen können, als sie sollten.

Bei vielen Lifestyle-Entscheidungen, die wir treffen, scheinen auch die Gene eine wichtige Rolle zu spielen. Im Jahr 2020 wurde eine Forschungsarbeit veröffentlicht, bei der die Auswirkung von

WIE VIEL BEWEGUNG REICHT AUS?

Einer führenden Alzheimer-Wohltätigkeitsorganisation zufolge gehört Bewegung zu den besten Dingen, die wir tun können, um Demenz vorzubeugen. Die Empfehlung lautet, jede Woche entweder

- 150 Minuten einer moderaten aeroben Aktivität nachzugehen, z. B. zügig gehen, Fahrradfahren oder Rasenmähen; oder
- 75 Minuten einer intensiven aeroben Aktivität nachzugehen, z. B. joggen, schnell schwimmen oder mit dem Fahrrad einen Berg hinauffahren.
- Außerdem sollte man zweimal pro Woche muskelaufbauendes Krafttraining einbauen, z. B.
- den Garten umgraben oder Übungen wie Liegestütze und Sit-ups ausführen. Alternativ kann man kombinierten Aktivitäten mit Ausdauer- und Krafttraining nachgehen, darunter Fußball, Laufen, Korbball oder Zirkeltraining. Zu Beginn sollte man es langsam angehen und nur etwa zehn Minuten am Stück trainieren.

Bewegung und Ernährung auf die Gehirne von Zwillingen untersucht worden war. Man fand heraus, dass bestimmte Gene beeinflussen, wie sich körperliche Aktivität im Alter auf die grauen Zellen auswirkt. Das bedeutet: »Gute« Gene können zwar dazu beitragen, das Gehirn jung zu halten, doch man muss auch die richtigen Lebensstilentscheidungen in Bezug auf Ernährung, Bewegung etc. treffen, um von den positiven Auswirkungen zu profitieren. Andererseits können dieselben Entscheidungen wahrscheinlich viel weniger bei Menschen ausrichten, die nicht die entsprechende genetische Veranlagung haben.[96]

Diese von der Neurowissenschaftlerin Dr. Sandrine Thuret geleitete Genforschung hat noch eine andere Möglichkeit aufgedeckt, wie Bewegung unser Gehirn im Alter schützen könnte. Bis vor Kurzem ging man davon aus, dass Erwachsene keine neuen Gehirnzellen produzieren können und diese mit zunehmendem Alter verlieren, doch wir wissen jetzt, dass das nicht stimmt. Allerdings geschieht die Neurogenese im Erwachsenenalter nur in bestimmten Hirnarealen, von denen der Hippocampus am wichtigsten ist.

Der Hippocampus spielt eine Schlüsselrolle für das Lernen, Gefühle und das Gedächtnis. Thuret zufolge haben wir, wenn wir das 50. Lebensjahr erreichen, alle Neuronen in dieser Hirnregion ersetzt, über die wir als Neugeborene verfügt haben.[97] Neben Thuret fanden noch andere heraus, dass diese neuen Neuronen eine überaus wichtige Rolle für das Gedächtnis und Lernen spielen und dass körperliche Betätigung neben der Ernährungsweise eine der wichtigsten Methoden ist, um das Wachstum dieser neuen Zellen zu fördern (siehe Kapitel 16 für mehr Informationen über Neurogenese und die Ausbildung neuer Gehirnzellen).

Bewegung mindert zudem Entzündungen und die durch freie Radikale verursachten Schäden; beide Wirkungen könnten die Anhäufung von Amyloid reduzieren.

Zu guter Letzt wirkt sich körperliche Betätigung auch auf den Hormonhaushalt aus. Menschen mit Alzheimer weisen oft niedrige Spiegel eines Hormons namens Irisin auf, das bei körperlicher Bewegung von den Muskeln hergestellt wird. Bei einer Studie mit Mäusen von 2019 fand man heraus, dass die Unterdrückung des Hormons Erinnerungs- und Lernprobleme verursacht, die jedoch durch eine erneute Verabreichung des Hormons wieder behoben werden konnten.[98] Vielleicht brauchen wir eines Tages nur eine Pille zu schlucken, die diese Hormone künstlich vermehrt, um – ganz ohne Anstrengung – von denselben Vorteilen zu profitieren, die sich nach körperlicher Aktivität einstellen. Es sind jedoch noch viele weitere Forschungen nötig, um diesen Prozess genau zu verstehen. Wer die Vorteile von Bewegung für sich nutzen möchte, kann derzeit nur eins tun: sich bewegen.

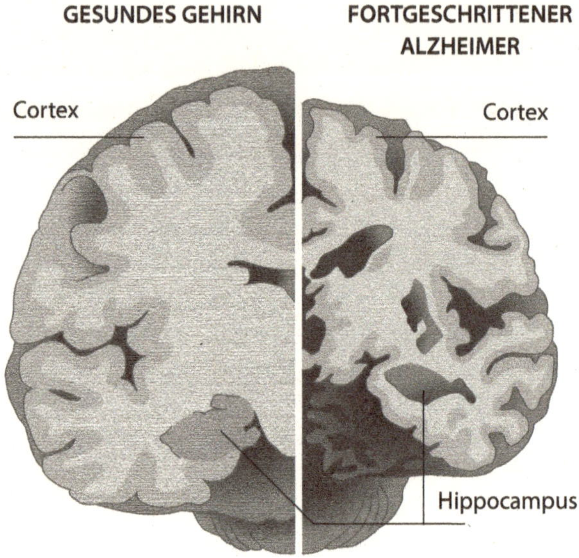

Bewegung, die zählt

Es stellt sich die Frage, welche Art von Bewegung die beste ist und wie viel wir davon brauchen. Wenn wir mehr Blut ins Gehirn pumpen wollen, scheinen aerobe Aktivitäten von großer Bedeutung zu sein.[99] Wie wir jedoch von den Metaanalysen wissen, reichen dafür schon moderate körperliche Aktivitäten wie zügiges Gehen oder Rasenmähen aus.[100]

Allerdings gibt es Hinweise darauf, dass körperliche Aktivitäten von höherer Intensität besser sind. Eine Studie mit schwedischen Frauen ergab, dass diejenigen, die im mittleren Alter fitter waren, später besser vor altersbedingtem Gedächtnisverlust geschützt waren. Ihre kardiovaskuläre Fitness wurde mithilfe von Heimtrainern gemessen und die Probandinnen wurden mehr als 40 Jahre später erneut untersucht. Bei denjenigen, die als sehr fit

10 DINGE, DIE DU TUN KANNST, UM JETZT DEIN DEMENZRISIKO ZU SENKEN

1. Hör auf zu rauchen. Falls du rauchst, versuch damit aufzuhören. Auch wenn man das Rauchen erst spät im Leben aufgibt, kann es das Risiko für Demenz senken.
2. Finde Arbeit oder Hobbies, die dein Gehirn herausfordern. Menschen, die kognitiv anspruchsvolle Jobs haben, sind von einem Nachlassen kognitiver Fähigkeiten vor dem Ruhestand in der Regel weniger betroffen. Länder mit einem früheren Renteneintrittsalter verzeichnen einen stärkeren Rückgang der kognitiven Leistungsfähigkeit.
3. Gehe regelmäßig körperlichen Aktivitäten nach, um das Risiko für Fettleibigkeit und Diabetes zu senken und somit Demenz vorzubeugen. Womöglich unterstützt du auf diese Weise das Wachstum neuer Gehirnzellen.
4. Gehe oft unter Leute. Soziale Kontakte scheinen die kognitive Belastbarkeit zu stärken – eine Art Puffer gegen die Auswirkungen des Alterungsprozesses auf das Gehirn.
5. Trink weniger Alkohol. Seit Jahrzehnten wissen wir um den Zusammenhang zwischen Alkohol und Demenz. Achte darauf, dass dein Konsum (laut Empfehlung der Europäischen Gesellschaft für Kardiologie) 100 g pro Woche nicht übersteigt, was täglich bis zu 370 ml Bier oder 160 ml Wein entspricht.
6. Achte auf einen niedrigen Blutdruck. Medikamente gegen Bluthochdruck (Hypertonie) sind die einzigen bekannten und wirksamen Medikamente zur Vorbeugung von Demenz.
7. Versuche, Kopfverletzungen zu vermeiden. Jede Gehirnverletzung, die z. B. bei Autounfällen oder Kontaktsport entstehen kann, erhöht das Risiko für Demenz, darunter auch leichte Verletzungen wie eine Gehirnerschütterung.
8. Trage bei Bedarf ein Hörgerät. Schwerhörigkeit ist eng mit kognitivem Verfall verbunden, jedoch nur bei Menschen, die kein Hörgerät tragen.

9. Ernähre dich gesund. Laut Weltgesundheitsorganisation trägt die mediterrane Ernährung zur Vorbeugung von Demenz bei und ist in jedem Fall nicht schädlich.
10. Vermeide nach Möglichkeit Regionen mit hoher Luftverschmutzung, da sie mit Demenz zusammenzuhängen scheint, möglicherweise weil sie die zum Gehirn führenden Blutgefäße schädigt oder Herz-Kreislauf-Probleme verursacht.

eingestuft wurden, verzögerte sich der Ausbruch von Demenz im Durchschnitt um neuneinhalb Jahre im Vergleich zu Frauen mit einem mittleren Fitnesslevel.

Wie auch immer deine Bewegungsziele aussehen – für den langfristigen Erfolg ist es wichtig, etwas zu finden, was dir Spaß macht und zugleich deine Durchblutung anregt. Fang am besten so schnell wie möglich damit an. Dadurch kannst du nicht nur sofort deinen Geist schärfen, sondern auch etwas für dein zukünftiges Ich tun.

Kapitel 12

Bewegung pusht deine Gehirnleistung

Mit unseren großen Gehirnen und hochkomplexen Gesellschaften ordnen wir Menschen uns gern ziemlich weit oben – wenn nicht ganz oben – auf der Intelligenzskala ein. Unserer Erfindungs- und Innovationsfähigkeit haben wir es jedoch auch zu verdanken, dass wir ein bisschen in der Zwickmühle stecken. Dank moderner Technologien, v. a. des Internets, brauchen wir uns inzwischen nicht mehr von der Couch wegzubewegen, um all das zu finden, was wir zum Überleben brauchen – von der nächsten Mahlzeit bis hin zur nächsten Affäre. Auch wenn wir uns ganz wohl mit diesem Lifestyle fühlen, lässt er uns nicht nur Hüftspeck ansetzen, sondern bringt uns auch in ein frühes Grab und ist schlecht für unseren Intellekt. Vielleicht sind wir am Ende also doch nicht so schlau.

Es ist nichts Neues, dass zu viel Sitzen und zu wenig Bewegung mit weitreichenden Folgen einhergehen. Geschockt von den schwerwiegenden Ergebnissen zu den Folgen von Bewegungsmangel, stellte eine Gruppe Forschender folgende Überlegung an: »Könnte man so etwas Gewöhnliches wie das Sitzen auf Stühlen nicht zu den großen Gesundheitsgefahren unserer Zeit deklarieren?«[101] Sieht man sich die Trendwende der Stehschreibtische an, müsste die Antwort eindeutig »Ja« lauten. In den Medien ist Sitzen als das »neue Rauchen« verpönt, nicht zuletzt weil wir offenbar die Schäden, die durch einen Tag Sitzen verursacht werden, nicht einfach durch täglichen Sport wie Joggen ausgleichen können. Eigentlich haben wir uns evolutionär dahin entwickelt, den Großteil des Tages aktiv zu sein. Der Verlockung zu widerstehen, uns einen gemütlichen Abend auf dem Sofa zu machen, gehört zu den einfachsten Dingen, die wir für unsere Gesundheit tun können.

EPIGENETISCHE VERÄNDERUNGEN

In den letzten beiden Jahrzehnten haben wir herausgefunden, dass die Umwelt großen Einfluss auf unsere Gene ausüben kann. Sie verändert nicht den Gencode selbst, kann jedoch bestimmte Gene ein- und ausschalten und ihre Funktionsweise verändern. Diese sogenannten »epigenetischen Veränderungen« können eine Folge von Lifestyle-Entscheidungen sein, was die altbekannte Diskussion über Natur versus Erziehung noch um eine Facette reicher werden ließ. In Bezug auf das Gehirn scheinen sich diese kleinen Veränderungen der Genaktivität auf die neuronale Plastizität, die Funktionsweise des Gehirns und das Wachstum neuer Gehirnzellen auszuwirken. Eine Theorie besagt, dass körperliche Betätigung die Ursache für diese Veränderungen der Genaktivität sein und sich daher auf unsere Gehirnfunktionen auswirken könnte.

Was die kognitiven Vorteile eines aktiven Lebensstils betrifft, so haben schon die alten Griechen vermutet, dass ein gesunder Körper zu einem gesunden Geist führt. Hippokrates soll gesagt haben: »Wenn wir jeder Einzelperson das richtige Maß an Nahrung und Bewegung zukommen lassen könnten, hätten wir den sichersten Weg zur Gesundheit gefunden.« Damals konnte er nicht wissen, wie nah er der Wahrheit gekommen war. Heute wissen wir aus den Forschungen der letzten Jahrzehnte, dass ein aktives Leben alle möglichen Denkfähigkeiten verbessern kann – von Gedächtnis und Aufmerksamkeit über schulische Leistungen bei

Kindern bis hin zu den überaus wichtigen exekutiven Funktionen –, eine ganze Reihe kognitiver Fähigkeiten also, mit denen andere kognitive Prozesse und Verhaltensweisen wie Vorausplanen und Selbstbeherrschung gesteuert werden. Es besteht kein Zweifel: Wer seinen Geist wach halten möchte, muss sich regelmäßig körperlich betätigen.

Interessanterweise wissen wir inzwischen auch, dass Bewegung nicht gleich Bewegung ist. Verschiedene Aktivitätsarten beeinflussen unsere Kognition auf unterschiedliche Weise. So wie wir verschiedene Sportarten aufgrund ihrer unterschiedlichen Wirkungsweisen ausführen – Pilates für die Muskeldehnung, Yoga für die Gelenkigkeit, Joggen für die Kondition und Gewichtheben für die Muskelkraft –, können die einzelnen Aktivitäten das Gehirn auf ebenso unterschiedliche Art und Weise formen und stärken.

Aerober Vorteil

Körperliche Betätigung soll vor allem deshalb die grauen Zellen stärken, weil sie zu einer besseren Durchblutung des Gehirns führt. Es ist also nicht verwunderlich, dass sich aerobes Training, das das Blut in Wallung bringt, immer wieder als besonders wirksam erwiesen hat. Es kann das Gedächtnis, die Aufmerksamkeit und die Entscheidungsfähigkeit verbessern, so als könnte sich das Gehirn durch aerobes Training besser selbst überwachen. Eine von mehreren Studien gestützte Theorie lautet, dass durch aerobes Training neue Blutgefäße im Gehirn entstehen und das Wachstum neuer Neuronen gefördert wird,[102] insbesondere im Hippocampus, der so wichtig für das Gedächtnis ist. Eine bessere Durchblutung des Gehirns bedeutet, dass mehr Proteine und andere Moleküle ins Gehirn gelangen, die – wie wir wissen – bei körperlicher Betätigung produziert werden und das Wachstum neuer Gehirnzellen begünstigen. Außerdem setzen die Muskelkontraktionen, die sowohl bei Ausdauer- als auch bei Krafttraining auftreten, verschiedene Moleküle in den Blutkreislauf frei, die erwiesenermaßen auf das Gehirn einwirken. Am wichtigsten scheint BDNF zu sein, ein Protein, das bei der Neurogenese eine wichtige Rolle spielt.

Weil sich das Gehirn in der Kindheit so schnell entwickelt, hat die Forschung in diesem Bereich den größten Fokus auf Kinder und ältere Erwachsene gelegt (Letztere erleben ebenfalls schnelle Veränderungen im Gehirn, jedoch in die entgegengesetzte Richtung). In diesen Lebensphasen sind die Einflüsse von Umweltfaktoren wie Bewegung besonders stark ausgeprägt. Für jüngere Erwachsene und Personen mittleren Alters sind die Ergebnisse hingegen gemischter.

Wenn wir das schulpflichtige Alter erreichen, entwickelt sich unser Gehirn in der Regel sehr schnell und stellt Schaltkreise und Verbindungen her, mit denen wir neue Fähigkeiten erlernen können, z. B. Verhaltenskontrolle, Multitasking und Konzentration trotz Ablenkung. In dieser wichtigen Lebensphase reagiert das Gehirn besonders empfindlich auf körperliche Betätigung. Viele Studien haben ergeben, dass eine aktive Lebensweise für Kinder im Schulalter transformierend sein kann. Bewegungsmangel und schlechte Fitness stehen in Verbindung mit schlechteren schulischen Leistungen bei Kindern und schlechteren Ergebnissen bei kognitiven Standardtests. Dagegen konnten sowohl einmalige als auch regelmäßige Bewegungseinheiten die schulischen Leistungen, die kognitiven Funktionen und die Aufmerksamkeit nachweislich verbessern.

Bewegung verändert auch das kindliche Gehirn.[103] Bei sportlichen Kinder sind oft jene Gehirnbereiche größer, die an Informationsverarbeitung und relationalem Gedächtnis beteiligt sind (mit Letzterem ist jene Gedächtnisform gemeint, mit der wir Assoziationen herstellen, z. B. das Verbinden eines Namens mit dem Gesicht einer Person, die man vor einer Woche getroffen hat, während man sich zugleich an den Inhalt und den Ort des Gespräches erinnert).

IST UNSER KOMPLEXER GEIST DURCH BEWEGUNG ENTSTANDEN?

Es besteht kein Zweifel, dass körperliche Fitness zu geistiger Gesundheit führen kann, denn die Forschung hat bewiesen, dass Bewegung alle möglichen kognitiven Verbesserungen bewirken und sogar dabei helfen kann, Demenz in Schach zu halten. Aber warum? So groß scheint der Einfluss von körperlicher Aktivität auf den Geist, dass manche Wissenschaftler*innen die Sache umdrehen: Bewegung lässt den Geist nicht nur leistungsfähiger werden, sondern könnte sogar der Grund dafür sein, dass sich das komplexe menschliche Gehirn überhaupt erst entwickelt hat. Als Menschen sind wir durchhaltefähiger als unsere engen Verwandten; es scheint eine Verbindung zwischen der Gehirngröße von Säugetieren und ihrem Durchhaltevermögen zu geben. Möglicherweise war es eine Folge unserer verbesserten Fitness, dass unsere Gehirne komplexer wurden. Bewegung könnte also der Grund dafür sein, dass wir so klug sind und dass du bist, wie du bist. Dieser neue Denkansatz könnte für uns alle ein Ansporn sein, uns regelmäßig körperlich zu betätigen, unabhängig vom Alter.

Neben Wahrnehmung und Kreativität verbessern sich durch vermehrte körperliche Aktivität auch die mathematischen und sprachlichen Fähigkeiten von Kindern. Außerdem kann Bewegung die kognitive Leistung von Kindern mit Aufmerksamkeitsdefizit-/Hyperaktivitätsstörung (ADHS) verbessern. All diese Erkenntnisse verdeutlichen, wie wichtig es ist, Bewegung in den Schulalltag zu integrieren; selbst eine kurze Pause zum Austoben kann Kindern dabei helfen, sich auf eine Aufgabe zu konzentrieren. Wird eine Unterrichtsstunde durch zehnminütige Aktivpausen unterbrochen, sind die Schüler*innen danach aufmerksamer und machen weniger Fehler. Trotz des offensichtlichen Nutzens von Bewegung für Kinder, ist bekannt, dass viele Kinder die täglichen Bewegungsempfehlungen nicht erreichen.

Gewichte heben

Für den Erhalt der geistigen Fitness scheint für Erwachsene muskelaufbauendes Widerstands- bzw. Krafttraining eine gute Option zu sein. Dabei wird nicht nur BDNF freigesetzt, sondern auch ein anderes Molekül namens insulinähnlicher Wachstumsfaktor 1 (IGF-1, engl. *Insulin-like growth factor 1*), der das Wachstum und Überleben von Neuronen fördert und mit guter kognitiver Leistung in Verbindung gebracht wird. Krafttraining bewirkt auch Veränderungen im Gehirn, die zu besseren exekutiven Funktionen führen sollen.

Es ist ein Irrtum, zu glauben, dass Gewichtheben nur etwas für junge Menschen sei: Als ältere Frauen, die eine leichte kognitive Beeinträchtigung (LKB) und daher ein höheres Alzheimerrisiko hatten, über sechs Monate hinweg zweimal pro Woche Krafttraining absolvierten, schnitten sie bei Aufmerksamkeits- und Gedächtnistests besser ab als jene, die aerobe Aktivitäten oder Dehnübungen ausführten. Eine gute Greifkraft, die ein bewährter Indikator für die gesamte Muskelkraft ist, verbessert bei über Fünfundsechzigjährigen nachweislich das Gedächtnis und die Reaktionszeiten[104], die räumlichen und sprachlichen kognitiven Fähigkeiten[105] sowie die Aufmerksamkeit und das logische Denkvermögen. Tatsächlich ist der Einfluss der Muskelkraft auf den Geist so stark, dass sich auf dieser Grundlage sogar Vorhersagen über den kognitiven Verfall treffen lassen: Nimmt die Greifkraft ab, wird das Denkvermögen wahrscheinlich auch bald nachlassen.[106]

Glücklicherweise sind viele der durch Widerstandstraining hervorgerufenen Verbesserungen langfristig und halten nach Ende des Trainingszeitraums mindestens ein Jahr an. Man muss dafür übrigens keine Gewichte im Fitnessstudio stemmen. Es reicht aus, wenn man mit seinem eigenen Körpergewicht arbeitet, indem man zum Beispiel Liegestütze und Kniebeugen macht.

Wie viel körperliche Betätigung reicht aus, um das Gehirn zu trainieren? Laut einem überzeugenden Review, bei dem Studien mit älteren Erwachsenen ausgewertet wurden, wirken sich 45-minütige bis einstündige Trainingseinheiten, die über einen Zeitraum von mindestens sechs Monaten absolviert werden, am besten auf die Kognition aus.

Um für den Kopf das Meiste aus einer anstrengenden Trainingseinheit herauszuholen, sollte diese zwischen 11 und 20 Minuten dauern – alles, was darüber hinausgeht, scheint keinen größeren Nutzen nach sich zu ziehen. Zufälligerweise konnte man den größten kognitiven Nutzen auch 11 bis 20 Minuten nach dem Training beobachten. In den zehn Minuten direkt danach verschlechterte sich die Kognition. Wenn du also Sport treibst, um von der gehirnstimulierenden Wirkung zu profitieren, solltest du danach zehn Minuten ausruhen, bevor es an die Arbeit geht.

Dies sind die besten Empfehlungen, die uns derzeit zur Verfügung stehen, doch in Wahrheit wissen wir noch nicht, wie die perfekte »Dosis« Bewegung für den Geist aussieht. Die Tipps sind daher mit einer gewissen Vorsicht zu genießen. Klar ist jedoch, dass man langes Sitzen auf Stühlen vermeiden sollte, z. B. indem man zu aktiveren Arten des Sitzens übergeht. In Jäger- und Sammler-Gesellschaften, die an dieser Stelle für unsere evolutionär entstandene Lebensweise stehen, verbrachten die Menschen mehrere Stunden am Tag in hockenden Positionen, die die Bein- und Rumpfmuskulatur stärkten. Warum also nicht den Rest dieses Buchteils in der Hocke lesen? Alternativ kannst du regelmäßig aufstehen und Pausen einlegen. Wähle für eine optimale Wirkung verschiedene Aktivitäten, um ein vielseitiges Workout für Körper und Geist zusammenzustellen.

TRAINING FÜR DEN BESTEN BRAIN-BOOST

1. Es gibt nicht die eine Methode, die sich am besten eignet, um die Produktion von gedächtnisförderndem BDNF hochzufahren, doch die allgemeine Formel scheint zu lauten: Intensität + Dauer + Häufigkeit. Trainiere also hart, lang und oft, um die besten Ergebnisse zu erzielen.
2. Wenn du die Wahl hast, entscheide dich für sogenannte »Open-skill-Sportarten«, die mit viel Bewegung einhergehen und bei denen du dich ständig an eine sich verändernde Umwelt anpassen musst, z. B. Badminton, Hockey und Fußball. Im Gegensatz zu »Closed-skill-Sportarten«, die sehr vorhersehbar sind und unserer Kontrolle unterliegen, z. B. Joggen, führen sie zu einem größeren BDNF-Schub, wahrscheinlich weil sie mehr Aufmerksamkeit erfordern (und wohl auch mehr Spaß machen!).
3. Wenn du für eine Prüfung paukst, versuche im Gehen zu lernen. Bei einer Studie mit Menschen, die neue polnische Vokabeln lernten, erinnerten sich die Teilnehmenden an mehr Wörter, wenn sie sich die Vokabeln im Gehen einprägten.
4. Mach es nicht zu kompliziert: Nur eine Trainingseinheit reicht aus, um exekutive Funktionen, Denkgeschwindigkeit, Aufmerksamkeit, Gedächtnis anzukurbeln und die Verfügbarkeit von Allgemeinwissen zu erhöhen.
5. Probleme mit der Selbstbeherrschung? Bewegung kann helfen. Bei einer Studie fand man heraus, dass eine nur 15-minütige gemäßigte körperliche Aktivität die Lust auf Zigaretten mindert und sogar Gehirnbereiche schwächt, die dieses Verlangen steuern.

Kapitel 13

Bewegung kann dein geistiges Wohlbefinden verbessern

Wahrscheinlich ist dir mittlerweile schon ein Muster aufgefallen: Bewegung und Hirngesundheit gehen Hand in Hand. Da ist es nicht verwunderlich, dass sich Sport auch extrem vorteilhaft auf unsere Stimmung auswirken kann. Dies ist im Grunde noch untertrieben, denn Studien deuten darauf hin, dass körperliche Aktivitäten bei bestimmten affektiven Störungen genauso gut wirken wie die Standardbehandlungen, wenn nicht sogar besser.

Es gibt etliche Forschungen darüber, wie sich Bewegung auf unser mentales Wohlbefinden auswirkt, weshalb es für ein besseres Verständnis hilfreich ist, die Studien in verschiedene Kategorien zu unterteilen. Manche Wissenschaftler*innen analysieren beispielsweise die Wirkung von Bewegung auf die Stimmung insgesamt, andere wiederum gehen spezifischeren Fragestellungen nach, z. B. wie Bewegung Angst- oder Depressionssymptome beeinflusst.

Es ist zwischen Studien zu unterscheiden, die die Wirkung einer einmaligen Bewegungseinheit untersuchen, und jenen, die längere, regelmäßigere Bewegungsprogramme in den Fokus nehmen. Mit anderen Worten: Reicht eine Joggingrunde aus oder sollte man zu einem richtigen Fitnessfreak mutieren?

Der Wohlfühlfaktor

Beginnen wir mit der allgemeinen Stimmung. Kann Bewegung dazu führen, dass man sich besser fühlt, unabhängig von eventuellen psychischen Erkrankungen? Du hast wahrscheinlich schon mal vom *Runner's High*, jenem Hochgefühl beim Laufen, gehört und es gibt recht eindeutige Beweise dafür, dass man sich nach einer körperlichen Aktivität mehrere Stunden lang besser fühlt. Allerdings gibt es bei Studien zu Bewegung und Stimmung oft ein Problem: Sie werden im Labor durchgeführt, was sich selbstverständlich sehr künstlich anfühlen kann. Nach dem Joggen im Park fühlt man sich wahrscheinlich ganz anders als nach einer Heimtrainer-Session in einem Raum voller Wissenschaftler*innen, die einem beim Schwitzen zusehen. Bei einem Review mehrerer Studien sah man sich daher ganz genau an, wie es Menschen geht, die in ihrer natürlichen Umgebung Sport treiben. Im Großen und Ganzen fand man heraus, dass Bewegung die positiven Gefühle verstärkt und sich die Teilnehmenden hinterher energiegeladener fühlten.[107]

In Bezug auf affektive Störungen kommen nicht alle Studien zu demselben Ergebnis. Es gibt deutliche Hinweise darauf, dass Bewegung – besonders bei Jugendlichen – ein wirksames Mittel gegen leichte und gemäßigte Depression sein kann – für sich allein oder in Kombination mit anderen Behandlungen.[108] Bei Erwachsenen sieht die Forschungslage hingegen weniger eindeutig aus.

Es stellt sich auch die Frage, wie viel Bewegung nötig ist, um diese Wirkung zu erzielen. Die meisten Untersuchungen ergaben, dass mehr Bewegung besser ist, aber viele Studien sind zu klein, um eindeutige Schlussfolgerungen ziehen und die beste Art von Bewegung bestimmen zu können. Der zuletzt genannte Punkt ist alles andere als unwichtig. Schließlich ist es eine Sache, Menschen zu sagen, dass Bewegung ihre geistige Gesundheit verbessert und sie sich ihre Bewegungsart frei auswählen können, aber eine ganz andere, ihnen spezifische Übungen über eine bestimmte Dauer zu verschreiben, damit die gewünschte Wirkung erzielt wird. Anders gefragt: Ist Bewegung ein Allheilmittel? Oder doch eher mit einem Medikamentenschrank zu vergleichen, was bedeuten würde, dass man den Menschen spezifische Bewegungsarten in präzisen Dosen verschreiben müsste?

Um diesen Fragen auf den Grund zu gehen, führten Sammi Chekroud und seine Kolleg*innen vom Oxford Centre for Human Brain Activity an der Oxford University die bisher größte Studie zu dem Thema durch. Sie analysierten die Daten von 1,2 Millionen Menschen aus allen Teilen der USA, die die US Centers for Disease Control and Prevention (CDC) über Jahre bei regelmäßigen Telefonbefragungen gesammelt hatten. Neben Bewegungsgewohnheiten wurden die Menschen in der Studie zu vielen weiteren Dingen befragt, darunter Alter, ethnische Zugehörigkeit, Geschlecht, körperliche und mentale Gesundheit sowie depressive Episoden in der Vergangenheit. So konnte das Team die Auswirkung von Bewegung auf Depression vergleichen und zudem andere ausschlaggebende Faktoren berücksichtigen. Die Teilnehmenden wurden konkret gefragt, an wie vielen Tagen sie im letzten Monat unter schlechter psychischer Gesundheit wie Depression, Stress und schlechter Stimmung gelitten hatten.

Extremer Rückgang der Symptome

Die Ergebnisse waren ziemlich verblüffend. Im Vergleich zu den körperlich Inaktiven hatten die Bewegungsfreudigen im Monat zuvor 43 Prozent weniger Tage, an denen sie unter einer schlechten psychischen Verfassung gelitten hatten. Die Wirkung von Bewegung war noch größer bei Menschen, bei denen man zuvor eine Depression diagnostiziert hatte. Dieser Nutzen von körperlicher Aktivität auf die mentale Gesundheit wurde unabhängig von Alter, Geschlecht, ethnischer Zugehörigkeit oder Einkommen festgestellt.

Die Ergebnisse stimmen mit einem Bericht überein, der von *Exercise is Medicine*, einer öffentlichen Gesundheitsinitiative vom American College of Sports Medicine in Indiana, veröffentlicht wurde. Der Bericht fasst alle wissenschaftlichen Erkenntnisse zu Bewegung und Gesundheit zusammen, einschließlich ihrer Wirkung auf das Gehirn, und kommt zu dem Ergebnis, dass Bewegung ein wirksames Mittel zur Vorbeugung von Depressionen ist. Zum Beispiel kam ein Review von über 30 Studien, bei denen Menschen über lange Zeiträume hinweg beobachtet wurden, zu folgendem Ergebnis: Je mehr sich die Menschen körperlich betätigten, desto geringer war die Wahrscheinlichkeit, dass sie später in eine Depression fielen. Selbst kleine Mengen an Bewegung waren hilfreich – 150 Minuten pro Woche zeigten bereits Wirkung.[109] Für Menschen, die sich jeden Tag 30 Minuten körperlich betätigten, war die Wahrscheinlichkeit, eine Depression zu entwickeln, nur noch fast halb so groß. Dagegen scheinen sitzende Tätigkeiten das Risiko zu erhöhen.

Es existieren also überzeugende Beweise dafür, dass Bewegung das Depressionsrisiko mindern kann. Zugleich gibt es auch eine gute Nachricht für alle, bei denen eine Depression bereits diagnostiziert wurde. Schwedische Forschende fanden bei einem Review von 2014 übereinstimmende Indizien dafür, dass Bewegung bei Erwachsenen mit Depression eine Behandlungsmethode sein kann, da die Symptome im gleichen Ausmaß reduziert wurden wie bei anderen Behandlungsmaßnahmen, darunter kognitive Verhaltenstherapie oder Antidepressiva.[110] Ebenso scheint Bewegung die Symptome von jungen Menschen mit klinischer Depression deutlich zu verringern.[111] Dennoch gilt zu bedenken, dass es für Menschen mit Depressionen weiterhin eine große Herausforderung darstellt, aus dem Haus zu gehen und sich zu bewegen.

WAS IST ANGST?

Angststörungen sind die häufigste Form psychischer Probleme. Es gibt Hunderte von Studien, die der Frage nachgehen, ob Bewegung helfen kann. Angst ist ein Begriff, mit dem wir sehr vertraut sind, aber was steckt eigentlich dahinter? Der Bericht von Exercise is Medicine definiert Angst als »einen spürbaren, psycho-physiologischen Gefühlszustand, der meist mit Gefühlen der Beunruhigung, Furcht oder Erwartung von Furcht, Sorge, Nervosität und körperlichen Empfindungen einhergeht, die auf die Aktivierung des autonomen Nervensystems zurückgehen (z. B. erhöhte Muskelspannung, gesteigerte Herzfrequenz und Schwitzen).« Angst ist ein normales menschliches Gefühl und gehört zur Kampf-oder-Flucht-Reaktion, die uns dabei hilft, mit Bedrohungen umzugehen. Sie kann jedoch pathologisch werden und zu klinischer Angst oder einer Angststörung führen, wenn unsere Gedanken und Handlungen angstbehaftet sind, obwohl es keinen offensichtlichen Grund dafür gibt, oder wenn unsere Reaktionen unverhältnismäßig und unkontrollierbar sind. Da unsere Lebensweise von zunehmendem Druck und Stress geprägt ist, treten Angstgefühle auch häufig bei Menschen auf, die nicht im klinischen Sinne krank sind.

Für diejenigen, die Angstzustände erleben, fühlt sich Bewegung oft intuitiv gut an, um den Kopf frei zu machen. Unabhängig davon, ob man sich nur einmal oder regelmäßig körperlich betätigt – Bewegung kann helfen, wenn eine klinische Angststörung diagnostiziert wurde oder wenn man sich einfach angespannt fühlt. Tatsächlich fand man auch bei dieser Studie heraus, dass Bewegung mindestens genauso wirksam ist wie die üblichen Behandlungsmethoden gegen Angstzustände, wenn nicht sogar noch effektiver.

Kraftakt

Joggen ist eine gute Option, um die Stimmung zu heben, aber die Wirkung von Gewichtheben ist auch nicht zu unterschätzen. Krafttraining reduziert erwiesenermaßen Angst bei ansonsten gesunden Erwachsenen, trägt bei Menschen mit diagnostizierter Depression zur Linderung der Symptome bei und steigert auch das Selbstwertgefühl.

Die möglichen Auswirkungen von Bewegung auf die Stimmung sind also ganz schön beeindruckend, nicht nur im Allgemeinen, sondern auch für Menschen mit Depressionen und Angststörungen. In manchen Fällen hat sich körperliche Aktivität als genauso wirksam erwiesen wie die gängigen Behandlungsmethoden und Medikamente; das heißt jedoch nicht, dass man seine Medikamente absetzen sollte, ohne mit seinem Arzt oder seiner Ärztin gesprochen zu haben. Wenn Bewegung tatsächlich Medizin ist, müssen wir noch einmal auf eine wichtige Frage zurückkommen: Welche Bewegungsart und welche Dosis sind optimal?

In der großen Studie von Sammi Chekroud und seinem Team wurden alle Bewegungsarten mit einem Rückgang von psychischer Belastung in Verbindung gebracht, manche jedoch mehr als andere. Die stärkste Wirkung hatte Teamsport, gefolgt von Radsport, aeroben Aktivitäten und Fitnesstraining. Hausarbeit machte auch schon etwas aus und reduzierte die Zahl der Tage, an denen die Proband*innen unter schlechter psychischer Gesundheit gelitten hatten, um fast 10 Prozent. Zudem fand man heraus, dass Yoga und Achtsamkeitsübungen einen größeren Nutzen hatten als Spaziergänge (mehr zu Achtsamkeit in Kapitel 15). Die Vorteile waren vergleichbar mit und oft größer als die von anderen Indikatoren für mentale Gesundheit, darunter bessere Bildung oder ein höheres Haushaltseinkommen.

Spitzenleistung

Die Forschenden fanden ebenfalls heraus, dass es nicht immer mehr sein muss. Eine Aktivitätsdauer von 30 bis 60 Minuten, die bei ungefähr 45 Minuten ihren Höhepunkt erreicht, ging bei den meisten Bewegungsarten mit der niedrigsten psychischen Belastung einher. Bei manchen Aktivitäten schien ein längeres Training alle Vorteile zunichtezumachen; manchmal war die geistige Gesundheit der Proband*innen dann am Ende schlechter als bei denjenigen, die überhaupt nicht aktiv geworden waren. Nehmen wir zum Beispiel Joggen: Die größten Vorteile für die Psyche stellten sich nach etwa 45 Minuten ein; danach ging es wieder bergab. Beim Radsport setzte die größte Wirkung nach 45 Minuten ein, blieb danach jedoch relativ niedrig.

Die Forschenden kamen zu ähnlichen Ergebnissen, als sie die wöchentliche Trainingshäufigkeit untersuchten. Personen, die drei- bis fünfmal pro Woche trainierten, konnten mehr Vorteile für ihre mentale Gesundheit herausschlagen als jene, die weniger als drei- oder mehr als fünfmal trainierten. Dies traf auf alle Intensitätsniveaus der Aktivitäten zu, obwohl sich im Allgemeinen hochintensive körperliche Aktivität im Vergleich zu gemäßigter oder leichter körperlicher Aktivität als vorteilhafter erwies. Am seltensten berichteten Personen, die zwei bis sechs Stunden pro Woche körperlich aktiv waren, von schlechter mentaler Gesundheit.

Diese groß angelegte Studie war nicht perfekt. Es handelte sich nicht um eine klinische oder eine Interventionsstudie, bei der die geistige Gesundheit der Proband*innen vor und nach dem Bewegungsprogramm untersucht worden wäre, sondern um eine Querschnittsstudie, bei der die Teilnehmenden zu einem bestimmten Zeitpunkt untersucht wurden. Wir können daher nicht mit Sicherheit sagen, ob Bewegung die Wirkungen *verursacht* hat und bloß in einer Wechselwirkung mit diesen steht. Die Studie basierte zudem auf Selbstauskünften über Bewegung und mentale Gesundheit, die fehleranfällig sein können. Um derartige Probleme bei zukünftigen Forschungen zu vermeiden, könnte man tragbare Fitnesstracker zur passiven Überwachung verwenden.

Dennoch war die Studie sehr umfangreich, und die Erkenntnis, dass man nicht massenhaft Sport pro Woche treiben muss, sollte für jede Person, die damit beginnen möchte, ein guter Anreiz sein. Schon zwei Stunden scheinen ausreichend zu sein.

Teamplayer

Wir wissen noch nicht genau, warum Bewegung eine derart tiefgreifende Wirkung auf die geistige Gesundheit ausübt, doch es gibt ein paar bedeutende Theorien dazu. Zunächst einmal ist es einleuchtend, dass Teamsport – wie Chekroud und seine Kolleg*innen herausgefunden haben – mit dem größten Nutzen verbunden scheint, denn wir wissen schon von anderen Studien, dass soziale Aktivitäten die Stressresilienz erhöhen und Depressionen mindern (für mehr Informationen siehe Teil 5). Der soziale Aspekt von Mannschaftssport könnte auch dazu beitragen, soziale Rückzugstendenzen und Gefühle von Isolation zu mindern, die häufig bei Depressionen und anderen psychischen Problemen auftreten.

Darüber hinaus haben wir in anderen Kapiteln gesehen, dass Bewegung die Produktion von Neurotransmittern wie GABA und Glutamat im Gehirn fördern kann – Botenstoffe, die dafür sorgen, dass Gehirnzellen effizient miteinander kommunizieren. Dies scheint nicht nur das Gedächtnis zu verbessern, sondern auch auf die Stimmung einzuwirken, da ein niedriger Spiegel dieser beiden Neurotransmitter mit Depression zusammenhängen kann.[112] Bewegung fördert nachweislich die Produktion jener Neurotransmitter, die sich auf Stimmung und Wohlbefinden auswirken,[113] darunter Dopamin, das als Botenstoff des Belohnungssystems bekannt ist und zu jenem Hochgefühl bzw. dem *Runner's High* führt, das manche Menschen beim Sport erleben. Schon fünfminütiges Tanzen hebt erwiesenermaßen die Stimmung und setzt auch Endorphine in den Blutkreislauf frei.[114]

Alles in Maßen

Bewegung könnte ebenfalls mit Entzündungen zusammenhängen. Im Rahmen einer kleinen, kürzlich in Kanada durchgeführten Studie führten 61 gesunde Studierende sechs Wochen lang unterschiedlich intensive Aktivitäten aus: Entweder gingen sie einem hochintensiven Intervalltraining (HIIT), moderaten regelmäßigen Aktivitäten oder überhaupt keiner Aktivität nach. Die Forschenden suchten nach Veränderungen in den Berichten über Depression, Angst und wahrgenommenem Stress. Sie suchten auch nach chemischen Substanzen, die auf Entzündungen im Blut hinwiesen (siehe Kapitel 25 für mehr Informationen über die Wirkung von Entzündungen auf die mentale Gesundheit, insbesondere Depression). Das Forschungsteam fand heraus, dass es in der inaktiven Gruppe nicht nur zu einer schnellen Zunahme von Depression, sondern auch von entzündungsfördernden Substanzen kam, im Gegensatz zu der Gruppe, die moderate körperliche Aktivitäten ausübte. Interessanterweise beobachtete man in der HIIT-Gruppe am Ende der Studie weniger Depressionen, jedoch ein höheres wahrgenommenes Stressniveau ebenso wie mehrere entzündungsfördernde Botenstoffe. Die Forschenden kamen daher zu dem Schluss, dass moderate körperliche Aktivität die beste Option ist und dass Bewegung aufgrund ihrer entzündungshemmenden Wirkung die Symptome einer Depression lindern kann.[115]

VORTEILE DES BADENS FÜRS GEHIRN

Für manche ist Bewegung keine Option. Ausgehend von der Tatsache, dass Antidepressiva bei einem Drittel aller Menschen, die sie ausprobieren, nicht wirken, haben Johannes Naumann und seine Kolleg*innen von der Universität Freiburg andere Behandlungsmethoden erforscht, die mit weniger potenziellen Nebenwirkungen einhergehen. Sie gingen der Frage nach, ob man mit einem heißen Bad den zirkadianen Rhythmus wiederherstellen könne, der bei Menschen mit Depression oft aus dem Gleichgewicht geraten ist. Im Jahr 2017 führten sie eine kleine Studie durch und kamen zu folgendem Ergebnis: Ein ausgiebiges hyperthermisches Bad und eine darauffolgende 30-minütige Ruhepause, die man mit Wärmflaschen und in warme Decken gehüllt verbringt, können die Symptome von Depression auf einer häufig genutzten Skala um drei Punkte verringern. Als Vergleich wurde eine Kontrollgruppe hinzugezogen, die stattdessen eine Grünlichtbehandlung erhielt. In ihrer nächsten Studie beschlossen sie, die heißen Bäder mit etwas zu vergleichen, das für seine depressionssenkende Wirkung bekannt ist: Bewegung. Fünfundvierzig Menschen mit gemäßigter bis schwerer Depression nahmen entweder zweimal pro Woche ein hyperthermisches Bad am Nachmittag und ruhten sich dann 20 Minuten lang mit Wärmflaschen aus oder sie führten ein etwa 45-minütiges Bewegungsprogramm aus. Nach acht Wochen waren die Depressionswerte bei den Personen, die hyperthermische Bäder nahmen, im Durchschnitt um sechs Punkte gesunken, bei den körperlich Aktiven hingegen um drei Punkte. Die Ergebnisse dieser Forschung müssen noch von Fachkolleg*innen geprüft werden, aber sie sind eine gute Nachricht für alle, die gern ausgiebig und heiß baden.

Anstatt sich jedoch zu viele Gedanken über die einzelnen Prozesse zu machen, sollte man besser an die positiven Auswirkungen auf das Gehirn insgesamt denken.

Noch ein letzter Hinweis zur Wirkung von Bewegung auf die geistige Gesundheit: Achte nicht nur darauf, wie es dir nach der körperlichen Betätigung geht, sondern auch darauf, wie du dich währenddessen fühlst. Studien sind zu dem vielleicht nicht sehr überraschenden Ergebnis gekommen, dass Menschen, die bei Laborexperimenten anstrengende Aktivitäten durchführen sollten, einen Stimmungsabfall erlebten oder – einfach ausgedrückt – keinen Spaß daran hatten. Wie man sich während der körperlichen Betätigung fühlt, übt jedoch einen großen Einfluss darauf aus, ob man langfristig dabei bleibt. Die Aussicht darauf, nach dem Training gute Laune zu bekommen, ist zwar schon eine gute Motivationshilfe, doch das eigentliche Geheimnis besteht darin, etwas zu finden, was dir wirklich Spaß macht – sei es Tanzen, Teamsport oder Joggen im Wald. Wenn dir das gelingt, ist auch die Wahrscheinlichkeit höher, dass du danach mit einem Lächeln durch die Welt gehst.

Kapitel 14

Yoga kann das Gehirn verändern und den Geist beruhigen

Zu Beginn der Corona-Pandemie, als das Vereinigte Königreich zum ersten Mal im Lockdown war, fand ich mich in einer Situation wieder, die ein *New-York-Times*-Reporter wie folgt beschrieb: »Zwei Eltern, zwei Kinder, zwei Jobs und keine Kinderbetreuung (und kein Ende in Sicht).«[116] Es war eine extrem stressige Zeit. Mein Mann und ich arbeiteten im Schichtdienst: Der eine arbeitete, während der andere auf die Kinder aufpasste, weshalb wir mitunter bis tief in die Nacht arbeiten mussten. Zum Glück entschied ich mich in dieser Zeit noch für eine andere Veränderung meines Lebensstils. Heute glaube ich, dass sie einer der Hauptgründe dafür war, warum ich diese zermürbende Zeit durchgestanden habe: Ich beschloss, jeden Tag ein bisschen Yoga zu machen.

Im Internet fand ich ein kostenfreies 30-Tage-Yogaprogramm, dem ich jeden Abend etwa 20 Minuten widmen wollte, sobald die Kinder im Bett waren. Ich habe es – oft widerwillig – durchgezogen, unabhängig von dem Berg Arbeit und Haushalt, der mich danach erwartete. Und jedes Mal, wenn ich kurze Zeit später von der Matte aufstand, fühlte ich mich ruhiger, weniger gestresst, geistig erfrischter, fokussierter und energiegeladener. Natürlich könnte man den Effekt darauf zurückführen, dass ich mir eine Pause von meinem Umfeld gönnte, oder einfach darauf, dass ich mich überhaupt körperlich betätigte, was – wie wir ja wissen – extrem vorteilhaft für den Geist sein kann. Doch an Yoga selbst scheint etwas Besonderes zu sein, das meinem Geist gutgetan hat.

In den letzten fünf Jahren hat die Zahl der Forschungen, die die Wirkung von Yoga auf das Gehirn untersuchen, explosionsartig zugenommen, was womöglich auf die wachsende Beliebtheit von Yoga im Westen zurückzuführen ist. Den Schätzungen einer Umfrage von 2016 zufolge praktizieren in den USA 36,7 Millionen Menschen Yoga – im Jahr 2012 waren es noch 20,4 Millionen.[117]

Die meisten Befragten schienen mehr an einem Yoga-Körper als an innerem Frieden interessiert zu sein und nannten als Motivationsgründe Fitness, Gesundheit und Gelenkigkeit, dicht gefolgt von Stressabbau.

Mehr als nur Stressabbau

Was den Stress angeht, sollten sie recht behalten: Inzwischen sprechen jede Menge Beweise dafür, dass Yoga die Stimmung hebt und den Stress reduziert,[118] doch eine regelmäßige Praxis bringt noch mehr Vorteile für das mentale Wohlbefinden mit sich. Schon eine einzige Yoga-Session kann nachweislich positive Emotionen wie Ruhe und Entspanntheit erhöhen und Erschöpfungsgefühle reduzieren.[119] Yoga kann zudem die kognitive Leistung verbessern, darunter Reaktionszeiten und Arbeitsgedächtnis,[120] und senkt erwiesenermaßen Depressions- und Angstsymptome bei verschiedenen Bevölkerungsgruppen.[121]

Was genau an Yoga ist so wohltuend für den Geist? Vorab sei gesagt, dass es viele verschiedene Yogaformen gibt. Manche fühlen sich eher wie ein intensives Training an, bei anderen hingegen wird kaum der Puls beschleunigt. Was Yoga jedoch von allen anderen Disziplinen unterscheidet, ist, dass es Geist und Körper zu vereinen versucht. Die Stellungen sind nicht das eigentliche Ziel, vielmehr sollen sie den Geist beschäftigen und letztlich befreien.

Unabhängig davon, für welchen Stil man sich entscheidet – alle Yogaformen konzentrieren sich auf die Atmung und eine Form von Meditation, in der Neurowissenschaft auch die »aktive Aufmerksamkeitskomponente« (engl. *active attentional component*) genannt. Vielleicht ist es diese Kombination aus Bewegung, Atmung und Achtsamkeit, die eine besonders starke Wirkung auf das Gehirn hervorruft.

Angenommen, man wollte diese These überprüfen und herausfinden, ob Yoga mehr ist als die Summe seiner Teile. Dann müsste man Yoga-Praktizierende mit Personen vergleichen, die nur einen dieser drei Teile ausführen. Es gibt Forschende, die genau das getan haben, z. B. wurde in einer kleinen Studie eine regelmäßige Yogapraxis mit gewöhnlichen Dehnübungen verglichen.[122] Nach acht Wochen zeigten ältere Erwachsene, die Yoga praktizierten, bedeutende Verbesserung ihres Arbeitsgedächtnis, womit – wir erinnern uns – die Fähigkeit gemeint ist, sich zahlreiche Informationen so zu merken, dass man sie leicht wieder abrufen kann, z. B. wenn man sich eine neue Telefonnummer merkt, während man nach Stift und Papier sucht. Yoga soll zudem Fähigkeiten wie das Begriffs- und Planungsvermögen oder die Problemlösungskompetenz stärken.[123] Die Personen, die lediglich Dehnübungen ausführten, erlebten keine derartigen Verbesserungen. Darüber hinaus fühlten sich die Yogis weniger gestresst und hatten niedrigere Stresshormonspiegel.

Ruhigeres Gehirn

Bei einer anderen kleinen Studie verglich man Yoga mit einer sehr verbreiteten, regelmäßig ausgeübten und leichten Bewegungsform: dem Spaziergehen. Über zwölf Wochen hinweg sollten die Teilnehmenden entweder dreimal pro Woche eine Stunde lang spazieren gehen oder Yoga ausüben. Am Ende der Studie wiesen die Yoga-Übenden niedrigere Angstlevel und eine bessere Stimmung auf als die Spaziergruppe.[124]

WELCHE FORM VON YOGA?

Als Yoga-Neuling kann es schwer sein, sich für eine Form zu entscheiden, weil so viele Optionen zur Auswahl stehen – von den stark körperlichen hin zu den eher achtsamen Stilen. Die Wissenschaft hat noch nicht alle Antworten gefunden, doch die beste Yogaform scheint von der gewünschten Wirkung abzuhängen. Wenn du ruhiger werden möchtest, wähle eine Praxis, die Stellungen, Atmung und Meditationselemente umfasst. Zur Verbesserung der Konzentration und Achtsamkeit eignet sich eher eine auf den Atem ausgerichtete Yogaform. Wenn du Stress abbauen möchtest, bist du mit einem meditativeren Ansatz wie Yin Yoga gut beraten.

Die Studie lieferte auch Erklärungsansätze dafür, woran dies liegen könnte. Die Forschenden scannten die Gehirne der Proband*innen, nachdem diese sich körperlich betätigt hatten, und fanden höhere GABA-Spiegel in den Gehirnen der Yogis. GABA ist ein Botenstoff oder Neurotransmitter im Gehirn, der eine wichtige Rolle bei der Beruhigung der Hirnaktivität spielt.

Abgesehen davon gibt es noch viele weitere Vermutungen darüber, auf welchen Mechanismus die Vorteile von Yoga zurückzuführen sind; die genauen Vorgänge haben wir allerdings immer noch nicht ganz durchschaut. Eine andere Theorie lautet, dass Yoga die Stimmung, die Konzentration und das Gedächtnis verbessert, weil es die Aktivität unserer Gehirnwellen verändert. Dies klingt vielleicht nach spirituellem Hokuspokus, doch es gibt mehrere Beweise, die dafür sprechen. Alpha-Gehirnwellen sind dafür bekannt, dass sie ein größeres Gefühl der Gelassenheit erzeugen, und die Größe und Frequenz dieser Wellen nehmen nach einer Yogasitzung zu, die auf Atmung, Meditation und körperlichen Stellungen basiert. Atembasiertes Yoga wirkt sich übrigens genauso auf Beta-Wellen aus, die dann am stärksten sind, wenn wir uns aktiv auf eine Aufgabe konzentrieren, und mit schulischer Leistung und arithmetischen Fähigkeiten in Verbindung gebracht werden. In einem 2015 veröffentlichten Review über die verfügbare Literatur zur Wirkung von Yoga auf unsere Gehirnwellenaktivität kam man zu folgendem Schluss: »Mit dem allgemeinen Anstieg der Gehirnwellenaktivität könnte man die geminderten Angstzustände und die bessere Konzentrationsfähigkeit erklären, die nach Yogasitzungen zu beobachten sind.«[125]

Alternativ könnte Yoga dazu beitragen, unsere Kampf-oder-Flucht-Reaktion abzuschwächen, indem es positiv auf körperliche Prozesse einwirkt, die mit Stress zusammenhängen, z. B. auf die Herzfrequenz, den Blutdruck sowie den Spiegel des Stresshormons Cortisol und entzündungsfördernder Moleküle namens Zytokinen (siehe Kapitel 29 für mehr Informationen über Stress).

Veränderung des Gehirns

Die verblüffendste Erklärung lautet wohl, dass Yoga auf Dauer die Struktur und Funktionsweise des Gehirns verändern kann. Diese Idee geht auf Gehirnscans von Menschen zurück, die regelmäßig Yoga praktizieren. Im Vergleich zu Personen, die andere Bewegungsarten ausübten, wiesen die Yogis in mehreren Gehirnbereichen, darunter dem Hippocampus, mehr graue Substanz auf – jene Teile des Gehirns, die sich überwiegend aus Gehirnzellen und -verbindungen zusammensetzen.

Bei sehr gestressten Menschen kann regelmäßiges meditationsbasiertes Yoga auch zu einer Verkleinerung der Amygdala führen,[126] jenes Hirnareals, das Angst und Sorge verarbeitet. Diese Erkenntnisse erklären, warum man sich manchmal nach mehre-

WISSENSCHAFTLICHE PRÜFUNG

Es sprechen immer mehr Beweise dafür, dass Yoga gut für das Gehirn ist. Zugleich ist es zu so einer großen Industrie geworden, dass zum Teil mit Forschungen geworben wird, die einer wissenschaftlichen Prüfung nicht standhalten. Im Folgenden findest du eine kurze Checkliste, um zu überprüfen, ob du wissenschaftliche Behauptungen ernst nehmen kannst, unabhängig davon, ob es dabei um Yoga oder andere Bereiche geht:

1. Wie groß war die Studie angelegt? Je größer, desto besser: Wir sprechen hier nicht von Dutzenden, sondern eher von Tausenden von Menschen. Diversität unter den Teilnehmenden ist ebenfalls wichtig.
2. Wurde die Studie in einer renommierten Zeitschrift veröffentlicht und von Fachkolleg*innen geprüft?
3. Gab es eine Kontrollgruppe in der Studie, mit der die Ergebnisse verglichen wurden? Bei einer Studie, in der die Wirkung von Yoga auf das Gehirn untersucht wurde, stellt sich also die Frage, ob es eine zweite Proband*innengruppe gab, die eine andere oder gar keine Aktivität ausübte. Was geschah mit den Gehirnen in dieser Gruppe?
4. Wer finanzierte die Forschung? Könnten positive Ergebnisse im Interesse der Geldgeber*innen liegen?
5. Wurden bei der Forschung Menschen oder Tiere untersucht? (Im Fall von Yoga darf man davon ausgehen, dass nur Menschen den herabschauenden Hund ausführen können.)
6. Wie wurden die Daten gesammelt? Sollten sich die Proband*innen zum Beispiel daran erinnern, wie oft sie in der Vergangenheit Yoga praktiziert haben? Wie zuverlässig sind solche Aussagen?
7. Haben die Forschenden andere Faktoren wie Alter, Bildung und sozioökonomischen Status berücksichtigt?

ren Runden Sonnengrüße geistig fitter fühlt, und legen ebenfalls nahe, dass Yoga Demenz und andere altersbedingte Formen des geistigen Verfalls aufhalten könnte.

Die graue Substanz nimmt mit zunehmendem Alter ab, doch mit körperlicher Betätigung und Achtsamkeitsübungen können wir uns nachweislich davor schützen (ebenso wie mit Yoga, was selbsterklärend ist, da es Bewegung und Meditation miteinander kombiniert). Bezeichnenderweise entwickeln Menschen, die über mehr graue Zellen verfügen, auch weniger kognitive Probleme.

Was bedeutet das nun für uns? Yoga ist zwar seit der Antike in der indischen Philosophie verwurzelt, wird jedoch erst seit Kurzem in der Neurowissenschaft erforscht. Viele der bisher durchgeführten Studien sind klein angelegt. Die Forschung wird auch dadurch erschwert, dass es so viele Yogaformen gibt. Es sind also mehr Studien nötig, um herauszufinden, ob sich Yoga tatsächlich auf altersbedingte Gehirnkrankheiten auswirkt und ob es eine wirksame Behandlungsmethode gegen geistigen Verfall sein könnte. Dies ist jedoch eine aufregende Vorstellung, denn Yoga gilt als leichte Bewegungsart, d. h. es ist fast überall praktizierbar. Man kann es darüber hinaus leicht abändern, weshalb es sich für alle Altersklassen und für Menschen mit verschiedenen körperlichen Fähigkeiten eignet.

Es überrascht daher nicht, dass wir trotz der Vorteile dieser ganzheitlichen Praxis noch nicht den einen geheimen Bestandteil gefunden haben, der für so viel Wohlbefinden sorgt – dafür bräuchten wir große randomisiert-kontrollierte Studien. Es wäre auch interessant, herauszufinden, ob Yogavideos dieselbe Wirkung haben wie Präsenzkurse. Wenn ich jedoch an meine Erfahrungen im Lockdown denke, braucht man kein schickes Studio, um von den Vorteilen von Yoga zu profitieren, sondern lediglich eine Matte, eine Ecke im Schlafzimmer und etwa 20 Minuten Zeit, in denen man dem Alltag und seinen Anforderungen entfliehen kann.

Kapitel 15

Achte auf Achtsamkeit

Von Promiwerbung über Bestseller-Bücher bis hin zu ungeheuer beliebten Apps – Meditation ist in den vergangenen Jahren besonders im Westen zu einem boomenden Geschäft geworden, fernab seiner Wurzeln in Ostasien, wo es als religiöse oder spirituelle Praxis dient.

Wir haben bereits gesehen, dass Yoga auch Meditation umfasst und die Gehirnleistung steigern kann. Es überrascht daher nicht, dass Meditation auch für sich nützlich sein kann.

Es gibt viele Arten von Meditation und noch mehr Definitionen davon, doch im Allgemeinen kann man es sich als eine Fokussierung oder Beruhigung des Geistes vorstellen. Zu den am weitesten verbreiteten Formen gehört die Achtsamkeitsmeditation.

Achtsamkeit ist ein Bewusstsein für alles, was im Bereich des sinnlich Erfahrbaren liegt, sei es das Gefühl des eigenen Atems, der Geschmack von Essen oder das Geräusch von knirschendem Schnee unter den Füßen. Ein wichtiger Aspekt ist die Fähigkeit, diese Empfindungen zu erleben, ohne sie zu interpretieren oder zu beurteilen. Die Idee dahinter ist, dass wir uns so sehr in Gedanken verstricken können, dass wir gar nicht merken, wie sich unsere Gedankenmuster oder Gefühle auf unser Verhalten auswirken. Man muss nicht meditieren, um achtsam zu sein, aber Meditation kann dabei helfen, die Aufmerksamkeit des Geistes auf den gegenwärtigen Moment zu lenken. Zudem kann man durch regelmäßige Achtsamkeitsmeditationen auch in Zeiten, in denen man nicht meditiert, die Achtsamkeit steigern.

Wissenschaftlicher Randbereich

Als Forschende in den 1970er-Jahren erstmals auf Meditation und Achtsamkeit aufmerksam wurden, handelte es sich noch um wissenschaftliche Randbereiche, doch in den darauffolgenden Jahren erregten wissenschaftliche Aussagen dazu immer mehr Aufmerksamkeit – eine Entwicklung, die um die Jahrhundertwende ihren Höhepunkt erreichte.[127] Sogar den Dalai Lama konnte man davon überzeugen, sich an Forschungen zu beteiligen, die den Nutzen von Meditation auf das Gehirn untersuchten.

Es ist ein vielversprechendes Forschungsgebiet, in dem Wissenschaftler*innen gerade erst erkunden, was buddhistische Mönche schon seit Jahrhunderten wissen: Achtsamkeit kann unsere Schmerzwahrnehmung verändern.[128]

Eine nur einwöchige Ausbildung in Achtsamkeitsmeditation kann dabei helfen, die Intensität von schmerzhaften Empfindungen zu reduzieren. Eine darüber hinausgehende Praxis verändert die Art und Weise, wie unangenehm Schmerz wahrgenommen wird.

Achtsamkeit hilft erwiesenermaßen bei Depression und Angstzuständen[129] und scheint eine besonders lohnenswerte Methode zu sein, um Rückfälle bei Menschen mit wiederkehrenden Depressionen zu verhindern. Im Rahmen einer Studie, die zu dieser Theorie durchgeführt wurde, erhielten mehr als 400 Menschen entweder gewöhnliche Antidepressiva oder achtsamkeitsbasierte kognitive Verhaltenstherapie (mit Unterstützung, um ihre Antidepressiva abzusetzen). Die Achtsamkeitstherapie erwies sich zwar nicht als besser, jedoch als genauso wirksam wie die Medikamente.[130] Das klingt auf den ersten Blick nicht nach einem überwältigenden Erfolg, doch wenn man bedenkt, dass Antidepressiva nicht bei allen Menschen wirken und mit Nebenwirkungen einhergehen können, ist es nicht schlecht, auf eine ebenso wirksame Alternative zurückgreifen zu können. Im Vereinigten Königreich ist Achtsamkeit inzwischen eine von Ärzt*innen anerkannte Behandlungsmethode, um Depression bei Menschen vorzubeugen, die bereits unter mindestens drei Depressionen gelitten haben. Ihnen werden acht wöchentliche Sitzungen von jeweils zwei Stunden verschrieben. Zudem gibt es eine immer größer werdende Bewegung, die dafür wirbt, dass Schüler*innen und Studierende Achtsamkeit praktizieren.

Wie Yoga kann Meditation das Gehirn verändern. Eine nur achtwöchige Meditationspraxis kann Bereiche wie den Hippocampus und die Amygdala verändern, die – wie wir gesehen haben – eine entscheidende Rolle für das Gedächtnis sowie die Angst- und Stressregulierung spielen. Dies könnte eine Erklärung für die positiven Auswirkungen von Achtsamkeit sein.

Kein Allheilmittel

Angesichts dieser Entdeckungen ist es kein Wunder, dass Achtsamkeit zu einer derart lukrativen Branche geworden ist. Die Meditations-App Headspace erwirtschaftet einen Jahresumsatz von mehr als 100 Millionen Dollar[131] und verfügt über mehr als 2 Millionen zahlende Abonnent*innen.[132] Bei Online-Suchen findet man alle möglichen Aussagen darüber, was Meditation neben der Linderung von Depression und Schmerzen alles bewirken kann: Sie soll die Konzentration und Aufmerksamkeit verbessern, bei Alkoholproblemen helfen, die Zufriedenheit steigern und die Lebenserwartung verlängern, um nur einige Beispiele zu nennen.

Doch nicht alle sind überzeugt. Viele Forschungen sind nicht gerade hochwertig und wurden nicht lange genug ausgeführt, um lang anhaltende Wirkungen zu beweisen.

Manche sind auch beunruhigt über die wachsende Beliebtheit von Meditation im Westen und ihrem Stellenwert bei der Behandlung psychischer Problemen, da die Vorteile zu sehr hervorgehoben werden. Auf einer Sitzung des Brain Forums von 2020 sprach auch Miguel Farias, ein Psychologe von der Coventry University, der u. a. die psychologische Wirkung von Meditation erforscht. Er verwies darauf, dass ihr Nutzen bei Depression und Angstzuständen zwar recht groß, bei anderen Problemen wie Ess- und Schlafstörungen hingegen eher gering sei. »Wir müssen einen Mittelweg finden zwischen der bloßen Verabreichung von Medikamenten an unsere Patient*innen und der Behauptung, dass Achtsamkeit ein Allheilmittel sei«, sagte er.

Die Schattenseite

Wichtig ist auch: Achtsamkeit wirkt sich nicht immer positiv auf das geistige Wohlbefinden aus, wenn man es ausprobiert. Seit Jahrzehnten wird auch von den negativen Auswirkungen berichtet, aber zu dieser »Schattenseite« von Meditation gibt es nur wenig Forschung. Abgesehen davon werden ärztlich verschriebene Meditationen nicht auf dieselbe Weise reguliert wie Medikamente.

Farias und seine Kolleg*innen haben vor Kurzem ein Review der vorhandenen Ergebnisse durchgeführt und herausgefunden, dass es bei etwa einer von zwölf Personen während oder nach der Meditation zu Nebenwirkungen kommt[133] und dass diese Reaktionen bei Menschen auftreten können, die keine Vorgeschichte von psychischen Problemen haben. Die meisten Forschungen wurden speziell zu Achtsamkeit durchgeführt und die häufigsten Nebenwirkungen waren Angstzustände und Depression, wobei suizidales Verhalten am seltensten auftrat. Zum Vergleich:

WIE DU ACHTSAMER WERDEN KANNST

1. Versuche, etwas Neues auszuprobieren – es kann auch etwas Kleines sein, wie ein anderer Arbeitsweg oder ein anderer Sitzplatz zu Hause. Vielleicht wirst du deine Umgebung so besser wahrnehmen.
2. Versuche einmal, auf alltägliche Dinge zu achten, die dir entgehen, wenn du auf »Autopilot« läufst, z. B. welche Empfindungen durch Essen ausgelöst werden oder wie sich dein Körper beim Gehen anfühlt.
3. Leg eine bestimmte Zeit für diese Dinge fest, damit sie zur Gewohnheit werden.
4. Falls es dir schwerfallen sollte: Für manche ist es leichter, beim Meditieren leichte Bewegungen auszuführen, ähnlich wie beim Yoga, das – wie wir bereits wissen – mit vielen Vorteilen einhergeht.
5. Falls du dir wegen möglicher Nebenwirkungen Sorgen machst, such dir eine*n Coach, um dich anleiten zu lassen.

Bei Antidepressiva kommt es bei mehr Menschen – etwa 40 Prozent – zu Nebenwirkungen. Dennoch sind diese Forschungsergebnisse ein Warnhinweis dafür, dass Achtsamkeit nicht für alle Menschen ungefährlich ist.

Teil 4

Mentaltraining

Gehirntraining mit Computerspielen ist eine Multi-Milliarden-Dollar-Industrie, die stetig wächst. Das Versprechen lautet, dass das regelmäßige Spielen sogenannter »Brain Games« die geistigen Fähigkeiten stärkt, den kognitiven Verfall verlangsamt, die Aufmerksamkeit erhöht und sogar den IQ verbessert. Da wir Menschen immer länger leben, ist es kein Wunder, dass das Geschäft boomt.

Leider sind die Beweise dafür, dass diese Spiele die Gehirnleistung tatsächlich verbessern, weniger überzeugend als die jeweiligen Werbekampagnen. Vielmehr kommen Studien zu gemischten Ergebnissen. Im Großen und Ganzen scheint das Gehirntraining mit Computerspielen besonders dafür geeignet zu sein, besser in Brain Games zu werden. Es fühlt sich zwar so an, als würde man einen kognitiven Schub erleben, doch in Wahrheit haben diese Effekte keinerlei Einfluss auf andere Hirnareale. Wer gut in diesen Spielen werden will, braucht außerordentlich viel Zeit und Muße – wir reden hier eher von Jahren als von Monaten. Bezeichnenderweise führen Aktivitäten wie Kreuzworträtsel und Brettspiele nachweislich zu mindestens genauso guten kognitiven Verbesserungen.[134]

Hier jedoch die gute Nachricht für alle, die einen Boost fürs Gehirn erleben und den kognitiven Verfall aufhalten wollen: Es gibt andere, zuverlässigere Methoden, um dies zu erreichen – auch wenn sie nicht mit so überzeugenden Marketingkampagnen daherkommen. Dafür wird man wahrscheinlich mehr Spaß an ihnen haben und länger am Ball bleiben. In den folgenden Kapiteln werden wir uns mit einigen der vielversprechendsten Optionen befassen.

Eine davon ist das gute alte Lernen, eine erprobte und bewährte Methode, um Demenz in Schach zu halten. Wir werden uns die Gründe dafür ansehen und herausfinden, was wir tun können, um von der Wirkung zu profitieren.

Wenn du dich jetzt fragst, was du Neues lernen könntest, bist du mit einer Fremdsprache oder einem Musikinstrument gut beraten. Menschen, die beides seit der Kindheit tun, scheinen über einen besonderen mentalen Puffer zu verfügen, der sie vor den Gehirnschäden schützt, die mit Demenz in Verbindung gebracht werden. Wie wir ebenfalls sehen werden, ist es nie zu spät, es ihnen gleichzutun.

Einige dieser Vorteile könnten auf die Neurogenese zurückzuführen sein – jene heiß diskutierte Idee, dass Erwachsene neue Gehirnzellen ausbilden können; wir werden uns im nächsten Kapitel genauer damit beschäftigen. Wie auch immer der jeweilige Nutzen aussieht, alle diese Fähigkeiten werden wahrscheinlich mehr Freude in dein Leben bringen als das Gehirntraining am Bildschirm.

Kapitel 16

Du kannst neue Gehirnzellen ausbilden

Wenn man bedenkt, dass man als recht nutzloses Geschöpf auf die Welt gekommen ist, nur zu einer Handvoll grundlegender Bedürfnisse fähig, die über Essen und Schlafen kaum hinausgingen, und keinen intelligenten oder bewussten Gedanken fassen konnte, scheint die Vorstellung etwas absurd, dass diese Version von uns schon fast über alle Gehirnzellen verfügte, die wir heute besitzen. Wie entwickelt man sich von diesem kaum funktionsfähigen Wesen zu dem denkenden, intelligenten und sich selbst wahrnehmenden Individuum, das diese Worte lesen und ihre Bedeutung verstehen kann? Es scheint unglaublich, dass man so viel lernen kann, ohne neue Gehirnzellen auszubilden.

Doch genau das hat man bis vor Kurzem geglaubt. Es galt als allgemein anerkannte Tatsache, dass das erwachsene Gehirn schlichtweg nicht in der Lage sei, neue Zellen herzustellen – im Gegensatz zum Rest des Körpers, der ständig Teile von sich selbst erneuert, entfernt und ersetzt. Der spanische Neurowissenschaftler und Großvater der Neurowissenschaft Santiago Ramón y Cajal drückte es 1913 so aus: »Im Erwachsenen … sind die Nervenbahnen etwas Festes, Endgültiges und Unveränderliches. Alles kann sterben, aber nichts wiederhergestellt werden.«[135]

Vielmehr wurden das Wachstum des Gehirns sowie die nach der Geburt durchlaufenen Lern- und Entwicklungsprozesse größtenteils auf die Entstehung und Stärkung neuronaler Verbindungen zurückgeführt, wobei sich neue Gehirnzellen nach dieser Theorie zwar noch in der Kindheit, aber nicht mehr nach der Pubertät bilden können. Die Anzahl dieser Verbindungen erhöht sich rasant in der frühen Kindheit, was erklären könnte, warum Konzentration und Aufmerksamkeit von Kindern so breit gestreut sind. Während eines Eliminierungsprozesses (neuronales »Pruning«) nimmt die Anzahl der Verbindungen wieder ab, sodass nur noch die nützlichsten übrig bleiben und das Gehirn effizienter funktionieren kann. Zugleich stellt das Gehirn eine Isolierschicht namens Myelin her, die dazu beiträgt, dass bestimmte neuronale Netzwerke oder Bahnen besser funktionieren.

Die ersten Hinweise darauf, dass diese Theorie, nach der wir im Erwachsenenalter keine neuen Neuronen ausbilden können, falsch sein könnte, stammten von Studien mit Nagetieren. Sie ergaben, dass erwachsene Individuen neue Neuronen im Hippocampus, dem Gehirnzentrum für Lernen und Gedächtnis, ausbilden können. Weitere Anhaltspunkte kamen aus Studien, die zu Vogelgesängen durchgeführt wurden. Dabei entdeckte man, dass während der Balzzeit jede Menge neuer Neuronen im Vorderhirn männlicher Kanarienvögel entstehen – genau in jener intensiven Zeit also, in der die Tiere neue Melodien lernen.[136]

Wäre dasselbe auch bei Menschen möglich? Die Frage ist deshalb so wichtig, weil sie darüber entscheidet, wie wir den Einfluss unserer Umwelt auf unser Gehirn verstehen. Zugleich stellt sie tradierte Denkweisen infrage, nicht nur in Bezug auf Lernprozesse, sondern auch in Bezug auf potenzielle Behandlungsmethoden für verschiedenste neurologische und psychiatrische Störungen, bei denen Gehirnzellen absterben.

Ratten im Vergnügungspark

Zum besseren Verständnis wollen wir uns mit einem berühmten Experiment befassen, bei dem Nagetiere entweder in einer gewöhnlichen oder einer »reichhaltigen« Umgebung – wie Wissenschaftler*innen es nannten – gehalten wurden, wobei Letztere viele Möglichkeiten zum Erkunden, Spielen und Kontakteknüpfen vorsah. Man kann es sich wie einen Freizeitpark oder ein Ferienlager für Nagetiere vorstellen. Bei denjenigen, die in der reichhaltigen Umgebung lebten, war ein auffälliger Anstieg der Neuronenzahl im Hippocampus zu beobachten, selbst bei älteren Individuen, die zuvor in der langweiligen alten Behausung gelebt hatten. Wenn man alte Ratten aus einer nicht stimulierenden Umgebung herausnahm und sie in den Vergnügungspark setzte, begannen ihre Gehirne plötzlich, jede Menge neuer Zellen in Bereichen zu produzieren, die für das Lernen und das Gedächtnis wichtig sind.[137] Diese Nagetiere konnten sich letztlich auch bei allen möglichen Gedächtnisaufgaben verbessern.

Die Vermutung liegt also nahe, dass es vielleicht eine ähnliche und überaus nützliche Plastizität im menschlichen Gehirn geben könnte. Sie könnte nicht nur den mentalen Verfall aufhalten, der durch geschädigte Gehirnzellen ausgelöst wird, sondern auch jeder Person die Chance geben, die eigene Gehirnleistung durch einen Wechsel der Umgebung zu verbessern. Wenn sich unsere Lebensweise wie bei jenen Ratten, die in den reichhaltigeren Käfigen lebten, direkt auf die Bildung neuer Gehirnzellen auswirken kann – eine Fähigkeit, die eigentlich nur jungen Menschen zugeschrieben wurde –, würde dies unser Verständnis von Lernprozessen von Grund auf infrage stellen.

Der erste überzeugende Beweis wurde schließlich 1998 erbracht, als Wissenschaftler*innen die Gehirne von verstorbenen Krebspatient*innen obduzierten, die mit speziellen Farbstoffen behandelt worden waren. Indem sie die DNA der Gehirnzellen färbten, konnten sie sehen, wann sich diese teilten. Mit dieser Technik konnten die Forschenden die Bildung neuer Gehirnzellen während der verschiedenen Zellteilungs- und -wachstumsphasen beobachten (siehe die nachfolgende Abbildung). Vor allem konnten sie neue Gehirnzellen erkennen, die sich im Gyrus dentatus – jenem Teil des Gehirns, in dem die ersten Erinnerungen entstehen – und im Hippocampus bildeten.[138] Im Laufe des darauffolgenden Jahrzehnts entwickelten Wissenschaftler*innen erstmals die Theorie, dass bei erwachsenen Menschen die Neurogenese im Hippocampus möglich sei, auch wenn einige davon ausgingen, dass diese Fähigkeit ab Mitte des Lebens stark abnimmt.

In den letzten Jahren deuten jedoch zwei besonders vielversprechende Studien darauf hin, dass es Grund zum Optimismus gibt und dass wir neue Gehirnzellen vielleicht bis ins hohe Alter ausbilden können. Im Jahr 2018 analysierte Maura Boldrini von der Columbia University in New York die Gehirne von 28 kurz zuvor verstorbenen Menschen, die zwischen 14 und 79 Jahre alt gewesen waren.[139] Zum ersten Mal untersuchten Wissenschaftler*innen die Neurogenese in den Gehirnen von Menschen, die keine Gehirnerkrankung entwickelt hatten, noch dazu so kurz nach ihrem Tod. Bemerkenswerterweise fand ihr Team neue Gehirnzellen bei allen untersuchten Personen, unabhängig ihres Alters. Menschen in ihren Achtzigern hatten neue Neuronen genauso gut ausbilden können wie Teenager – etwa 700 pro Tag.

Ein Jahr später untersuchten Wissenschaftler*innen aus Spanien die Gehirne von 13 Verstorbenen, die zwischen 40 und Ende 80 gewesen waren, und fanden auch in den ältesten Gehirnen Hinweise auf unreife Neuronen im Hippocampus. Bei Menschen mit Alzheimer hingegen stellte man fest, dass die Anzahl neuer Gehirnzellen dramatisch gesunken war, selbst in frühen Stadien der Krankheit, noch bevor die Symptome eingesetzt und sich amyloide Plaques gebildet hatten. Das klingt nicht gerade ermutigend, aber es gibt einen Silberstreif am Horizont. Wir wissen, dass die Bemühungen, Alzheimer zu behandeln, indem man sich auf die charakteristischen Amyloid-Plaques konzentriert, kläglich gescheitert sind, doch dieser neu entdeckte Verlust von Gehirnzellen könnte eine mögliche Ursache der Krankheit sein und Behandlungsmöglichkeiten eröffnen.[140]

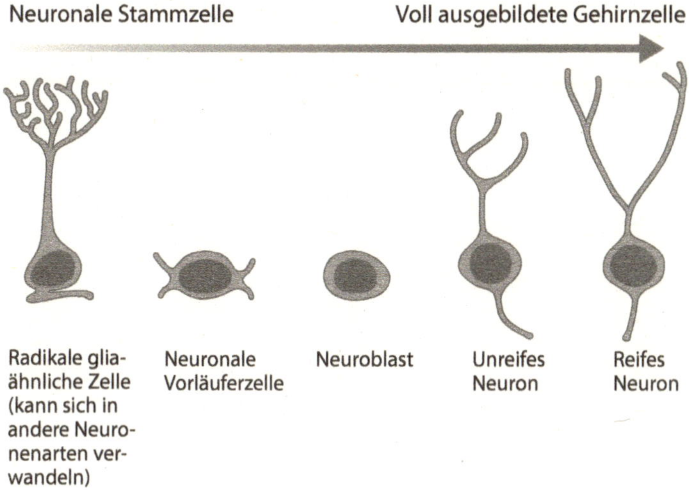

Der Gehirnzellen-Mythos

Was den Verlust von Gehirnzellen betrifft, gibt es noch weitere gute Nachrichten. Vielleicht hast du schon mal von der oft zitierten und eher deprimierenden Statistik gehört, die besagt, dass Erwachsene mit jedem Lebensjahr 1 Prozent ihrer Gehirnzellen verlieren.

Die Idee basierte auf Studien aus den 1970- und 1980er-Jahren, die zu ergeben schienen, dass wir im Erwachsenenalter etwa zwischen 35 und 55 Prozent unserer Neuronen verlieren und dieser »Einbruch« zu mentalem Verfall führt. Damals kam es zu einem Anstieg suizidaler Gedanken unter älteren Menschen, den man oft auf dieses Ergebnis zurückführte, weil die Vorstellung von unvermeidlicher und unaufhaltsamer Senilität äußerst entmutigend war.[141]

Mitte der 1980er-Jahre stellte ein Team bei der Überprüfung dieser Theorie fest, dass es einen technischen Forschungsfehler

WIE MAN NEUE NEURONEN BILDET

Wenn wir tatsächlich bis ins hohe Alter neue Neuronen bilden können, lautet die wichtigste Frage: Was können wir tun, um so viele wie möglich davon zu produzieren? Das Problem besteht darin, dass es sehr schwer überprüfbar ist, ob neue Gehirnzellen hergestellt wurden – es sei denn, man möchte das Gehirn eines Menschen aufschlitzen und einen Blick hineinwerfen. Die meisten Studien zu Neurogenese wurden daher an Tieren oder verstorbenen Menschen durchgeführt. Das ist jedoch alles andere als praktisch, wenn man überprüfen möchte, ob eine Veränderung im Alltagsleben zu der gewünschten Wirkung führt.

Dr. Sandrine Thuret vom King's College London und ihr Team haben sich nun eine geniale Methode einfallen lassen und etwas entwickelt, das man sich als künstliches junges Gehirn vorstellen kann: Es besteht aus Stammzellen, die sich in alle möglichen erwachsenen Zellen verwandeln können. Das Team legt diese Zellen dann in Blutserumproben von Menschen ein, die unterschiedliche Lebensstile haben, und überprüft, welche das Wachstum neuer Zellen im künstlichen Gehirn fördern. Bisher konnten die Forschenden mithilfe dieses Tests erfolgreich vorhersagen, welche Menschen eine höhere Wahrscheinlichkeit für Alzheimer haben. Sie haben auch untersucht, wie sich Ernährung auf die Neurogenese auswirkt, und 22 Metaboliten (Stoffwechselprodukte) bestimmt, die sich positiv auf den kognitiven Verfall auswirken und zum Beispiel bei der Verstoffwechselung von Kaffee, Kakao und Fisch entstehen.

gegeben hatte, was zu einem radikalen Umdenken in dieser Frage führte. Als Forschende die Studie unter Berücksichtigung des technischen Fehlers wiederholten, fanden sie heraus, dass wir im Laufe unseres gesamten Erwachsenenlebens insgesamt 2 bis 4 Prozent unserer Gehirnzellen verlieren.

Das Ergebnis stimmt mit einer noch jüngeren Studie mit Frauen überein, die beeindruckende 90 oder 100 Jahre alt geworden waren und bei denen überraschend viele Neuronen im Gehirn entdeckt wurden. Dieser Umstand könnte mit ihrer Langlebigkeit zusammenhängen oder diese sogar erklären. So oder so, die Vorstellung, dass unsere Gehirnzellen mit zunehmendem Alter haufenweise absterben, kann als obsolet betrachtet werden. Natürlich lassen unsere kognitiven Fähigkeiten im Laufe der Jahre trotzdem nach, aber einer neuen Denkrichtung zufolge könnte dies auf chemische Veränderungen im Gehirn zurückzuführen sein oder womöglich auf einen stärkeren Verlust von Gehirnzellen in bestimmten Bereichen wie dem Hippocampus, einem der wenigen Areale, in denen wir nach heutigem Kenntnisstand neue Neuronen bilden können.

Wenn es bei Menschen genauso ist wie bei Kanarienvögel und wir dank neuer Gehirnzellen neue Fertigkeiten erlernen können – nicht nur in der Jugend, sondern bis in unsere letzten Lebensjahrzehnte hinein –, hat dies weitreichende Folgen für unsere Lebensweise. Die Frage lautet dann: Was können wir tun, um zur Regenerierung unseres Verstands beizutragen? Bisher scheint die Wahrscheinlichkeit hoch, dass neue Gehirnzellen beim Menschen in ähnlicher Weise gebildet werden wie bei den Nagetieren in der reichhaltigeren Vergnügungspark-Umgebung. Zu wichtigen Einflussfaktoren gehören u. a. Bewegung, neue Erfahrungen und soziale Kontakte. Wissenschaftler*innen forschen gerade mit Nachdruck an der Frage, was am besten funktioniert (siehe vorangehenden Kasten). Vielleicht erfinden wir irgendwann Medikamente, die das Wachstum neuer Gehirnzellen fördern, um Gehirn- und Geisteskrankheiten behandeln oder einfach allen Interessierten ein Gedächtnis-Upgrade anbieten zu können.

Falls unsere Umwelt unsere Gehirnzellen tatsächlich so weit beeinflussen kann, würde dies im Grunde nur beweisen, wie stark sich unsere Lebensweise auf unser Gehirn und letztlich auch auf unsere Persönlichkeit auswirkt.[142]

Kapitel 17

Bildung schützt dein Gehirn

In den frühen 1990er-Jahren machte ein Neurologe namens Yaacov Stern eine faszinierende Entdeckung, als er die Gehirne von Menschen mit Alzheimer untersuchte. Alle Patient*innen hatten ähnliche Symptome, doch ihre Gehirne wiesen auffällige Unterschiede hinsichtlich des Ausmaßes der Schäden auf. Der entscheidende Punkt: Bei den Gebildeteren waren die Schäden viel größer. Anstatt daraus zu schließen, dass Bildung dem Gehirn schadet, erkannte Stern, dass Bildung die Gehirne dieser Patient*innen irgendwie geschützt hatte, denn sie hatten trotz der großen Schäden ähnliche Symptome wie Menschen, deren Gehirne viel gesünder waren, die sich also in einem früheren Krankheitsstadium befanden.[143] Die Ergebnisse stimmten mit Erkenntnissen überein, die man zuvor bei Gehirnautopsien gewonnen hatte. Manche Menschen, deren Gehirne Anzeichen von Alzheimer aufweisen, entwickeln zu Lebzeiten keinerlei Symptome. Die Schäden sind zwar da, scheinen jedoch zu keinerlei Beeinträchtigung zu führen. Sogar bei den sogenannten »Super-Agern«, die in ihren Neunzigern ein genauso gutes Erinnerungsvermögen haben wie Menschen, die halb so alt sind wie sie, wurden so schlechte Alzheimer-Plaques im Gehirn gefunden, dass die Betroffenen einem schlimmen Verlauf der Krankheit hätten ausgesetzt sein müssen. Stattdessen war es ihnen irgendwie gelungen, geistige Klarheit zu bewahren.

Kognitiver Puffer

Basierend auf Sterns Entdeckung, dass gebildetere Menschen mehr Schäden am Gehirn aushalten können, ohne die Folgen dessen zu spüren, entstand die Idee der kognitiven Reserve. Die Idee dahinter ist wie folgt: Menschen, die eine höhere Ausbildung genossen und geistig herausforderndere Arbeit verrichtet haben, bilden eine Art mentalen Puffer, der sie vor den Auswirkungen der Krankheit schützt. Dieser kognitive Extrapuffer ist, so Stern, mit einem Sparkonto vergleichbar: Diejenigen, die sich eine Reserve aufgebaut haben, können später, in harten Zeiten, darauf zurückgreifen[144] – in diesem Fall, wenn sie mit den Folgen eines alternden Gehirns und neurodegenerativen Erkrankungen konfrontiert sind.

Es gibt mehrere Modelle, was dabei praktisch vor sich geht. Bei Scans von den Gehirnen hochgebildeter Menschen mit Alzheimer, die kognitiv schwierige Aufgaben erledigten, kam heraus, dass sie über stärkere Verbindungen zwischen den verschiedenen Gehirnbereichen verfügten. Alles scheint also darauf hinzudeuten, dass sie mehr Gehirnmasse einsetzen, um eine geistige Herausforderung anzugehen. Bei Menschen mit hohem IQ scheint auch die Verarbeitung im Gehirn schneller zu funktionieren. Vielleicht können sich manche Menschen besser vor den Auswirkungen von Demenz schützen, weil sie ein effizienteres Gehirn haben. Tatsächlichen beziehen sich die Entdeckungen inzwischen nicht mehr nur auf die Alzheimerkrankheit: Personen, die bei Bildungs- und IQ-Tests eine höhere Punktzahl erzielen, erholen sich oft auch schneller von einem Schlaganfall und Kopfverletzungen.

Um ein paar Zahlen zu nennen: Im Jahr 2006 führten Michael Valenzuela und Perminder Sanchev vom Prince of Wales Hospital in Sydney, Australien, ein Review von über 22 Studien durch und fanden heraus, dass bei Menschen mit höherem Bildungsniveau das Demenzrisiko um 47 Prozent gemindert ist. Bei Personen mit hohem Beschäftigungsgrad waren es 44 Prozent und bei jenen mit hohem IQ 42 Prozent.[145] Bei Gehirnscans kam ebenfalls heraus, dass gebildetere Menschen mit Alzheimer häufig über mehr Amyloid-Ablagerungen verfügen, was die Theorie bestätigt, dass ihre Gehirne die Schäden irgendwie besser ausgleichen können.

Das bedeutet nicht, dass Bildung das Gehirn vor Demenz an sich schützt, aber sie scheint vor den Auswirkungen der Demenz zu schützen. Viele Studien deuten zwar darauf hin, dass der kognitive Verfall bei Menschen mit höherem Bildungsgrad oder geistig anspruchsvollerer Arbeit langsamer verläuft, dennoch soll eine Studie von 2019 mit Tausenden von demenzkranken Menschen nicht unerwähnt bleiben. Sie ergab, dass sich Bildung nicht auf die Geschwindigkeit des kognitiven Verfalls auswirkt, und bei anschließenden Gehirnautopsien konnten die Forschenden auch keine Hinweise auf eine kognitive Reserve finden.[146] Eine Kritik an der Studie lautet, dass sie keine Menschen mit sehr niedrigem Bildungsgrad involviert habe. Vielleicht konnte deshalb nicht nachgewiesen werden, dass Bildung mit bestimmten Auswirkungen einhergeht. Eine andere Erklärung könnte lauten, dass die Vorteile einer frühen Bildung mit der Zeit tatsächlich nachlassen und dass Dinge, die später im Leben eine Rolle spielen, mehr ins Gewicht fallen, z. B. eine herausfordernde Arbeit, ein gutes soziales Netzwerk und das Gefühl von Sinnhaftigkeit.

Der tiefere Fall

Nicht alle befürworten die Theorie der kognitiven Reserve. Eine alternative Idee lautet, dass Bildung im Fall von Demenz nicht zu einer Verlangsamung des kognitiven Verfalls führt, sondern dass die kognitiven Fähigkeiten einfach umso besser sind, je mehr Bildung man erhalten hat. Wenn für eine Demenzdiagnose ein gewisser Grad an kognitiver Beeinträchtigung erforderlich ist, fallen

KANNST DU DEINEN IQ STEIGERN?

Wenn Intelligenz tatsächlich wichtig ist, um das Gehirn vor kognitivem Verfall zu schützen, stellt sich die Frage: Was können wir tun, um unseren IQ zu verbessern? Bis zu einem gewissen Grad wird die Möglichkeit, unsere Intelligenz zu trainieren, von unseren Genen bestimmt. Studien mit Zwillingen haben ergeben, dass Intelligenz etwa zur Hälfte vererbt wird. Das bedeutet jedoch, dass es einen gewissen Handlungsspielraum gibt. Es überrascht vielleicht nicht, dass eine Methode zur Steigerung der Intelligenz darin besteht, mehr Zeit in Bildung zu investieren. In Ländern, wo man die Zahl der Pflichtschuljahre erhöht hatte, stieg der IQ um mehrere Punkte an, nachdem die Schüler*innen erwachsen geworden waren. Will man im Erwachsenenalter weiter lernen, stellt eine kognitiv herausfordernde Arbeit die bewährteste Methode dar. Ein früher Renteneintritt erfolgt auf eigene Gefahr, weil er die kognitiven Fähigkeiten enorm beeinträchtigen und ein so starkes Absinken des IQs herbeiführen kann, dass man zum Beispiel seine Finanzplanung nicht mehr im Griff hat. All diese Erkenntnisse geben dem alten Sprichwort »Wer rastet, der rostet« recht. Falls du zu den Glücklichen gehören solltest, die früh in Rente gehen können, solltest du deshalb trotzdem nicht die Füße hochlegen und es dir vor dem Fernseher gemütlich machen.

gebildetere Menschen vielleicht einfach viel tiefer, d. h. sie erreichen diesen Grad an Beeinträchtigungen erst später und auch die Diagnose wird bei ihnen später gestellt, obwohl ihre Geisteskraft genauso schnell abnimmt wie bei einer Person mit niedrigem Bildungsgrad. Diese Theorie wurde 2020 durch ein Review der vorhandenen Beweise gestützt. Dabei kam heraus, dass Bildung bei Erwachsenen jedes Alters die kognitiven Fähigkeiten in jeder Hinsicht stärkt. Es wurden jedoch keine überzeugenden Beweise dafür gefunden, dass Bildung die Geschwindigkeit des kognitiven Verfalls tatsächlich verlangsamt.[147] Eine andere These wiederum lautet, dass das Gehirn von gebildeteren Menschen im Alter irgendwie besser dazu in der Lage ist, seine Form und Funktion zu erhalten. Bei einer kürzlich durchgeführten Studie fand man heraus, dass Bildung nicht immer gleich auf die kognitive Reserve von Menschen mit verschiedenen ethnischen Zugehörigkeiten wirkt – eine Entdeckung, die zeigt, dass weitere Forschung nötig ist.[148]

Der IQ-Vorteil

Es darf auch nicht vergessen werden, dass Bildung selbst mit allen möglichen anderen Faktoren zusammenhängt, die das Demenzrisiko beeinflussen können, z. B. die Tatsache, dass gebildete Menschen in der Regel gesünder leben. Zwei kürzlich durchgeführte Studien haben zudem ergeben, dass Intelligenz noch wichtiger zu sein scheint als Bildung. Bei einer Studie analysierte man die Highschool-Prüfungsergebnisse von Tausenden von Menschen in den 1960er-Jahren und verglich sie 50 Jahre später mit ihren Krankenakten. Dabei kam heraus, dass ein niedriger IQ das Alzheimerrisiko sowohl bei Männern als auch bei Frauen um 17 Prozent erhöht. Natürlich kann sich Bildung selbst auf den IQ auswirken, weshalb beide Faktoren nicht vollkommen losgelöst voneinander zu betrachten sind.[149]

Sei es nun durch die kognitive Reserve, die Intelligenz oder einfach durch die Verbesserung unserer kognitiven Fähigkeiten – es liegt auf der Hand, dass Bildung eine wichtige Rolle spielt, wenn es darum geht, das Gehirn vor den Auswirkungen von Demenz zu schützen. Für uns als Gesellschaft bedeutet dies, dass die Bildung unserer Kinder zu den Top-Prioritäten gehören sollte. Darüber hinaus sollten auch Erwachsene geistig anspruchsvollen Arbeiten und Hobbys nachgehen, um Demenz in Schach zu halten.

Kapitel 18

Der bilinguale Brain-Boost

Ich bin in einem zweisprachigen Haushalt aufgewachsen, in dem Französisch und Englisch gesprochen wurde, und habe mir für meine Kinder immer dasselbe gewünscht. Die Vorteile, mehr als eine Sprache zu sprechen, sind riesig, nicht zuletzt wegen der kulturellen Aspekte und der engen Beziehungen, die man mit anderen Menschen und Ländern knüpfen kann. Es ist jedoch auch aus neurologischer Perspektive interessant.

Die Idee, dass es gut für den Geist ist, zwei oder mehr Sprachen zu beherrschen, ist relativ neu und in den letzten Jahrzehnten entstanden. In England und vielen anderen westlichen Ländern ging man davon aus, dass eine zweisprachige Erziehung den Spracherwerb von Kleinkindern verzögern und sogar zu kognitiven Beeinträchtigungen führen würde. Diese Idee geht auf Studien aus der ersten Hälfte des 20. Jahrhunderts zurück, denen zufolge Menschen, die mehrere Sprachen beherrschten, schlechter bei Sprachtests abschnitten, wobei Letztere als Indikator für die kognitive Leistungsfähigkeit angesehen wurden. Wie ein Forscher 1929 in einem berühmten Aufsatz schrieb: »Zweisprachigkeit bei Kleinkindern ist ein Defizit und geht mit keinen offensichtlichen Vorteilen einher.«[150]

Diese Studien hatten eine enorme Wirkung, waren jedoch unvollständig, da sie viele andere wichtige Faktoren nicht berücksichtigten, darunter das Alter, den sozioökonomischen Status von Familien und die Frage, ob die schulische Ausbildung des Kindes unterbrochen wurde, was besonders bei Migrant*innen und Geflüchteten relevant gewesen wäre. Ein weiterer wichtiger Punkt: Bei den Studien wurde nicht berücksichtigt, wie gut die Kenntnisse der Testsprache waren. Schlechte Prüfungsergebnisse wurden also auf die Zweisprachigkeit zurückgeführt, obwohl es einfach daran hätte liegen können, dass die Frage nicht verstanden worden war.

Die wohl erste Studie, bei der diese Faktoren berücksichtigt wurden, führten schließlich Elizabeth Peal und Wallace Lambert von der kanadischen McGill University in den 1960er-Jahren durch. Ihre wichtige Arbeit zeigt auf, dass Zweisprachigkeit nicht zu Problemen in der kindlichen Entwicklung führt. Im Gegenteil: Bilinguale Kinder schnitten in der Studie sowohl bei sprachlichen als auch bei sprachfreien Intelligenztests besser ab als einsprachige.[151]

Dennoch dauerte es Jahrzehnte, bis sich diese neue Denkweise durchsetzte. In den letzten zehn Jahren wurde jedoch wieder vermehrt die Wirkung von Sprache auf das Gehirn erforscht, ebenso wie ihr Potenzial, das Denkvermögen zu verbessern. Diese Entwicklung ist auf neue Scantechnologien zurückzuführen, ebenso wie auf das wachsende Verständnis, dass sich das Gehirn als Reaktion auf unsere Umwelt physisch verändern kann.

Sprache ist grenzenlos

Dieser Aspekt ist aufgrund der besonderen Eigenschaften von Sprache besonders spannend. Die Anzahl der Stunden, die man täglich Geige üben oder Kreuzworträtsel lösen kann, ist begrenzt. Sprache hingegen gehört zur menschlichen Erfahrung selbst. In jedem wachen Moment setzen wir Sprache in irgendeiner Weise ein, und sei es nur, um unsere Gedanken zu formen. Durch Sprache werden auch viele Gehirnteile gleichzeitig benutzt, weshalb mögliche Wirkungen weit über das Sprachliche selbst hinausgehen und andere kognitive Prozesse und Fähigkeiten beeinflussen könnten.

Einen der ersten Beweise für diese Theorie lieferte die Studie von Dr. Ellen Bialystok von der York University in Toronto, bei der in den 1980er-Jahren ein- und zweisprachige Kinder untersucht wurden. Bei einer Aufgabe hörten die Kinder einen Satz und mussten sagen, ob er grammatikalisch korrekt sei. Nehmen wir den Satz *Why the dog is barking so loudly?* (dt. »Warum der Hund bellt so laut?«) Beiden Gruppen bereitete es keine Probleme, festzustellen, dass dieser Satz falsch ist. Einsprachige Kinder wurden jedoch auch von Sätzen aus dem Konzept gebracht, die zwar grammatikalisch richtig, aber albern und unsinnig waren, z. B. *Why is the cat barking so loudly?* (dt. »Warum bellt die Katze so laut?«). Die Zweisprachigen hatten damit keine Probleme.[152]

Bialystok vermutete, dass die bilingualen Kinder damit nicht nur grammatikalische Kenntnisse bewiesen, sondern auch eine stärkere Fähigkeit der sogenannten »exekutiven Kontrolle« oder »exekutiven Funktion«. Das exekutive System des Gehirns setzt sich aus vielen verschiedenen geistigen Fähigkeiten zusammen, die uns helfen, gewünschte Verhaltensweisen umzusetzen, uns auf anstehende Aufgaben zu konzentrieren und irrelevante Informationen auszublenden. In diesem Fall konnten die bilingualen Kinder die unbedeutende Tatsache ignorieren, dass der Satz albern war, und sich allein auf die Grammatik konzentrieren.

Ein weiterer Indikator für die exekutive Funktion ist die Fähigkeit, leicht zwischen verschiedenen Aufgaben hin und her wechseln zu können, worin sich Zweisprachige ebenfalls auszeichnen. Sie können zum Beispiel Dinge leicht nach Form oder Farbe kategorisieren, ohne einen Fehler zu machen.[153]

Konstantes Training

Warum führt Sprache zu dieser kognitiven Verbesserung? Eine Erklärung lautet, dass das Gehirn mehrsprachiger Menschen permanent die Wörter der Sprache unterdrücken muss, die man gerade nicht spricht, und zugleich die Wörter oder Bedeutungen der gesprochenen Sprache auswählen muss. Es ist, als würde das Gehirn pausenlos trainieren und mit jedem Wort seine exekutive Kontrolle ausüben.

Bialystoks neuester These zufolge könnte die Erklärung dafür lauten, dass Zweisprachigkeit die Entwicklung und Aufrechterhaltung der Aufmerksamkeit beschleunigt. Die zweisprachige Erfahrung scheint, so Bialystok, die Gehirnsysteme insofern zu verändern, als dass Mehrsprachige ihre Aufmerksamkeit leichter auf das richtige Element einer Aufgabe lenken können. Die Anforderungen, die mit Zweisprachigkeit einhergehen, können dieses System der exekutiven Aufmerksamkeit von klein auf verbessern, was lebenslange kognitive Vorteile mit sich bringt. Dies könnte die vielen verschiedenen Wirkungen erklären, die bei Zweisprachigen beobachtet wurden. Allerdings hat keine Entdeckung für so viel Aufregung gesorgt wie jene, dass Sprachenlernen bis ins hohe Alter hinein von mentalem Nutzen sein und womöglich den Ausbruch von Demenz verzögern kann.

Damals, 2007, erforschten Bialystok und ihr Team in einer Gedächtnisklinik in Toronto eine Gruppe von Menschen mit Demenz, von denen die Hälfte zweisprachig war. Sie fanden heraus, dass die Zweisprachigen die ersten Demenzsymptome im Durchschnitt 4,1 Jahre später entwickelten als die Einsprachigen. Als sie die Studie mit Menschen mit Alzheimer wiederholten, stellte sich heraus, dass der Nutzen von Mehrsprachigkeit sogar noch größer war: Zweisprachige zeigten erst etwa fünf Jahre später die ersten Symptome.[154]

Nach diesen ersten Erkenntnissen löste die Aussicht darauf, Demenz einfach durch das Erlernen einer Fremdsprache hinauszögern zu können, verständlicherweise viel Aufregung aus. Die Idee dahinter ist, dass der für Zweisprachigkeit typische konstante Wechsel zwischen zwei Sprachen nicht nur das Gehirn trainiert, sondern zum Aufbau einer kognitiven Reserve beiträgt, also einer Art mentalem Puffer, der – wie wir im vorigen Kapitel gesehen haben – vor den schädlichen Auswirkungen des Alterungsprozesses auf das Gehirn schützt.[155]

Es gibt jedoch auch eine enttäuschende neue Entwicklung: Mehrere Wissenschaftler*innen haben in jüngerer Zeit versucht, Bialystoks Studie zu wiederholen, sind jedoch nicht zu denselben Ergebnissen gekommen. Daraufhin ist eine hitzige Debatte über die gehirnfördernden Eigenschaften von Zweisprachigkeit und die Frage entbrannt, ob dem Hype zu trauen ist.

Was könnte der Grund dafür sein, dass sich die Ergebnisse in den anderen Studien als ungültig erwiesen haben? Ein großes Problem ist genau das, was Sprache zu einem derart vielversprechenden Gehirnbooster macht: Sie ist sehr eng mit allem verknüpft, was wir tun. Wir haben schon bei anderen Lebensstilfaktoren wie Bewegung gesehen, dass es schwer sein kann, die Lebensweise einer Person auf einen einzigen Aspekt hin zu untersuchen. Wie bei Bialystok, die eine in Kanada lebende Gruppe beobachtete, wurden viele Studien über Zweisprachigkeit in westlichen Bevölkerungen durchgeführt, wo die Zweisprachigen häufig Migrant*innen waren.

Womöglich hing diese Tatsache auch mit dem bilingualen Brain-Boost zusammen: Vielleicht waren jene Migrant*innen, die erfolgreich in ein neues Land umgesiedelt waren und sich ein neues Leben aufgebaut hatten, auch in anderer Hinsicht widerstandsfähiger. Bildung oder allgemeine Intelligenz sind weitere Faktoren, die eine Rolle spielen können. Könnte es sein, dass besser ausgebildete oder klügere Menschen mehr Sprachen lernen? Schließlich haben mehrere Studien bewiesen, dass Bildung – wie wir schon gesehen haben – den Ausbruch von Demenz hinauszögert.

EINE SPRACHE LERNEN

Wir wissen, dass eine Zweitsprache gut für das Gehirn ist, aber wie stellt man es am besten an, eine neue Sprache zu lernen?

1. Tu es, weil du Lust drauf hast. Die Motivation, eine neue Sprache zu lernen, kann sich darauf auswirken, wie gut man darin wird. Finde also eine Sprache, die du unbedingt lernen willst.
2. Schlaf drüber. Während wir schlafen, verschiebt das Gehirn unsere Erinnerungen in das Langzeitgedächtnis. Es empfiehlt sich also, vor dem Schlafengehen zu lernen. Selbst ein kurzes Nickerchen nach dem Lernen kann hilfreich sein.
3. Lerne neue Vokabeln Schritt für Schritt. Das Gehirn sucht immer nach neuen Informationen. Das Einstreuen neuer Inhalte in bereits bestehendes Wissen ist eine bewährte Methode, um das Gedächtnis zu stimulieren.
4. Es ist nie zu spät. Bei einer Studie wurde untersucht, in welchem Alter Migrant*innen eine neue Sprache lernen. Dabei kam heraus, dass es nach der Kindheit keine Zeit gibt, in der Lernen keinen Sinn mehr machen würde. Alle können lernen, auch wenn die Erfolgsaussichten mit dem Alter langsam abnehmen.

Eine andere Art von Zweisprachigkeit

Für diejenigen, die in größtenteils einsprachigen Gesellschaften aufgewachsen sind, mag es überraschend sein, dass mindestens die Hälfte der Weltbevölkerung mehr als eine Sprache spricht. In Indien sprechen die meisten Menschen mehrere Sprachen; Zweisprachigkeit ist nicht an Migration oder Bildung und sozioökonomischen Status gebunden – ein glücklicher Umstand für unseren Forschungszweck. Selbst Analphabet*innen beherrschen mehrere Sprachen.

Diese Situation wussten der kognitive Neurowissenschaftler Dr. Thomas Bak von der schottischen University of Edinburgh und Dr. Suvana Alladi vom Nizam's Institute of Medical Sciences im indischen Hyderabad für sich zu nutzen. Sie taten sich zusammen, um mögliche Auswirkungen von Sprache auf Demenz zu analysieren. Im Rahmen einer Studie mit etwa 600 Menschen, die wegen Demenz in die Klinik gekommen waren, machten sie eine erstaunliche Entdeckung: Bei Zweisprachigen setzten die Symptome ca. viereinhalb Jahre später ein als bei Einsprachigen[156] – also fast genau dasselbe Ergebnis, zu dem bereits Bialystok in Toronto gekommen war.

Analysen von Gehirnscans weisen ebenfalls darauf hin, dass Zweisprachigkeit gute Dienste leistet. In jenen Hirnarealen, in denen die kognitive Verarbeitung stattfindet, verfügen zweisprachige Gehirne über mehr weiße und graue Substanz. In Toronto wurden die Gehirne von Menschen gescannt, die wahrscheinlich an Alzheimer erkrankt waren. Dabei kam heraus, dass die Zweisprachigen größere Schäden in verschiedenen, von der Krankheit betroffenen Hirnbereichen aufwiesen und dennoch ähnliche kognitive Fähigkeiten besaßen wie die Einsprachigen, was darauf hindeutet, dass wir durch Zweisprachigkeit eine kognitive Reserve aufbauen und uns gegen die Folgen der Krankheit schützen können – genau wie bei den gebildeteren Menschen, mit denen wir uns im letzten Kapitel befasst haben. Es gibt auch Belege dafür, dass Zweisprachige mit Alzheimer über niedrigere Tau-Proteinspiegel im Gehirn verfügen könnten als Einsprachige – eines der Schlüsselproteine bei Alzheimer.

Die Forschenden schlussfolgerten aus all diesen Erkenntnissen, dass das Beherrschen von mehr als einer Sprache wahrscheinlich einen großen Nutzen für das Gehirn hat, der sich vor allem im fortgeschrittenen Alter zeigt und nicht zuletzt einen ver-

WIE FLIESSEND SOLLTE MAN SPRECHEN KÖNNEN?

Bei Zweisprachigen denken wir oft an Menschen, die in der Kindheit eine Zweitsprache gelernt haben oder fehlerfrei sprechen. Auch wenn Wissenschaftler*innen noch daran forschen, wie gut man Sprachen beherrschen muss, um von dem bilingualen Nutzen zu profitieren, können wir in mehrerer Hinsicht aufatmen.

1. Man kann eine Sprache auch noch später im Leben lernen. Bei kürzlich durchgeführten Forschungen mit Erwachsenen, die während ihres Studiums eine Sprache lernten, fand man heraus, dass sie bei Aufgaben zur exekutiven Kontrolle besser abschnitten als Einsprachige. Selbst ein einwöchiger Sprachkurs kann langfristige Vorteile mit sich bringen, solange man mindestens fünf Stunden pro Woche übt.
2. »Denglisch« ist kein Problem. Eine gute Nachricht für Familien, die permanent zwischen zwei Sprachen wechseln, manchmal sogar im gleichen Satz. Ein Mischmasch von Sprachen kann dennoch zu kognitiven Vorteilen führen.
3. Mehr Sprachen bedeuten nicht zwangsläufig mehr Boost fürs Gehirn. Vorläufige Ergebnisse deuten darauf hin, dass es nichts bringt, mehr als zwei Sprachen zu sprechen. Dies stimmt mit der Theorie überein, dass die verbesserte Gehirnleistung auf die mentale Akrobatik beim kontinuierlichen Wechsel zwischen Sprachen zurückgeht. Dafür sollten zwei ausreichend sein.

zögerten Ausbruch von Demenz bewirken kann. Dennoch gilt zu bedenken, dass Sprache chaotisch ist. Sie hängt mit anderen Faktoren wie Bildung und Intelligenz zusammen und funktioniert nicht nach dem Alles-oder-nichts-Prinzip. Manche Menschen sprechen eine Sprache zu Hause, eine andere auf der Arbeit oder in der Schule, andere wiederum wechseln die ganze Zeit zwischen zwei Sprachen. Aufgrund dieser Komplexität haben einige Forschende begonnen, Sprache genauso zu betrachten wie gesunde Ernährung. Wir wissen, dass die mediterrane Ernährung gut für uns ist, aber es wäre unsinnig, sich zu viele Gedanken über einzelne Aspekte zu machen, z. B. ob es am Olivenöl oder am Fisch liegt. Ebenso könnte Sprache mehr als die Summe ihrer Teile sein. Anstatt sich darauf zu versteifen, wie das richtige Vorgehen genau aussehen sollte, ist es besser, Spaß an Sprachen zu haben. So kann sich das Lernen einer Fremdsprache nur positiv auswirken. Und wenn wir sie unseren Kindern beibringen, können wir vielleicht alle noch etwas lernen und Spaß dabei haben. Also genieß es einfach, ebenso wie den gesundheitlichen Nutzen, der damit verbunden ist.

Kapitel 19

Musik sollte zum Alltag gehören

In seinem Buch *Die Abstammung des Menschen* von 1871 sann Charles Darwin in folgenden berühmten Worten darüber nach, was der Sinn von Musik sein könnte, und verkündete: »Weder die Freude an der Musik noch die Fähigkeit, musikalische Töne zu erzeugen, sind Fähigkeiten, die für den Menschen hinsichtlich seiner täglichen Lebensgewohnheiten in irgendeiner Weise nützlich sind.« Wie wir in diesem Kapitel herausfinden werden, hätte er von der Wahrheit nicht weiter entfernt sein können.

Die Macht der Musik

Beginnen wir mit der »Fähigkeit, musikalische Töne zu erzeugen«, wie Darwin es ausgedrückt hat, oder einfach der Fähigkeit des Musizierens. Eine musikalische Ausbildung bezieht viele verschiedene Sinne, kognitive Fähigkeiten und Gehirnbereiche mit ein. Musiker*innen müssen nicht nur lesen, zuhören, verstehen und spielen können, sondern benötigen auch einen ausgezeichneten Wahrnehmungsprozess[157], um Geräusche und Rhythmen zu interpretieren. Für das Spielen eines Instruments braucht es zudem feinmotorische Fähigkeiten. Da das durch Musik erhaltene Gehirntraining sehr vielseitig ist und die musikalische Ausbildung regelmäßiges Üben voraussetzt, wirkt sie sich wahrscheinlich nicht nur auf die musikalischen, sondern auch auf die allgemeineren kognitiven Fähigkeiten aus. Es ist erwiesen, dass Musiker*innen nicht nur bessere exekutive Funktionen wie das Arbeitsgedächtnis aufweisen, sondern auch bessere räumliche, mathematische und nicht-sprachliche Fähigkeiten besitzen. Ihre Gehirne zeigen zudem strukturelle Veränderungen. Eine Studie von 2021 – die größte ihrer Art – belegte, dass Musiker*innen über stärkere Verbindungen zwischen den verschiedenen Hirnarealen verfügen und diese Bereiche mehr miteinander kommunizieren als bei Nicht-Musiker*innen.

Könnte es sein, dass an den Gehirnen dieser Menschen etwas Besonderes ist, das sie zu guten Musiker*innen werden lässt? Und könnten damit auch die Vorteile für die Kognition erklärt werden? Oder liegt es in Wahrheit an der Musik selbst? Um dieses Rätsel zu lösen, führte ein internationales Team von Forschenden aus den Niederlanden, Dänemark und Finnland eine Testreihe zu Intelligenz und exekutiven Funktionen mit 101 Erwachsenen in Finnland durch und gruppierte sie entsprechend ihres musikalischen Könnens: Nicht-Musiker*innen, Amateur*innen und Musiker*innen.[158] Sie berücksichtigten auch den sozioökonomischen Status, Persönlichkeitszüge und andere Faktoren, die die Ergebnisse verfälschen könnten. Selbst nach der Kontrolle all dieser Faktoren schnitten die Musiker*innen besser bei den kognitiven Tests ab. Je mehr musikalische Bildung sie genossen hatten, desto höher war ihre Punktzahl: Professionelle Musiker*innen schnitten besser als Amateur*innen ab, Letztere wiederum besser als Nicht-Musiker*innen. Die Autoren der Studie gehen davon aus, dass durch Musikunterricht die überaus wichtigen exekutiven Funktionen trainiert werden, die bekanntermaßen fast alle kognitiven Fähigkeiten stärken.

Wie jung sollte man sein, um mit Musikunterricht zu beginnen? Vielleicht hast du schon mal vom Mozart-Effekt gehört – der Theorie, dass das Hören klassischer Musik die Intelligenz von Kindern deutlich steigert. Tatsächlich scheint Musik jedoch einfach die Stimmung und das Erregungsniveau zu heben. Eine bessere Stimmung steigert wiederum das Lernvermögen und kann daher dazu führen, dass man bei IQ-Tests besser abschneidet. Auch wenn die Wirkung von Musik also nichts mit Mozart zu tun hat, ist sie deshalb nicht weniger nützlich. So wie eine kurze Bewegungspause die Konzentration und die schulischen Leistungen von Kindern verbessern kann (siehe Kapitel 12), kann eine Musikpause ebenfalls dazu beitragen, die kognitive Leistungsfähigkeit mit sofortiger Wirkung zu erhöhen.

Das Erlernen eines Musikinstruments in jungen Jahren ist sogar noch wirkungsvoller und wird mit der allgemeinen Intelligenz von Kindern in Verbindung gebracht. Mehreren Studien zufolge steigt bei den Kindern, die eine musikalische Ausbildung erhalten, der IQ mehr an als bei jenen, die etwas anderes lernen, z. B. Schauspielerei. Laut einer kürzlich durchgeführten Studie mit 100 Kindern im Alter von ca. neun Jahren schnitten diejenigen, die mindestens eine halbe Stunde pro Woche ein Musikinstrument übten, bei allgemeinen Intelligenztests besser ab und verfügten auch über mehr weiße Substanz im Gehirn – eine Art Isolationsschicht, mit der das Gehirn effizienter Signale aussenden kann. Je mehr die Kinder übten, desto mehr Veränderungen zeigten sich in ihren Gehirnen.[159] Es besteht jedoch kein Grund zur Panik, wenn du ein Instrument aufgegeben hast, das du in deiner Kindheit gelernt hast: Die Auswirkungen auf Gedächtnis und Intelligenz könnten einer Studie zufolge sogar bis ins Erwachsenenalter hineinreichen. Allerdings verhält es sich mit Musik wie mit Bildung: Je mehr man lernt, desto stärker sind die Auswirkungen.[160]

Es gibt wohl ein Erfolgsrezept, mit dem man den größten kognitiven Nutzen aus Musik ziehen kann: Früh anfangen und viel üben. Es ist jedoch nicht alles verloren, wenn man erst spät ein Instrument erlernt. Zu diesem Ergebnis kam zumindest eine Studie mit Erwachsenen ohne vorherige musikalische Erfahrung, die sechs Monate lang Klavierunterricht nahmen und anschließend bei Tests zu den exekutiven Funktionen besser abschnitten.[161]

DIE OPERA-HYPOTHESE

Es sprechen immer mehr Beweise dafür, dass eine musikalische Ausbildung unsere Fähigkeit zur Sprachverarbeitung verbessern kann, z. B. Sprache aus einer geräuschvollen Umgebung herauszuhören. Eine beliebte Erklärung, auch »OPERA-Hypothese« genannt, von Aniruddh Patel von der Tufts University in Massachusetts besagt, dass Musik und Sprache teilweise auf dieselben kognitiven Verarbeitungsbereiche im Gehirn zurückgreifen, Musik jedoch mit einer höheren kognitiven Leistung, mehr Gefühlen und einem größeren Fokus einhergeht. Diese Gehirnsysteme werden dabei so gut trainiert, dass sich die Struktur und Funktionsweise des Gehirns dauerhaft verändern und die Sprachverarbeitung einfacher wird. Das sind gute Nachrichten für alle, die regelmäßig Musik machen, aber auch Menschen mit Hörproblemen könnten davon profitieren. Die These wird bereits erforscht.

Die Tatsache, dass Musik so gut für unser Denkvermögen ist, hat das Interesse von Wissenschaftler*innen geweckt. Sie gingen daher der Frage nach, ob Musiker*innen durch diese weitreichenden Verbesserungen im Gehirn mit demselben mentalen Puffer ausgestattet sind, den wir bereits bei Zweisprachigen entdeckt haben.

Die bisherigen Beweise sind vielversprechend. Bei einer fünfjährigen Studie mit fast 500 älteren Menschen, die zu Beginn der Studie nicht von Demenz betroffen waren, kam heraus, dass das Spielen eines Instruments eine von mehreren Freizeitaktivitäten ist, die das Demenzrisiko senken (die anderen sind Lesen, Kartenspiele und Tanzen).[162] Weitere Belege stammen von Zwillingspaaren, bei denen ein Zwilling musikalisch ist, der andere hingegen nicht: Für den oder die Musikalische der beiden ist die Wahrscheinlichkeit, Demenz zu entwickeln, im Durchschnitt 64 Prozent niedriger.[163] Forschungen von 2021 haben gezeigt, dass bei älteren, musikalisch ausgebildeten Erwachsenen jene Hirnareale größer sind, die wichtig für die exekutiven Funktionen, das Gedächtnis, das Lernen und die Gefühle sind.[164] All diese Ergebnisse belegen, dass die Liebe zur Musik wahrscheinlich mit vielen langfristigen kognitiven Vorteilen einhergeht, auch wenn dazu bisher viel weniger geforscht wurde als zu Sprache.[165] Als Nächstes gilt es festzustellen, ob ältere Menschen ihre Gehirne durch regelmäßiges Musizieren so gut trainieren können, dass sie den kognitiven Verfall aufhalten können – eine Frage, an der bereits geforscht wird.[166]

Heilender Rhythmus

Wenden wir uns nun der Freude an Musik zu, die Darwin zufolge ebenfalls keinerlei Nutzen für den Alltag hat. Auch in dieser Hinsicht lag er weit daneben. Besonders Menschen mit neurologischen Störungen können sehr davon profitieren, Musik zu hören. Bei Personen mit Demenz kann Musikhören zum Beispiel die Stimmung und das Verhalten verbessern, noch lange nachdem die letzten Töne verklungen sind.[167]

Laut Professorin Psyche Loui von der Northeastern University in Boston, Massachusetts, die die Auswirkungen von Musik auf das Gehirn erforscht, gibt es bestimmte Frequenzen der Hirnaktivität, die mit Kognition in Verbindung stehen. Diese rhythmischen Muster der Hirnaktivität werden ausgelöst, wenn wir uns mental auf etwas konzentrieren, allerdings werden sie mit dem Alter schwächer, v. a. bei neurodegenerativen Erkrankungen. Es könnte also sein, dass diese Frequenzen bei Menschen mit kognitiven Problemen durch das rhythmische Element der Musik wieder verstärkt werden, sodass Betroffene geistig klarer werden.

Das brachte Loui auf die Frage, ob es möglich wäre, eine besondere Art von Musik zu entwerfen, die die Konzentrationsfähigkeit erhöht. Um dies herauszufinden, tat sie sich mit einem Start-up namens brain.fm zusammen, das Musik mit dem Ziel produziert, die Konzentrationsfähigkeit zu steigern. Sie verwendeten die verschiedenen Musikelemente wie die Zutaten eines Rezepts und schufen so eine ganz neue Art von Musik. So fanden sie heraus, dass bestimmte Tonsequenzen das Gehirn dazu anregen, sich auf diese Frequenzen einzustellen, sodass man sich länger konzentrieren und bei kognitiven Tests mit langer Aufmerksamkeitsspanne besser abschneiden kann. Wer diese Musik hört, so Loui, will seine Arbeit fortsetzen, anstatt sich von Social Media und anderen Versuchungen ablenken zu lassen. Dies scheint besonders hilfreich für Menschen mit ADHS-ähnlichen Tendenzen zu sein – also Menschen, deren Aufmerksamkeit schnell nachlässt.

Neben der Frequenz kann Loui zufolge auch der vorhersehbare Charakter von Musik besonders nützlich für Menschen mit neurologischen Störungen sein – insbesondere der Parkinsonkrankheit, einer fortschreitenden Störung des Nervensystems, die in der Regel motorische Probleme wie Steifheit und Zittern verursacht.

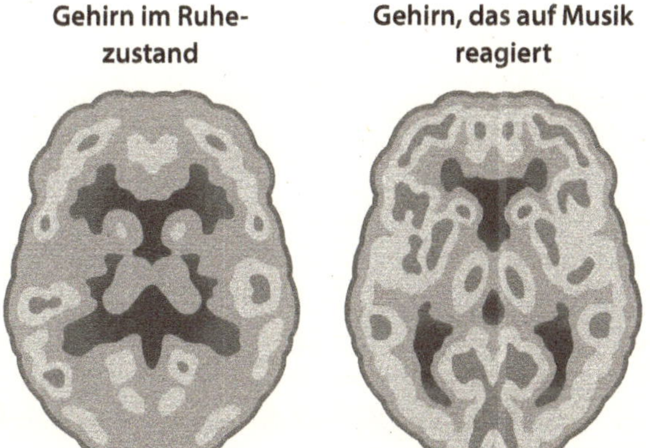

HINTERGRUNDGERÄUSCHE

Neben Musik können noch andere Geräusche unsere geistige Leistungsfähigkeit beeinflussen. Studien zufolge können bestimmte Geräusche beim Lernen stören – zum Beispiel schneiden Kinder, deren Schule in einer Einflugschneise liegt, für gewöhnlich schlechter bei Tests ab als Gleichaltrige. Es fällt ihnen auch schwerer, sich auf Probleme zu konzentrieren. Durch Gemurmel oder im Hintergrund stattfindende Gespräche lassen sich Menschen, einschließlich Kinder, besonders leicht ablenken. Es gibt jedoch eine Möglichkeit, Hintergrundlärm für sich zu nutzen: Ist die Lautstärke richtig, kann er einen kreativen Schub auslösen. Bei einem Experiment, bei dem die Auswirkungen verschiedener Geräusche auf die Kreativität von Menschen getestet wurde, kam heraus, dass die Art von Geräusch keine Rolle spielt, solange es nicht zu leise oder zu laut ist – wahrscheinlich, weil die richtige Lautstärke das Erregungsniveau auf ideale Weise anhebt.

Die meiste Musik ist insofern vorhersehbar, als dass unser Gehirn nach den ersten paar Takten eines Liedes schon ahnt, was als Nächstes kommt. Um diese Vorhersagen treffen zu können, beginnen verschiedene Gehirnteile – angeregt durch den Rhythmus –, miteinander zu kommunizieren. So können wir den nächsten Teil des Songs vorausahnen. Doch damit nicht genug: Rhythmus wird in den motorischen Gehirnteilen verarbeitet, auch wenn wir uns nicht bewegen. Eines der Probleme bei der Parkinsonkrankheit besteht darin, dass es dem motorischen System schwerfällt, Bewegungen einzuleiten. Durch das Hören von Musik wird jedoch diese gehirnweite, vom Rhythmus verursachte Reaktion ausgelöst, sodass wir Loui zufolge das motorische System des Gehirns in Schwung bringen und Bewegungen leichter einleiten können. Es ist, als würde unsere Liebe für den Rhythmus auf die Verbindung mit dem auditorischen System zurückgreifen, um Bewegung in Gehirnbereichen auszulösen, die bei Parkinson schwächer werden.

Louis kürzlich durchgeführte Forschung bestätigt diese Theorie. 2021 veröffentlichte ihr Team eine Forschungsarbeit, die belegte, dass die motorischen und nicht-motorischen Symptome von Parkinson durch viermonatigen, wöchentlichen Tanzunterricht verbessert werden können. Interessanterweise wurden die größten Verbesserungen bei Personen beobachtet, die bereits Tanzkenntnisse hatten, womöglich weil sie bereits über jene starke Verbindung zwischen auditorischem und motorischem System verfügten.[168] Derzeit arbeiten Loui und ihr Team mit einem Unternehmen namens Oscilloscope zusammen, um herauszufinden, ob rhythmische Lichtblitze, die musikalische Rhythmen nachahmen, unmittelbar dazu beitragen können, diese Verbindungen im Gehirn wiederherzustellen.[169]

Der vorhersehbare Charakter von Musik scheint auch Menschen in Altersheimen zu helfen, die leicht reizbar sind, besonders jenen mit Demenz, die für Pflegekräfte eine Herausforderungen darstellen können. Menschen mit neurodegenerativen Störungen sind auch deshalb leicht reizbar, weil sie aufgrund ihres Gedächtnisverlusts weniger gut vorhersagen können, was in der Zukunft geschehen wird. Dies kann sehr desorientierend sein. Da das Gehirn durch Musik unmittelbar dazu angeregt wird, Vorhersagen zu treffen, kann Musik diese beruhigende und tröstende Wirkung entfalten.

Musikalisches Zwischenspiel

Auch alle anderen können davon profitieren, dass eine gute Melodie die Gehirnleistung verbessert, allerdings kommt es dabei auch auf die Playlist an. Musikhören regt jene Belohnungssysteme an, die uns ein gutes Gefühl geben und auch durch Sex, leckeres Essen und Geld stimuliert werden. Dies geschieht jedoch nur, wenn man die Musik selbst auswählt. Auch die Aktivierung des Belohnungssystems ist wahrscheinlich mit der Vorhersehbarkeit von Musik verbunden: Die Fähigkeit, genau vorherzusagen, was als Nächstes kommt, gibt dem Gehirn einen Kick. Loui fand heraus, dass die Verbindung zwischen auditorischem System und Belohnungssystem im Gehirn gestärkt wird, wenn Menschen regelmäßig ihre Lieblingsmusik hören. Sie vermittelt nicht nur ein gutes Gefühl, sondern geht auch mit unerwarteten Vorteilen einher: Berichten der Proband*innen zufolge fühlten sie sich während der Musikbehandlung weniger einsam und gestresst. Loui hofft, dass Musikhören zu einer einfachen, langfristigen Lifestyle-Entscheidung wird, die Erwachsene im mittleren Alter treffen können, um die Stress- und Einsamkeitsgefühle zu verringern, die sich mit fortschreitendem Alter einstellen können.

All diese Erkenntnisse zeigen, wie gründlich sich Darwin mit seiner ablehnenden Haltung gegenüber Musik geirrt hat. Wenn man Musik von klein auf und ein ganzes Leben lang praktiziert oder andere Arten von musikalischer Ausbildung erhält, kann dies die Struktur des Gehirns verändern, die Kognition verbessern und womöglich ähnlich gut gegen Demenz schützen wie Sprachen. Doch selbst Menschen, die in musikalischer Hinsicht vollkommen talentfrei sind, können ihr Gehirn durch Musik verbessern. Allein das Hören von Musik ist schon ein gutes Workout für das Gehirn. Vielleicht sollten wir unsere Lieblings-Playlists daher in demselben Licht sehen wie gesunde Ernährung und regelmäßigen Sport: als etwas, das wir in unsere täglichen Gewohnheiten einbauen, um unser mentales Wohlbefinden auf lange Sicht zu steigern. Spätestens jetzt hast du also eine gute Ausrede dafür, eine Pause von der Arbeit einzulegen und deine Lieblingssongs aufzudrehen.

VIER TIPPS ZU MUSIK

1. Du musst ins Krankenhaus? Nimm deine Kopfhörer mit. Musikhören kann nicht nur die Schmerzen und die Angst mindern, die man vor, während und nach einer OP spürt, sondern auch die benötigte Medikamentendosis.
2. Wenn ein Roadtrip mit der Familie ansteht, vergiss die Kopfhörer und dreh die Autoanlage auf. Forschungen belegen: Das Musikhören mit Kindern verbessert die Beziehungen, die man später mit ihnen hat, wenn sie junge Erwachsene sind.
3. Durch das Tanzen zu grooviger Musik kann man in eine Art Flow geraten – jenen Zustand völliger Vertiefung und restlosen Aufgehens. Selbst Wissenschaftler*innen benutzen das Wort »groovy«, um Musik zu beschreiben, zu der fast alle Menschen tanzen wollen. Diese Art von Musik löst einen Flow-Zustand aus, der Angstzustände und das Selbstwertgefühl verbessern soll.
4. Wenn du glücklicher sein willst, höre fröhliche Musik. Es wurde nachgewiesen, dass regelmäßiges Musikhören über einen Zeitraum von zwei Wochen stimmungshebend wirkt – insbesondere wenn die Menschen Musik aus diesem Grund hören. Die Intention spielt also auch eine Rolle.

Teil 5

Sozialleben

Wir können noch so viele Maßnahmen ergreifen, um unsere mentale Gesundheit und unsere kognitiven Fähigkeiten zu verbessern, doch wir dürfen nicht vergessen, dass wir nicht allein in diesem Unterfangen sind. Wir leben in keinem luftleeren Raum und unsere Interaktionen mit anderen – oder das Ausbleiben derselben – können unsere Gehirngesundheit und Zufriedenheit stark beeinflussen. Wir Menschen sind von Natur aus gesellige Wesen und haben uns evolutionär dahin entwickelt, einem zusammenhängenden sozialen Netzwerk anzugehören. Es ist also nicht schwer zu verstehen, warum erfüllende und bedeutungsvolle Beziehungen so gut für das Gehirn sind und warum sich Einsamkeit negativ auf unsere graue Substanz auswirken kann. Immer mehr Menschen leben in Single-Haushalten, doch sind wir deshalb nicht zwangsläufig einsamer, wie wir in Kapitel 21 sehen werden.

Lebt man mit anderen unter einem Dach, können diese Beziehungen unter den richtigen Umständen eine Wohltat für die mentale Gesundheit sein, insbesondere die Ehe (siehe Kapitel 20). Dasselbe gilt für unsere vierbeinigen Freunde (oder manchmal auch für ungewöhnlichere Haustiere), wie wir in Kapitel 22 herausstellen werden.

Letztlich bezieht sich unser Sozialleben nicht nur auf unsere Liebsten, sondern auch auf unsere Umwelt. Die Frage, wie viel Zeit wir drinnen oder draußen verbringen – und zu welcher Tages- oder Nachtzeit – und ob unsere sozialen Aktivitäten in der Natur stattfinden, kann tiefgreifende Auswirkungen auf unser geistiges Wohlbefinden haben, wie wir in den letzten beiden Kapiteln dieses Buchteils sehen werden. Schauen wir uns also an, wie wir den Einfluss von Beziehungen und Umwelt nutzen können, um uns besser zu fühlen und klüger zu werden.

Kapitel 20

Die Ehe kann dich vor Demenz schützen

Manche tun es aus Liebe, andere aus Geldgründen oder einfach aus Tradition. Wie auch immer die Gründe aussehen, Heiraten kann wahre Wunder für die Gesundheit bewirken. Verheiratete leben in der Regel länger und haben eine bessere kardiovaskuläre Gesundheit sowie niedrigeren Blutdruck, wobei manchen Studien zufolge Männer mehr von diesen gesundheitlichen Vorteilen profitieren als Frauen.

Angesichts des körperlichen Nutzens haben sich Wissenschaftler*innen gefragt, ob sich die Ehe mit fortschreitendem Alter auch auf die geistige Gesundheit auswirken könnte. Daher durchforstete 2017 ein internationales Team von Forschenden die Literatur zum mentalen Nutzen langfristiger Partnerschaften und fasste alle Studienergebnisse zu dem Thema zusammen, die es bei der Recherche hatte finden können. Insgesamt umfassten die Nachforschungen 15 Studien mit über 800.000 Teilnehmenden, die die Auswirkungen der Ehe auf Demenz untersucht hatten. Das Team fand heraus, dass Alleinstehende und Verwitwete im Vergleich zu Verheirateten ein höheres Demenzrisiko haben – im Vergleich zu Verheirateten ist das Risiko bei Alleinstehenden um 40 Prozent höher und bei Verwitweten um 20 Prozent, nachdem Faktoren wie Alter und Geschlecht berücksichtigt wurden.[170] Interessanterweise ergab die Studie, dass für Geschiedene kein höheres Risiko besteht, was überrascht, wenn man bedenkt, dass eine Scheidung sehr belastend und schwer sein kann und Stress mit Demenzrisiko in Verbindung gebracht wird.

Es sprechen mehrere Gründe dafür, warum der Ausbruch von Demenz durch den Bund fürs Leben hinausgezögert werden könnte. Der erste lautet, dass eine Ehe normalerweise mit täglicher sozialer Interaktion einhergeht, was sich – wie wir im nächsten Kapitel sehen werden – positiv auf den Geist auswirkt. Ein aktives Sozialleben kann auch die kognitive Reserve stärken – jenen mentalen Puffer, der uns mit zunehmendem Alter vor den Auswirkungen von Gehirnschäden schützt.

Eine noch einfachere Erklärung lautet, dass verheiratete Menschen einen insgesamt gesünderen Lebensstil führen,[171] was sich ebenfalls positiv auf die grauen Zellen auswirkt. Damit ist jedoch nicht alles erklärt, denn eine gesunde Lebensweise verlängert zwar die Lebenserwartung, doch der Forschung zufolge hat die Ehe stärkeren Einfluss auf Demenz als auf Langlebigkeit. Dies spricht dafür, dass die Ehe nicht nur unsere körperliche Gesundheit stärkt, sondern sich direkt auf das Gehirn und somit auch auf den Verstand auswirkt. Die für die Studie verantwortlichen Forschenden gehen davon aus, dass die kognitive Reserve durch lebenslanges Zusammenleben gestärkt wird und die soziale Interaktion letztlich am wichtigsten ist. Wir brauchen die Ergebnisse nicht auf Verheiratete zu beschränken. In der Forschung nutzte man die Institution Ehe lediglich als Indikator für eine langfristige Beziehung und verwendete auch Studien, bei denen nicht nur von Ehepartner*innen, sondern auch von Partner*innen im Allgemeinen die Rede war.

Der Verlust eines geliebten Menschen

Warum haben Verwitwete ein höheres Demenzrisiko, Geschiedene jedoch nicht? Frühere Studien haben gezeigt, dass das Witwentum im Allgemeinen belastender ist als eine Scheidung. Der Stress, der durch den Verlust eines geliebten Menschen entsteht, könnte also der Grund für das höhere Demenzrisiko sein.

Bei Singles ist die Wahrscheinlichkeit höher, dass eine Demenz gar nicht diagnostiziert wird, womöglich weil sie bei Menschen, die allein in eine Klinik gehen, schwieriger festzustellen ist und erste Hinweise auf zunehmende Vergesslichkeit oder Verhaltensänderungen am ehesten den Partner*innen und Ehepartner*innen auffallen würden. Für Ärzt*innen könnte es also wichtig sein, besonders darauf zu achten, ob Patient*innen Lebensgefährt*innen haben oder nicht.

Insgesamt scheint eine feste Bindung also eine gute Idee zu sein, wenn man das Demenzrisiko senken möchte. Natürlich sind nicht alle Beziehungen gleich. Die Qualität einer Ehe – also die Frage, wie zufrieden die Menschen in ihrer Ehe sind – fällt ebenfalls ins Gewicht. Um sie zu bemessen, verwenden Wissenschaftler*innen Fragebögen[172], mit denen sie ermitteln, wie viel sich die Eheleute z. B. über den Umgang mit den Schwiegereltern streiten oder wie sie einander Zuneigung zeigen. Es werden auch größere Fragen gestellt, z. B. ob man jemand anderen heiraten würde, wenn man noch einmal von vorne beginnen könnte. Forschungen, die auf diesem Ansatz basieren, haben gezeigt, dass es nicht die Ehe selbst ist, die mit verschiedenen Vorteilen einhergeht, darunter ein niedrigeres Depressionsrisiko, mehr Glück, ein niedrigeres Stressniveau und größere Zufriedenheit im Leben als bei Singles. Vielmehr sind die Zufriedenheit und die Unterstützung ausschlaggebend, die mit der Beziehung einhergehen. Wenn die Ehe gut ist, kann sie die geistige Gesundheit steigern, aber die Forschung zeigt auch, dass es Singles besser geht als Menschen, die eine unglückliche Ehe führen.[173]

Jemand ganz Besonderes

Ehen (und wahrscheinlich auch andere langfristige, feste Beziehungen) sind jedoch etwas Besonderes. Wenn man Single ist oder eine schlechte Ehe führt, liegt der Gedanke nahe, dass man die damit verbundenen gesundheitlichen Nachteile mit einem großen Freundeskreis ausgleichen kann, der jene soziale Leerstelle ausfüllt. Andere soziale Netzwerke – egal, wie stark oder groß sie sind – können jedoch nicht vor den mentalen Nachteilen schützen, die mit einer unglücklichen Ehe oder dem Single-Dasein einhergehen. Wer Single ist und ein tolles Unterstützungsnetzwerk hat, dem geht es wahrscheinlich dennoch schlechter als einer Person, die eine glückliche Ehe führt. Wer in einer unglücklichen Ehe steckt, kann die damit verbundenen Negativfolgen auf die geistige Gesundheit nicht durch Unterstützung von außen ausgleichen. Grund dafür könnte die einzigartige Bindung oder Intimität einer solchen Beziehung sein, doch das Forschungsgebiet ist noch zu jung, um sichere Aussagen treffen zu können.

Apropos Intimität: Es könnte noch einen weiteren Grund dafür geben, warum sich eine Beziehung positiv auf das Gehirn auswirkt. Sex.

Ältere Menschen, die regelmäßig sexuell aktiv sind, schneiden bei Tests zu kognitiven Fähigkeiten besser ab, insbesondere bei Aspekten, die mit dem Arbeitsgedächtnis und den exekutiven Funktionen zusammenhängen.[174] Dies liegt womöglich an der Ausschüttung des Belohnungsbotenstoffs Dopamin, der beim Sex freigesetzt wird, denn Dopamin stärkt bei älteren Menschen erwiesenermaßen die kognitiven Fähigkeiten.

Was die Frage angeht, ob man Kinder bekommen möchte: Selbst Menschen in festen Beziehungen erleben seit Langem eine Verschlechterung ihres psychischen Wohlbefindens, wenn sie Kinder bekommen, was auf einen Mangel an Schlaf, Geld und Zeit zurückzuführen ist. In den letzten Jahren hat sich dieses Bild jedoch ein wenig verschoben, denn neue Forschungen haben er-

WIE VIELE KINDER MACHEN AM GLÜCKLICHSTEN?

Für Eltern stellt sich die wichtige Frage, wann man aufhören sollte, Kinder zu bekommen. Was sagt die Wissenschaft zu der Frage, wie viele Kinder am glücklichsten machen? Ein paar Antworten liefert die Studie des Soziologen Hans-Peter Kohler von der University of Pennsylvania: Er schickte einen Fragebogen an eineiige Zwillinge in Dänemark, die an einer landesweiten Zwillingsumfrage teilnahmen und bereits eigene Kinder hatten (durch die Untersuchung eineiiger Zwillinge konnte man viele andere Faktoren ausschließen, die sich auf Glück auswirken können). Er stellte fest, dass sowohl Männer als auch Frauen durch die Geburt ihres ersten Kindes glücklicher wurden, wobei die Geburt eines Sohnes für Männer ziemlich wichtig war: Sie gaben an, dass die Geburt eines Sohnes sie um 75 Prozent glücklicher mache als die Geburt einer Tochter. Beim zweiten Kind änderte sich das Glück des Vaters nur geringfügig, wohingegen das Glück der Mutter abnahm. Dies deutet darauf hin, dass eins die magische Zahl ist, wenn es um das ganz große Glück geht. Allerdings kam eine Studie mit deutschen und britischen Eltern zu einem anderen Ergebnis, nämlich dass das Glück mit dem ersten und zweiten Kind zunimmt, mit dem dritten hingegen nicht mehr, woraus sich schließen lässt, dass man beim zweiten Kind aufhören sollte. Wie kommt es zu diesen unterschiedlichen Ergebnissen? Natürlich spielen noch andere Dinge eine Rolle. Studien zufolge hängt die Frage, wie sehr Kinder zum Lebensglück beitragen, von verschiedenen Faktoren ab, z. B. ob man in einem Industrieland lebt, wie alt man ist – Menschen über 30 waren glücklicher, wenn sie Eltern wurden –, wie gut man gestellt ist und ob man eine gute Bildung genossen hat. Die Frage, ob man so viele Kinder bekommt, wie man sich gewünscht hat, ist ebenfalls wichtig.

geben, dass Menschen nicht wegen der Kinder selbst unglücklich sind, sondern wegen der finanziellen Belastung.[175] Nimmt man Geld aus der Gleichung heraus, dann sind Eltern sehr viel glücklicher. Es spielt auch eine Rolle, wie viele Kinder man bekommt (siehe Kasten gegenüber). Wenn die Kinder aus dem Haus gehen, sind Menschen mit Kindern glücklicher als kinderfreie Personen.[176] Eltern, deren Kinder ausgezogen sind, profitieren (wenn sie Glück haben) von erfüllenden und bedeutungsvollen familiären Bindungen, ebenso wie von der Unterstützung ihrer Kinder bis ins hohe Alter, ohne sich noch um Dinge wie Kinderbetreuung kümmern zu müssen.

Kapitel 21

Wie Einsamkeit dein Gehirn verändert

Im Jahr 2020, als ein Großteil der Welt aufgrund der Corona-Pandemie in den Lockdown ging, wurde ein anderes Gesundheitsproblem ins Rampenlicht gerückt: Einsamkeit. Sucht man im medizinischen Recherchearchiv Pubmed, findet man heraus, dass 2020 doppelt so viele wissenschaftliche Arbeiten zu Einsamkeit und geistiger Gesundheit veröffentlicht wurden als im Jahr davor. Manche dieser Studien zeigten zwar auf, dass es in jener Zeit selbst bei relativ jungen Menschen zu einem Anstieg von Einsamkeit, Depression und suizidalen Gedanken gekommen war, andere kamen jedoch genau zum gegenteiligen Ergebnis: Diesen Studien zufolge hatten die Menschen in der Pandemie das Gefühl, vermehrt zusammenzuhalten und auf andere Weise miteinander verbunden zu sein, manchmal sogar stärker als vor der Pandemie.[177]

Diese Ergebnisse verdeutlichen, wie kompliziert die Frage der Einsamkeit tatsächlich ist. Zudem hat die Pandemie die seit Jahren größer werdende Sorge über die körperlichen und psychischen Auswirkungen von Einsamkeit verstärkt – ein Problem, das für jede Menge Schlagzeilen gesorgt hat, in denen von einer »Epidemie der Einsamkeit« die Rede war. In den Artikeln wird argumentiert, dass die Zahl der Alleinlebenden stetig zunimmt und damit auch die Zahl der unter Einsamkeit leidenden Menschen.

Schlimmer als Rauchen?

Warum ist das so wichtig? Eine der meistzitierten Theorien über die Auswirkungen von Einsamkeit besagt, dass sie uns in ein frühes Grab bringt und schlechter für uns ist als Fettleibigkeit oder Rauchen. Im Jahr 2018 verkündete die britische Regierung: »Einsamkeit ist eine der größten Herausforderungen für das öffentliche Gesundheitswesen unserer Zeit.« Sie zählte verschiedene gesundheitliche Auswirkungen von Einsamkeit auf, darunter Herzkrankheiten, Schlaganfall und Alzheimer, und stellte jede Menge neuer Strategien zur Bekämpfung dieser Notlage vor. Zum Beispiel sollten sich Postangestellte vermehrt um sozial isolierte Menschen kümmern und Ärzt*innen sollten einsame Patient*innen an Gemeindezentren und Freiwilligendienste verweisen. Das Land hat sogar eine »Einsamkeitsministerin« ernannt.

Es ist nicht schwer zu verstehen, warum soziale Isolation schlecht für uns sein kann. Wenn wir über starke soziale Netzwerke verfügen, ist die Wahrscheinlichkeit höher, dass wir Zugang zu Arbeit, gesünderem Essen und körperlichen Aktivitäten haben. Einsamkeit kann auch die Willensstärke unterminieren, sodass man ungesündere Entscheidungen trifft.

Es wäre jedoch falsch, anzunehmen, dass soziale Isolation ein Indikator für Einsamkeit ist.

Das Problem besteht darin, dass wir Einsamkeit oft mit Alleinsein verwechseln, aber wie du wahrscheinlich aus eigener Erfahrung weißt, ist es durchaus möglich, sich einsam zu fühlen, auch wenn man unter Menschen ist, und mit sich im Reinen zu sein, wenn man allein ist. Intuitiv wissen wir also, dass Alleinsein und Einsamkeit nicht dasselbe sind. Dies wird auch von der Forschung bestätigt.

Als Beispiel wollen wir uns Dänemark und Schweden ansehen, zwei Länder, in denen weltweit der höchste Anteil an Alleinwohnenden lebt. Im Vergleich zu anderen Ländern in Nordeuropa haben die Menschen dort von relativ niedrigen Einsamkeitswerten berichtet. Nur etwa ein Viertel der Befragten in Dänemark und Schweden geben an, sich zumindest manchmal einsam zu fühlen, im Vergleich zu 62 Prozent in Griechenland, dem Land, das die Einsamkeitsskala anführt.[178] Die Frage, wie viel Zeit man allein verbringt, ist also kein guter Indikator dafür, ob man sich einsam fühlt oder ob es an sozialer Unterstützung mangelt.

Im Jahr 2012 sahen sich die Forscherinnen Caitlin Coyle und Elizabeth Dugan von der University of Massachusetts in Boston das Verhältnis zwischen sozialer Isolation, Einsamkeit und mentaler Gesundheit genauer an. Ihre Studie mit fast 1200 Personen ergab, dass eine sehr schwache Verbindung zwischen sozialer Isolation und Einsamkeit besteht. Mit anderen Worten: Nur weil ein Mensch allein ist, sollte man nicht davon ausgehen, dass er

DIE EINSAMSTEN JAHRE

Es ist wichtig, dass wir unsere Vorstellung von Einsamkeit überdenken, weil wir als Gesellschaft in der Regel annehmen, dass das Risiko für Menschen, die allein sind, am größten ist. Viele vermuten zum Beispiel, dass Einsamkeit vor allem unter älteren Menschen grassiert. In reichen Ländern berichten jedoch häufiger junge Menschen von Einsamkeit als ältere. Einsamkeit nimmt für gewöhnlich im mittleren Alter ab, bevor sie nach dem 75. Lebensjahr wieder zunimmt. Das bedeutet, dass wir Einsamkeit nicht mit höherem Alter gleichsetzen sowie Maßnahmen und Vorkehrungen für jüngere Menschen treffen sollten, die einen Umgang mit Einsamkeit aufzeigen. Auch wenn junge Menschen heutzutage so empfinden, scheinen sie nicht einsamer zu sein, als es junge Menschen früher waren. Die Schlussfolgerung, dass junge Menschen immer einsamer würden, ist also falsch. Dasselbe gilt für ältere Personen: Nur weil mehr Menschen denn je alleine wohnen, heißt das nicht, dass wir es mit einer »Epidemie der Einsamkeit« zu tun hätten.

einsam ist, ebenso wie man nicht annehmen sollte, dass einsame Menschen sozial isoliert sind. Allerdings entdeckten die beiden Forscherinnen eine starke Verbindung zwischen Einsamkeit und schlechter psychischer Gesundheit.[179]

Wir dürfen also nicht vergessen, dass Einsamkeit de facto die Wahrnehmung und die Empfindung der Isolation beschreibt, die sich auch einstellen, wenn man unter Menschen ist. Es geht darum, inwiefern unsere sozialen Erwartungen mit der Realität übereinstimmen.

Einsamkeit aus evolutionärer Sicht

Um zu verstehen, warum die subjektive Erfahrung von Einsamkeit so schlecht für uns sein kann, insbesondere für das Gehirn, ist es hilfreich, sich zu verdeutlichen, welchen Sinn Einsamkeitsgefühle haben können. Aus evolutionärer Sicht erfüllt dieses schreckliche Gefühl tatsächlich einen Zweck. Wir sind eine soziale Spezies und haben uns evolutionär dahin entwickelt, in Gruppen zu leben, um überleben zu können. Es wäre für unsere Vorfahren daher in Momenten, in denen sie auf sich selbst gestellt waren, von Vorteil gewesen, sich schlecht zu fühlen. Der verstorbene John Cacioppo, der an der University of Chicago über Jahrzehnte hinweg zu Einsamkeit forschte, bezeichnete Einsamkeit als ein »biologisches Warnsystem«, vergleichbar mit Hunger und Durst.[180] Jenes unangenehme Gefühl sagt uns, dass wir zu unserer eigenen Sicherheit schnell zu den anderen zurückkehren sollten. Diese Erklärung stimmt auch mit Studien von Cacioppo und anderen überein, bei denen das Immunsystem untersucht wurde. Menschen, die sozial isoliert sind, zeigen eine übermäßige Entzündungsreaktion – jenen Mechanismus des Immunsystems, der Krankheitserreger abwehrt, die beispielsweise von einer Wunde stammen. Anscheinend bereitet sich der Körper, wenn wir allein sind, auf einen bevorstehenden Angriff vor. Geschieht dies über einen zu langen Zeitraum, kommt es zu Problemen, da eine übermäßige Entzündung auf Dauer das Gewebe und die Organe schädigen kann und mit zahlreichen körperlichen und psychischen Erkrankungen in Verbindung gebracht wird. Es steht außer Zweifel, dass Einsamkeit das Risiko für psychische Probleme wie Depression, Angstzustände und Stress erhöht.[181]

So oder so, für chronisch Einsame wird Einsamkeit zum Problem, weil ihr Körper nicht mehr aus dem Überlebensmodus herausfindet und sich permanent auf einen Angriff vorbereitet.

Einsamkeit verursacht nicht nur gesundheitliche Probleme, die eine anhaltende Entzündung auslösen können, sondern verändert auch das überwachsam gewordene Gehirn. Es ist, als würden einsame Menschen permanent mit Bedrohungen rechnen, insbesondere im sozialen Kontext. Diese Tendenz zum Negativen beeinflusst auch ihre Sichtweise auf Beziehungen: Sie glauben in den Handlungen anderer eher negative Absichten zu erkennen, legen schützende Verhaltensweisen an den Tag – d. h. sie gehen lieber nicht vor die Tür – und sind im Großen und Ganzen eher auf Ablehnung eingestellt.[182] Diese Tendenzen sind nicht nur schlecht für unsere geistige Gesundheit, sondern gehen auch mit dem Risiko des sozialen Rückzugs einher. Erschwerend kommt die Tatsache hinzu, dass man im Fall einer Entzündung noch weniger motiviert ist, sich unter die Leute zu mischen. All dies kann eine gefährliche Einsamkeitsspirale in Gang setzen, aus der man manchmal nur schwer herausfindet. Einsamkeit führt zudem häufig zu Schlafproblemen, was u. a. auf jenes überwachsame Gehirn zurückzuführen ist, das die Menschen am Abschalten hindert. Mit Schlafproblemen hängt wahrscheinlich ebenfalls die Tatsache zusammen, dass Einsamkeit mit beeinträchtigten exekutiven Funktionen, einem schnelleren kognitiven Verfall[183] und einem Fortschreiten der Alzheimerkrankheit[184] in Verbindung gebracht wird.

EIN MITTEL GEGEN EINSAMKEIT?

Da Einsamkeit zu einem großen Gesundheitsrisiko erklärt wurde, das mit schwerwiegenden Auswirkungen auf das körperliche und emotionale Wohlbefinden einhergehen kann, wird derzeit erforscht, ob sich Einsamkeit – wie andere Leiden auch – mit einer Pille heilen lässt. Professorin Stephanie Cacioppo, John Cacioppos Witwe und ebenfalls Neurowissenschaftlerin an der University of Chicago, führt momentan eine klinische Studie zu einem Hormon namens Pregnenolon durch, das sich in Tierversuchen als hilfreich bei jenen Angstzuständen und übertriebenen Angstreaktionen erwiesen hat, die mit Einsamkeit einhergehen. Andere erforschen den Einsatz von Oxytocin, oft auch »Kuschelhormon« genannt, weil es das soziale Verhalten und das Vertrauen in Menschen verstärken kann. Die Veröffentlichung dieser Forschungsergebnisse steht kurz bevor. Die Idee dahinter ist, dass ein Medikament zusammen mit anderen Behandlungsmethoden wie kognitiver Verhaltenstherapie dabei helfen könnte, den für Einsamkeit charakteristischen Teufelskreis aus negativen Gedanken und Verhaltensweisen zu durchbrechen. Allerdings sind nicht alle davon überzeugt, dass Medikamente gegen Einsamkeit der richtige Weg sind.

Wahrgenommene Einsamkeit

Wenn Einsamkeit so schlecht für unser Gehirn ist, was können wir tun, um uns davor zu schützen? Ein Teil der Lösung besteht darin, die eigentlichen Ursachen zu verstehen. Ausgehend von der Theorie, dass es bei Einsamkeit nicht um tatsächliche soziale Isolation, sondern um wahrgenommene Isolation und eine Diskrepanz zwischen Erwartungen und Realität geht, führten Forschende 2018 eine Umfrage mit mehr als 6000 Menschen in den USA durch. Dabei kam heraus, dass Menschen, die mit ihrem Familien-, Sozial- oder Gemeindeleben unzufrieden waren, eine höhere Wahrscheinlichkeit hatten, sich einsam zu fühlen.[185] Wenn du also unzufrieden mit deinen sozialen Kreisen bist, hast du ein erhöhtes Einsamkeitsrisiko und solltest Maßnahmen ergreifen, um etwas zu verändern.

Bei älteren Menschen ist die Gesundheit ein weiterer Faktor: Personen, die ihre Gesundheit als gut bewerten, haben eine niedrigere Wahrscheinlichkeit, sich einsam zu fühlen, womöglich weil Gesundheitsprobleme uns an sozialen Aktivitäten hindern, die wir gern ausüben würden. Es ist also wichtig, sich auf diese Gesundheitsprobleme als die eigentliche Ursache zu konzentrieren.

SICH WARM UND WOHLIG FÜHLEN

Fühlst du dich einsam? Dann nimm ein warmes Bad. Wenn von einer warmherzigen Person die Rede ist, stellen wir uns einen Menschen vor, der uns ein gutes Gefühl gibt. Die Idee menschlicher Wärme überträgt sich auch auf körperliche Empfindungen, z. B. sind Menschen eher nett zu anderen, nachdem sie ein warmes Getränk in der Hand gehalten haben. Etwas Warmes in der Hand zu halten, kann auch die negativen Auswirkungen von Erinnerungen an soziale Isolation mindern. Diese Wirkung können wir bei Einsamkeit gezielt einsetzen: Ein warmes Bad scheint Menschen dabei zu helfen, sich weniger einsam zu fühlen, vermutlich indem die ersehnte zwischenmenschliche Wärme durch die körperliche Empfindung ersetzt wird.

Bei jüngeren Menschen kann besagte Diskrepanz an fehlenden romantischen Beziehungen oder am Umzug in eine neue Stadt liegen, in der man über kein soziales Netzwerk verfügt. Wie gesagt, besteht das Problem nicht daran, dass man allein ist, sondern darin, dass man allein ist, wenn man es nicht sein will. Die Genetik scheint auch ein Grund dafür zu sein, warum sich manche Menschen in Situationen einsam fühlen, in denen es anderen gut geht. Am Ende brauchen wir alle unterschiedlich viel sozialen Kontakt. Hör also auf dein Bauchgefühl und tu etwas, wenn du beginnst, dich einsam zu fühlen.

FÜNF EINFACHE METHODEN ZUM SCHUTZ VOR EINSAMKEIT

1. Nimm dir Zeit für deine besten Freund*innen. Wir haben uns evolutionär dahin entwickelt, einen sehr kleinen inneren Kreis an Freund*innen zu haben. Dem Evolutionspsychologen Robin Dunbar zufolge sollte man 40 Prozent seiner sozialen Bemühungen auf ca. fünf Personen richten, um ein erfüllendes (statt einfach nur großes) soziales Netzwerk zu unterhalten.
2. Stell dir dein Sozialleben wie deine Ernährung vor. Wenn du satt werden willst, versuch deine sozialen Kalorien aus verschiedenen Quellen zu beziehen: Kombiniere intensive enge Freundschaften mit kleinen Interaktionen, z. B. einem Plausch mit der Person an der Kasse. All das summiert sich.
3. Finde etwas, das sich sinnvoll anfühlt, am besten etwas, das mit anderen Menschen zu tun hat.
4. Wie wäre es, wenn du dich in einem Projekt gegen Einsamkeit engagierst? Es würde dir nicht nur das überaus wichtige Gefühl geben, etwas Sinnvolles zu tun, sondern du könntest auch anderen aus ihrer Einsamkeit heraushelfen.
5. Denk daran, dass Einsamkeit alle betrifft – sowohl Jung als auch Alt –, schlecht für das Gehirn ist und dazu führt, dass man anderen Menschen schlechte Absichten unterstellt. Behalt dies im Hinterkopf, wenn die Einsamkeit bei dir zu groß zu werden droht, und brich aus diesem Kreislauf aus.

Natürlich lässt es sich nicht immer vermeiden, in eine neue Stadt zu ziehen oder Single zu sein, wenn man lieber verliebt wäre, doch selbst dann kann man etwas tun, um der Einsamkeitsfalle zu entgehen. Ein Trick besteht darin, sich nicht so sehr auf die Menge der bestehenden sozialen Bindungen, sondern auf deren Qualität zu konzentrieren. Wenn du deine Lieben nicht so oft treffen kannst, wie du es dir wünschen würdest (ich sag nur 2020), benutze auf jeden Fall Social Media, um in Kontakt zu bleiben. Vermeide jedoch passives Scrollen, das nachweislich ein schlechteres Gefühl erzeugt als die Nutzung dieser Apps mit dem Anliegen, mit anderen Menschen in Kontakt zu treten. Versuche, die Anzahl von Menschen zu reduzieren, denen du folgst, ohne sie zu kennen, und fokussiere dich lieber auf deine Freund*innen im echten Leben.

Wenn du jedoch in Einsamkeit zu versinken drohst, solltest du am besten eine kognitive Verhaltenstherapie in Anspruch nehmen, um negative Gedankenmuster zu hinterfragen und die Spirale zu durchbrechen. Bei einem Review untersuchten John Cacioppo und seinen Kolleg*innen alle möglichen Behandlungsmethoden gegen Einsamkeit, z. B. Maßnahmen zur Verbesserung der sozialen Kompetenz und der sozialen Unterstützung. Dabei kam heraus, dass die Behandlung der sogenannten »maladaptiven sozialen Kognition« – also der negativen Gedanken, die aus einem überwachsamen Gehirn resultieren – am erfolgreichsten war.[186]

Eine weitere Methode, um den Teufelskreis der Einsamkeit zu durchbrechen und negative Gedanken abzuschütteln, besteht darin, etwas zu finden, das ein Gefühl von Sinnhaftigkeit vermittelt,[187] z. B. ehrenamtliches Engagement, mit dem man anderen hilft, neue Karriere- oder Bildungsziele, Singen im Chor oder ein neues Hobby.

Kapitel 22

Die heilende Wirkung von Haustieren

Die Geschichte von Hiro dürften viele nachempfinden können, die schon einmal in eine pulsierende Metropole gezogen sind. Nachdem er in Nagoya seine Freundin und Familie zurücklassen und wegen eines anspruchsvollen Jobs nach Tokyo ziehen musste, dauerte es nicht lange, bis der junge Mann sozial isoliert war. Dies führte nach mehreren Jahren zu depressiven Gefühlen und Angst um seine finanzielle Absicherung. »Abgesehen von der Arbeit sah ich niemanden. Ich schlief zu viel und war immer allein zu Hause«, erinnert er sich. Doch dann nahm Hiros Geschichte eine ungewöhnliche Wendung. Um mit seinen Gefühlen zurechtzukommen, suchte er sich weder therapeutische Hilfe noch ein Hobby, bei dem er Gleichgesinnte kennengelernt hätte. Stattdessen begann er, ein Katzencafé aufzusuchen. »Ich dachte, wenn ich einfach mit Katzen spielen könnte, würde ich wieder mehr Energie haben«, sagt er.[188]

Wenn du dein Leben bereits mit einem vierbeinigen Freund teilst, kannst du dich wahrscheinlich gut in die Idee hineinfühlen, dass Kuscheln mit Tieren die Stimmung hebt. Neben der körperlichen Nähe bieten Haustiere Gesellschaft, ein Gefühl von Sinnhaftigkeit und natürlich bedingungslose Liebe.

Momentan besteht großes Interesse an der Frage, ob all diese Faktoren zusammen zu einer spürbaren Verbesserung der körperlichen und mentalen Gesundheit führen können. Die Idee kam in den 1980er-Jahren auf, als Studien zu den gesundheitlichen Vorteilen von Haustieren durchgeführt wurden, insbesondere zu der Frage, ob sie etwas gegen Allergien ausrichten und die kardiovaskuläre und psychische Gesundheit verbessern können. Es wurde oft versucht, diese Studien zu wiederholen, meistens jedoch vergebens. Eine Erklärung lautet, dass die positiven gesundheitlichen Auswirkungen zum Teil auf soziale Faktoren zurückzuführen sind – z. B. besitzen Haustierbesitzer*innen mit höherer Wahrscheinlichkeit ein Haus. Dies deutet darauf hin, dass sie bessergestellt sind und daher auch Zugang zu anderen gesundheitsfördernden Ressourcen haben.

In Bezug auf das mentale Wohlbefinden sehen die Dinge ein bisschen vielversprechender aus. Eine Theorie lautet, dass Haustiere, besonders Hunde, die mentale Gesundheit indirekt verbessern können. Sie sind beispielsweise ein hervorragender Anreiz für soziale Interaktionen. Wir haben bereits erfahren, wie wichtig ein starkes soziales Netzwerk für den Geist ist. In nahe gelegenen Parks freunden sich Hundebesitzer*innen oft mit anderen Hundebesitzer*innen an, was besonders lohnenswert für diejenigen ist, die ein erhöhtes Risiko für soziale Isolation aufweisen, z. B. ältere Menschen und Personen mit Behinderungen. Geht man mehrmals täglich für Spaziergänge aus dem Haus, werden auch viele weitere Kriterien erfüllt, die die Gehirngesundheit fördern und an anderer Stelle in diesem Buch behandelt werden, z. B. verbringt man mehr Zeit in der Natur, bekommt mehr Tageslicht, atmet frische Luft und bewegt sich natürlich auch regelmäßig. Die Tatsache, dass man wegen eines Hundes, der dringend Gassi gehen muss, gezwungen ist, das Haus zu verlassen (und womöglich auch mit anderen Menschen zu interagieren), ist womöglich besonders wichtig für Personen mit depressiven Symptomen, die eine nicht enden wollende Spirale aus Isolation und Niedergeschlagenheit erleben. Durch Haustiere steigt auch die Wahrscheinlichkeit, einer Routine zu folgen, was sich ebenfalls positiv auf die geistige Gesundheit auswirken kann.

Soziale Unterstützung

Zwischenmenschliche Beziehungen tragen zum Schutz unserer mentalen Gesundheit bei, da sie emotionale Unterstützung bieten, belastende Ereignisse weniger belastend erscheinen lassen (wie man schon durch ein paar abendliche Drinks mit Freund*innen einen stressigen Tag auf einmal weniger schwernehmen und einen anderen Blick auf die Dinge entwickeln kann!) und vor Angsterkrankungen schützen. Starke soziale Bindungen helfen auch, um sich schneller von einer Krankheit zu erholen. All diese Faktoren fügen sich zur sogenannten »sozialen Unterstützung« zusammen. Wenn wir zu wenig davon erhalten, kann dies für unsere Gesundheit so schlecht sein wie Rauchen, Fettleibigkeit oder Bewegungsmangel.[189] Es wäre vielleicht übertrieben, zu sagen, dass ein Haustier emotionale Unterstützung geben kann, doch es bietet Gesellschaft und diese geht erwiesenermaßen zum Teil mit denselben gesundheitsfördernden Wirkungen einher wie zwischenmenschliche Beziehungen. Zum Beispiel helfen Tiere nachweislich in den frühen Stadien von Trauer.

Die Wirkung von Haustieren auf das Gehirn kann also ähnlich wie die von zwischenmenschlichen Beziehungen sein. Eine kleine Studie untersuchte mithilfe von MRT-Scans die Gehirnreaktionen von Frauen, denen man Bilder ihrer Hunde oder Babys zeigte. Dabei kam heraus, dass beide Bilder dieselben Hirnbereiche stimulierten – jene, die für Gefühle, Belohnung, Bindung und soziale Kognition wichtig sind. Die Frauen bewerteten die Bilder als ähnlich angenehm und aufwühlend, doch es gab auch Unterschiede: Beim Betrachten der Babys waren die Gehirnreaktionen für Gefühle, Belohnung und Bindung stärker ausgeprägt, beim Betrachten der Hunde gab es hingegen mehr Aktivität in den Gehirnbereichen, die mit visueller Verarbeitung von Gesichtern und sozialer Kognition zusammenhängen.[190] Dennoch könnten diese Ergebnisse eine Erklärung dafür liefern, warum manche Menschen mit ihrem Haustier wie mit einem richtigen Baby umgehen und diese Verbindung so intensiv spüren.

Knasthunde

Das Potenzial von Tieren, die psychische Gesundheit von Menschen zu verbessern, ist so groß, dass Haustiere inzwischen in allen möglichen Umgebungen eingesetzt werden. Im Rahmen einer Pilotstudie des britischen Centre for Mental Health wollte man herausfinden, ob Hunde der wachsenden Zahl von Selbstmorden und selbstverletzenden Verhaltensweisen in Gefängnissen Einhalt gebieten könnten. Das Team setzte Therapiehunde ein und erlaubte Insass*innen mit psychischen Problemen, diese zu streicheln und Ball mit ihnen zu spielen. Der Kontakt zu den Tieren führte bei den Gefangenen zu starken Verhaltensänderungen, z. B. größerer innerer Ruhe, wie ein Insasse berichtete: »Ich weiß nicht, woran es liegt, aber ich muss nur mit ihm [dem Therapiehund] herumtollen und schon fühle ich mich innerlich besser, ruhiger und friedlicher.« Die beruhigende Wirkung dauerte oft lange an, wie ein anderer Insasse erzählte: »Ich lief für den Rest des Tages wie auf Wolke sieben herum.« Nach dem Kontakt mit den vierbeinigen Freunden konnten einige Teilnehmende ihre Gefühle besser kontrollieren und besser über Dinge reden, die sie zuvor wahrscheinlich nicht angesprochen hätten.[191]

Gefängnisse sind erst der Anfang. Tiere werden bereits an vielen anderen Orten eingesetzt, um die mentale Gesundheit von Menschen zu verbessern – von psychiatrischen Kliniken bis zu Flughäfen, wo sie die Nerven von Passagieren mit Flugangst beruhigen. Zu den »Emotional-support«-Tieren, die anscheinend Menschen mit psychischen Problemen wie Depression und PTBS helfen können, gehören nicht nur Katzen und Hunde, sondern alle möglichen Tiere – von Hasen über Hamster und Enten bis hin zu Pfauen. Haustiere sind nicht einfach nur ein trauriger Ersatz für zwischenmenschliche Kontakte, sie haben auch ihre ganz eigenen Qualitäten. Wie einer der Insassen bei der Gefängnisstudie erzählte, verurteilen Hunde einen nicht wegen vergangener Verfehlungen. Außerdem kann man es wohl kaum persönlich nehmen, wenn eine Katze sich distanziert verhält – es ist einfach ihre Art.

Nicht alle sind davon überzeugt, dass diese Obsession mit Haustieren und ihrer beruhigenden Wirkung gut ist, was auch an den unterschiedlichen Forschungsergebnissen liegt. Solange es keine schlüssigen Beweise gibt, stehen die Theorien auf wackeligen Füßen. Man könnte dagegenhalten, dass die Beweise eigentlich nicht weiter wichtig sind, solange es den Menschen durch Haustiere besser geht. Kürzlich durchgeführten Studien zufolge glauben viele Katzen- und Hundebesitzer*innen, dass ihre Haustiere wesentlich zur Erhaltung ihrer psychischen Gesundheit beitragen, insbesondere Katzen.[192]

Die Fachleute sind derselben Ansicht. Eine Studie ergab, dass 97 Prozent der Ärzt*innen an die gesundheitlichen Vorteile von Haustieren glauben.[193] Manche Expert*innen sind jedoch besorgt, dass Menschen, die ermutigt werden, sich ein Haustier aufgrund der gesundheitlichen Vorteile zuzulegen, die damit verbundene Arbeit unterschätzen könnten – zum Schaden des Tieres.[194]

Natürlich kann der Besitz eines Haustiers auch mit Nachteilen einhergehen. Der Tod eines Haustiers kann schwer zu verkraften sein, besonders wenn es die Erinnerung an jemanden wachgehalten hat, der bereits gestorben ist. Die Forschung belegt, dass sich Menschen bei schweren medizinischen Problemen manchmal keine Hilfe holen, weil sie Angst haben, ihr Haustier zu verlieren.

Gemischte Beweise

Was bedeutet das für uns? Wenn du bereits ein Haustier hast oder ernsthaft darüber nachdenkst, dir eins zuzulegen, bist du wahrscheinlich schon von den Vorteilen überzeugt. Wer auf der Suche nach einem Haustier ist, um bestimmte gesundheitliche Probleme zu lösen, sollte die Beweise mit Vorsicht genießen. Es ist wahrscheinlich, dass Tiere manchen Personengruppen mehr nutzen als anderen. Ein Review der Forschungsergebnisse von 2020 ergab, dass Begleittiere zumindest bei älteren Personen die Symptome psychischer Krankheiten mindern können, darunter Depression, Angst, kognitive Beeinträchtigung sowie die verhaltensbezogenen und psychischen Symptome von Demenz.[195]

In Bezug auf die körperliche Gesundheit waren die Ergebnisse hingegen weitaus weniger überzeugend. Wenn der Kontakt zu Haustieren in Zukunft von Ärzt*innen verschrieben werden soll, muss die Beweislage jedoch eindeutig sein.

Bis dahin können wir auf andere Optionen ausweichen. Die beliebten japanischen Haustiercafés werden immer populärer. Es könnte also zumindest auf kurze Sicht hilfreich sein, einen Ort zu finden, an dem man Tee trinken und eine Katze oder ein Kaninchen streicheln kann. Die Beweise sprechen auf jeden Fall dafür, dass Tiere beruhigend auf Menschen wirken und dass das Streicheln von Tieren den Blutdruck senken und stimmungshebende Botenstoffe im Gehirn stimulieren kann.

Forschende gehen derzeit auch verstärkt der Frage nach, ob Roboterhaustiere mit denselben positiven Auswirkungen auf die Gesundheit einhergehen, allerdings mit dem Vorteil, dass man keinen Kot schaufeln muss. Trotz alledem sind domestizierte Haustiere nur ein Teil der Lösung. Eine australische Studie von 2021 hat gezeigt, dass wir Gefühle von Liebe, Verbundenheit und Positivität erleben sowie eine breitere Perspektive auf die Dinge entwickeln, wenn wir Tiere in freier Wildbahn beobachten. Ein solches Erlebnis verstärkt auch das Gefühl der Gegenseitigkeit,

d. h. man gibt mit größerer Wahrscheinlichkeit etwas an die Umwelt zurück und kümmert sich besser um die Flora und Fauna in der Umgebung[196] – eine Win-win-Situation für Tierliebhaber*innen und Tiere.

FÜNF MÖGLICHKEITEN, WIE HAUSTIERE BEI DEMENZ HELFEN KÖNNEN

Die tiergestützte Therapie, bei der Tiere den Behandlungsprozess begleiten, wurde in verschiedenen Studien mit Menschen mit Demenz getestet und geht nachweislich mit zahlreichen Vorteilen einher. Dazu gehören eine erhöhte körperliche Aktivität, weniger Einsamkeit sowie kurzfristige Verbesserungen des Gedächtnisses und der Kommunikationsfähigkeiten. Bei Menschen mit Demenz, die in Altersheimen lebten und wöchentlichen Zugang zu tiergestützter Therapie erhielten, verbesserte sich das Erregungs- und Aggressionsniveau. Die Einführung von Aquarien in spezielle Wohneinheiten für Menschen mit Alzheimer führte nach zwei Wochen sogar zu einer besseren Ernährung. Der Vorteil besteht in diesem Fall darin, dass man nicht den Pflichten von Haustierbesitzer*innen nachkommen muss, die zum Teil als Überforderung erlebt werden. Allerdings ergab eine kürzlich durchgeführte Studie, dass der Besitz eines Haustiers doch einen Unterschied macht: Menschen mit Demenz, die ein Haustier besitzen, gehen mit höherer Wahrscheinlichkeit drei Stunden pro Woche spazieren und fühlen sich weniger einsam, aber nur, wenn sie für das Haustier sorgen. Personen, die ein Haustier besaßen, sich jedoch nicht darum kümmern mussten, litten unter stärkeren Depressionen und einer schlechteren Lebensqualität als jene, die überhaupt kein Haustier hatten.

Kapitel 23

Die stimmungshebende Wirkung von Licht und Dunkel

Schau dir in der nächsten sternenklaren Nacht einmal den Himmel an. Kannst du die Milchstraße sehen? Wenn ja, dann hast du Glück. Zwei Drittel der in Europa und 80 Prozent der in Nordamerika lebenden Menschen können sie aufgrund von Lichtverschmutzung nicht sehen. Dieses Problem betrifft 80 Prozent der Welt und die Tendenz ist steigend, denn es soll jedes Jahr 2 Prozent mehr künstlich beleuchtete Außengebiete auf der Erde geben.

Dies ist eine nicht unerhebliche Entwicklung, weil künstliches Licht unseren Körper durcheinanderbringt. Auf der Erde haben sich Tiere, einschließlich der Menschen, evolutionär dahin entwickelt, einem 24-stündigen Tag-Nacht-Rhythmus zu folgen. Vor der Erfindung des künstlichen Lichts verbrachten unsere Vorfahren die Nacht entweder schlafend, um ein warmes Lagerfeuer versammelt oder im Schein von Kerzen und Öllampen. Sie wachten mit dem ersten Tageslicht auf und verbrachten viele Stunden im Freien.

Heute verbringen wir die meiste Zeit in Innenräumen (manchen Schätzungen zufolge im Westen 90 Prozent unserer Zeit und das war noch vor der Pandemie, in der die Zeit, die wir uns drinnen aufhielten, weltweit um durchschnittlich 35 Prozent zunahm). Hinzu kommt, dass wir uns noch lange nach Einbruch der Dunkelheit mit künstlichem Licht umgeben und unsere Zimmer auch dann noch hell sind, wenn wir schlafen.

Helle Nächte …

Die Tatsache, dass wir nachts kaum noch Dunkelheit erleben, ist einer von drei wichtigen Gründen, warum unser heutiger Umgang mit Licht schlechte Auswirkungen auf unsere mentale Gesundheit hat.

Um die Ursachen zu verstehen, wollen wir uns zuerst eine Entdeckung ansehen, die erstaunlicherweise erst vor Kurzem gemacht wurde und die unser Verständnis von Lichtwahrnehmung revolutioniert hat. Vielleicht hast du schon mal von den Stäbchen und Zapfen gehört, die sich in der Netzhaut auf der Rückseite des Auges befinden (siehe Schaubild unten). Die Zapfen sind für die Farbwahrnehmung zuständig, wohingegen die Stäbchen Licht erkennen und für das Sehen in dunkleren Lichtverhältnissen benötigt werden. Erstaunlicherweise entdeckten Russell Foster von der University of Oxford und seine Kolleg*innen erst 1999 eine ganz neue Gruppe von Sensoren hinter den Stäbchen und Zapfen, deren Aufgabe es ist, Licht zu messen und unsere innere Uhr mit unserer Umgebung zu synchronisieren. Dies ist übrigens der Grund, warum blinde Menschen ihren zirkadianen Rhythmus beibehalten, obwohl ihre Stäbchen und Zapfen nicht funktionieren (und warum sich ihre innere Uhr stark umstellt, wenn ihnen die Augen entfernt werden).

Diese dritte Art von Rezeptoren, die intrinsisch fotosensitiven Ganglienzellen (ipRGC), reagieren auf jede Art von hellem Licht, jedoch besonders empfindlich auf Blaulicht. Letzteres nehmen wir normalerweise in den frühen Morgenstunden wahr, da Sonnenlicht am Morgen mehr blaues Licht und in der Abenddämmerung mehr rotes Licht enthält. Wenn das Licht auf die fotosensitiven Ganglienzellen im Auge trifft, senden sie Signale aus, die direkt auf die zentrale innere Uhr im Gehirn einwirken: eine kleine Ansammlung von Nervenzellkörpern namens Nucleus suprachiasmaticus (SCN). Diesem teilen sie mit, welche Tages- oder Nachtzeit gerade ist. Der Nucleus suprachiasmaticus wiederum steuert das Ticken der inneren Uhren aller Körperzellen und sorgt dafür, dass alle unsere Organe und Systeme synchron funktionieren. Diese zentrale Uhr bestimmt darüber, wann Melatonin freigesetzt wird – ein Hormon, das vermehrt abends ausgeschüttet wird und uns wissen lässt, dass es Zeit zum Schlafen ist.

Diese neu entdeckte Zellgruppe ist also von entscheidender Bedeutung für die Einstellung der inneren Uhr, die dem Gehirn mitteilt, wann wir aufstehen und ins Bett gehen sollen, und dafür sorgt, dass der gesamte Körper als koordiniertes Ganzes funktioniert.

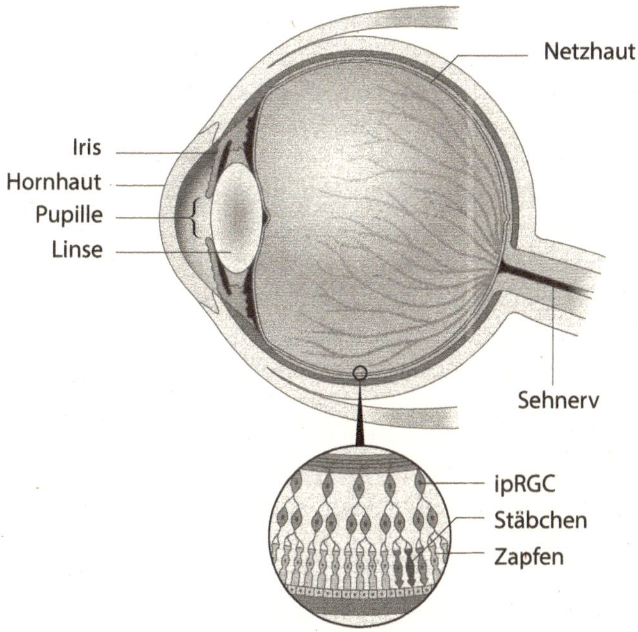

Das ist jedoch noch nicht alles. Die Ganglienzellen kommunizieren auch direkt mit Gehirnbereichen, die an der Steuerung unserer Emotionen beteiligt sind. Daher besteht die Sorge, dass eine gestörte Signalübertragung zu Stimmungsstörungen führen könnte. Tierversuche bestätigen diese Theorie, denn eine Veränderung der Beleuchtung in Mäusekäfigen kann zu depressionsähnlichen Symptomen führen. In der Medizin herrscht inzwischen ein wachsender Konsens darüber, dass Lichteinwirkung zur falschen Zeit – also nachts – unsere Stimmung beeinträchtigen könnte.

Eine Möglichkeit, wie dieses unnatürliche Licht unsere Emotionen aus dem Gleichgewicht bringen kann, ist ganz einfach über den Schlaf. Selbst geringe Lichtmengen können abends die Melatoninproduktion stark senken, sodass sich unsere innere Uhr auf einen späteren Zyklus einstellt und wir eher zu Nachteulen werden. Man muss nicht die ganze Zeit am Handy hängen, um davon betroffen zu sein. Lichtintensität wird üblicherweise in Lux gemessen und die Beleuchtung einer Nebenstraße in einem Wohngebiet beträgt etwa 5 Lux. Zum Vergleich: Bei bedecktem Nachthimmel werden nur 0,00003 bis 0,0001 Lux und bei Vollmond normalerweise zwischen 0,1 und 0,3 Lux gemessen. Im Jahr 2016 gab die American Medical Association einen Bericht heraus, in dem sie sich gegen die Verwendung von LED-Straßenlampen mit hohem Blaulichtanteil aussprach, da diese sich nachteilig auf unsere Gesundheit auswirken, aber auch normale Beleuchtung kann unseren Schlaf beeinträchtigen. Studien zufolge können Lichtquellen in Innenräumen, wie z. B. E-Reader und Nachtlichter, die Schlafdauer und -qualität mindern. Menschen, die neben einem Nachtlicht mit 40 Lux schlafen, weisen einen leichteren Schlaf und mehr nächtliche Erregungszustände auf. Außerdem wurde die Lichtverschmutzung im Freien in groß angelegten Studien mit schlechtem Schlaf, Tagesmüdigkeit, vermehrtem Schnarchen und Schlaflosigkeit in Verbindung gebracht, was mit verheerenden Auswirkungen auf die Stimmung und die psychische Gesundheit einhergehen kann.

Lichtverschmutzung betrifft jedoch nicht nur den Schlaf. Mäuse, die zur falschen Zeit Licht ausgesetzt werden, können

Symptome einer Depression entwickeln, ohne dass sich ihr Schlaf verändert. Hier spielen wahrscheinlich Hormone wie Glukokortikoide eine Rolle, die für die Regulierung von Stressreaktionen wichtig sind und bei manchen Menschen mit schweren Depressionen zusammenhängen. Diese Hormone brauchen helles Licht am frühen Morgen, um richtig zu funktionieren.

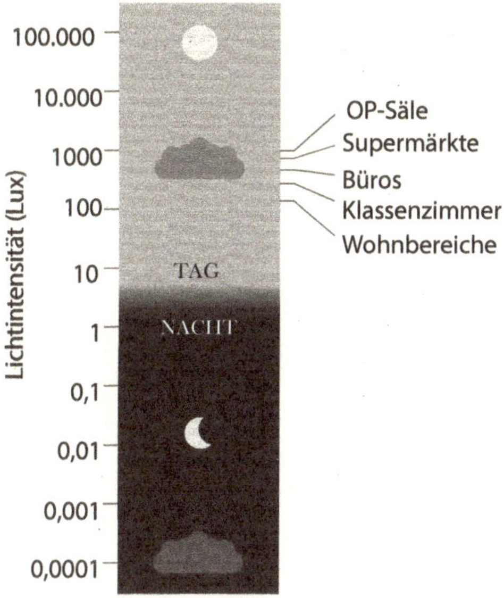

Besorgniserregend ist, dass die nächtliche Lichteinwirkung auch zu Veränderungen in der Struktur und Funktion des Gehirns führen kann. Bei Mäusen, die Dauerlicht ausgesetzt waren, nahm die Neurogenese im Hippocampus ab, was mit depressionsähnlichem Verhalten einherging. Die Wirkung war bei rotem Licht nicht so schlimm wie bei blauem – jener Art von Licht also, die von Bildschirmen und hellem Kunstlicht ausgeht. Wenn wir zur falschen Zeit dem falschen Licht ausgesetzt sind, könnte sich dies auch auf die Aktivität unserer Gene auswirken – einschließlich der Gene, die bei psychischen Störungen eine Rolle spielen – nicht zuletzt,

DIE KOGNITIVEN AUSWIRKUNGEN VON LICHT

Wenn wir zur falschen Zeit dem falschen Licht ausgesetzt sind, wirkt sich dies schlecht auf unsere Stimmung aus, aber was ist mit der Kognition? Jetlag ist ein hilfreicher Indikator, denn Mäuse, die einem Jetlag ausgesetzt werden, weisen Gedächtnisprobleme und eine verminderte Neurogenese im Hippocampus auf. Auch Flugbegleiter*innen haben darunter zu leiden: Langstreckenflüge mit kurzen Erholungszeiten führen nachweislich zu einer 10-prozentigen Verschlechterung der Reaktionszeiten, anderen kognitiven Defiziten und einer Schrumpfung bestimmter Gehirnbereiche. Jüngste Forschungsergebnisse deuten darauf hin, dass eine bessere Beleuchtung am Tag das Lernvermögen und Gedächtnis von Studierenden verbessern könnte. Angesichts der Auswirkungen von Licht auf das Gehirn, den Schlaf, den zirkadianen Rhythmus und die Kognition, haben einige Forschende die Theorie entwickelt, dass das bloße Austauschen von Glühbirnen eine sehr einfache Methode sein könnte, um schulische Leistungen von Kindern zu verbessern. Auch im Jahresverlauf könnten unsere kognitiven Fähigkeiten variieren. So zeigte eine Studie, dass die Gehirnaktivität bei kognitiven Aufgaben zu Gedächtnis und Aufmerksamkeit mit saisonalen Spitzenwerten einhergeht. Ein Erklärungsansatz lautet, dass das Gehirn in mehrfacher Hinsicht härter arbeiten muss, um die Auswirkungen der Jahreszeiten ausgleichen und ein konstantes Leistungsniveau aufrechterhalten zu können. Wenn das stimmt, wäre es möglich, dass dieses System nicht richtig bei Menschen funktioniert, die von einer saisonalen affektiven Störung betroffen sind und sich im Winter eher niedergeschlagen fühlen.

weil 20 Prozent unserer Gene in Abhängigkeit von zirkadianen Rhythmen exprimiert werden.[197] Dieses Licht beeinflusst wahrscheinlich auch die Art und Weise, wie die Signalstoffe in unserem Gehirn (Neurotransmitter) funktionieren.

Alles in allem spricht vieles dafür, dass zu viel Licht in der Nacht keine gute Idee ist. Das Problem besteht jedoch darin, zu beurteilen, wie schlimm die Lage wirklich ist, denn die meisten Menschen sind Lichtverschmutzung ausgesetzt. Zwei Forschungen mit sehr unterschiedlichen Bevölkerungsgruppen könnten helfen, Licht ins Dunkel zu bringen.

Die eine wurde mit Menschen durchgeführt, die in Finnland nördlich des Polarkreises leben, wo die Sonne im Sommer 60 Tage hintereinander nicht untergeht. In dieser Zeit gibt es Berichte über einen dramatischen Anstieg gewaltsamer Selbstmorde.[198] Die andere Forschung wurde mit den Altamischen (engl. *Old Order Amish*) durchgeführt, die einen vorindustriellen Lebensstil führen und künstliches Licht meiden. Bei einer Studie von 2020 trug eine Gruppe von Amischen Aktivitäts- und Lichtmessgeräte. Dabei kam heraus, wie anders ihr Verhältnis zum Sonnenlicht ist[199]: Die Amischen sind morgens sehr aktiv, fahren ihre Aktivitäten zur Schlafenszeit herunter und gehen bei Sonnenuntergang ins Bett. Im Gegensatz zu den Finn*innen weisen die Amischen auch sehr starke Hell-Dunkel-Muster auf. Tagsüber betrug die Lichtexposition mehr als 1000 Lux (zum Vergleich: unsere Wohnungen und Büros werden in der Regel mit 100 bis 300 Lux beleuchtet), abends waren es weniger als 10 Lux und im Schlaf nur 1 Lux. Bemerkenswert ist die niedrige Depressionsrate unter den Amischen.

… und dunkle Tage

Wenn uns diese Bevölkerungsgruppen etwas lehren können, dann dass zu viel Licht in der Nacht keine gute Idee ist. Die Studie mit den Amischen verweist noch auf einen anderen Grund, warum unser Verhältnis zum Licht aus dem Gleichgewicht geraten sein könnte. Wir sind nicht nur nachts hellerem Licht ausgesetzt, sondern verbringen auch die Tagesstunden in relativ dunklem Dämmerlicht, was unseren zirkadianen Rhythmus schwächt.

Dein Zuhause oder dein Büro mögen sich hell anfühlen, aber in Wahrheit ist es dort eher dämmrig als taghell. Die meisten Innenräume weisen eine Beleuchtungsstärke von etwa 100 bis 300 Lux auf, wohingegen selbst an einem bedeckten Tag etwa 1000 Lux und bei direkter Sonneneinstrahlung mehr als 100.000 Lux erreicht werden.

Es ist besonders wichtig, am frühen Morgen helles Licht zu bekommen, damit die innere Uhr richtig funktionieren kann. Dies könnte ein Grund für die schlechte Stimmung und die Schlafstörungen sein, von denen in der Pandemie so viele Menschen betroffen waren, die von zu Hause aus arbeiteten.

Eine viel zitierte Studie zeigt, wie stark die Wirkung von Tageslicht tatsächlich ist: Sie ergab, dass Personen, die zwischen 8 Uhr morgens und 12 Uhr mittags hellem Licht ausgesetzt waren, im Durchschnitt 18 Minuten brauchten, um nachts einzuschlafen. Im Vergleich dazu brauchten Menschen, die einem niedrigen Lichtniveau ausgesetzt waren, 45 Minuten zum Einschlafen und schlummerten 20 Minuten länger.[200] Andere Studien zeigen, dass helles Licht am Tag zu einem ungestörteren, weniger unterbrochenen Schlaf in der Nacht führt.

Das blaue Licht am Morgen macht uns auch wacher, selbst wenn wir es nur in geringen Dosen bekommen: Wenn wir eine Stunde lang blauem Licht von geringer Intensität ausgesetzt sind, führt dies zu einem Wachheitsgrad, der dem eines doppelten Espressos entspricht.[201]

Es gibt also einfache Dinge, die du tun kannst, um öfter in den Genuss dieses wichtigen Lichts zu kommen (siehe Kasten gegenüber), z. B. indem du morgens als Erstes vor die Tür gehst.

Ein weiterer nützlicher, aber unterschätzter Vorteil einer frühen Lichtexposition am Tag: Sie kann die Auswirkungen von

WIE DU DURCH MEHR LICHT DEINE HIRNGESUNDHEIT VERBESSERST

- Baue Zeit im Freien in deinen Tagesablauf ein. Setz dich zum Frühstück oder Mittagessen nach draußen, treib draußen Sport, und lege, wenn möglich, einen Teil deines Arbeitswegs zu Fuß oder mit dem Fahrrad zurück.
- Wenn du schon mal dabei bist, trink einen Kaffee – blaues Licht und Koffein sind eine stimmungsaufhellende Kombination.
- Es reicht aus, sich nur ein paar Meter vom Fenster zu entfernen, und schon sinken die Lux erheblich. Setz dich in Innenräumen daher nach Möglichkeit immer an einen Fensterplatz.
- Anstatt die Winterdunkelheit mit künstlichem Licht zu bekämpfen, genieß die langen Abende und mach es dir im Hygge-Stil mit schwacher Beleuchtung oder Kerzen gemütlich.
- Wenn du Kinder hast und ihre Schlafqualität verbessern möchtest, tausch ihr Nachtlicht gegen eins aus, das rotes statt blaues Licht abgibt.

Blaulicht abfedern, dem man sich zur falschen Tageszeit aussetzt. In einer Studie wurde festgestellt, dass dafür drei Stunden ausreichend sind und dass helles Licht in den frühen Morgenstunden auch die Reaktionsgeschwindigkeit der Teilnehmenden verbesserte, wobei dieser kognitive Schub bis weit in den Tag hinein anhielt. Mit anderen Worten: Helles Licht hebt nicht nur die Stimmung und die Wachsamkeit, sondern wirkt sich auch stark auf die innere Uhr aus, was die Negativeffekte von nächtlicher Lichteinwirkung ausgleichen könnte – ein praktischer Tipp für alle, die abends gerne Zeit vor dem Bildschirm verbringen.[202]

Niedergeschlagenheit

Das bringt uns auf die dritte Art und Weise, wie Licht unsere geistige Gesundheit beeinflusst: Es geht um unsere Liebe zu Bildschirmen. Diese Geräte senden blaues Licht aus und sind daher zum Staatsfeind Nummer eins geworden, wenn es um zirkadiane Gesundheit und guten Schlaf geht.

Wie ernst sind derartige Behauptungen zu nehmen? Wir sollten nicht vergessen, dass die fotosensitiven Ganglienzellen im Auge durch blaues Licht leichter aktiviert werden. Eine häufig zitierte Studie ergab, dass Menschen länger zum Einschlafen brauchen, wenn sie vor dem Schlafengehen einen E-Reader statt ein normales Buch lesen.[203] Abgesehen davon, dass sich die Melatoninproduktion und damit unsere innere Uhr verschiebt, beeinträchtigt das Licht von Handys und Tablets den Slow-wave-Schlaf, bei dem es sich – wie wir wissen – um den tiefen, erholsamen Schlaf handelt. Es wirkt sich auch auf die Wachstumshormone aus: Bei Kindern, die vor dem Schlafengehen auf Bildschirme schauten, konnte man eine Veränderung in ihrem Wachstum und ihrer Gehirnentwicklung feststellen. Teenager, die in städtischen Umgebungen mit viel Außenbeleuchtung leben, tendieren dazu, Nachteulen zu werden, ebenso wie diejenigen, die abends elektronische Medien nutzen.

Sogar das glymphatische System – jenes wichtige Netzwerk, das das Gehirn reinigt und nachts aktiv wird –, unterliegt möglicherweise zirkadianen Rhythmen, weshalb wir durch die Umstellung der inneren Uhr die lebenswichtige Fähigkeit des Gehirns zur Selbstreinigung beeinträchtigen könnten.

All diese Faktoren sind ein Grund, Handys aus dem Schlafzimmer zu verbannen, doch manche behaupten, das Problem werde übertrieben. Eine kürzlich durchgeführte Studie zur Bildschirmnutzung kam zu dem Ergebnis, dass die Melatoninproduktion nur dann gestört wird, wenn man eine Stunde lang 85 Lux ausgesetzt ist, was in etwa der Lichtmenge von Tablets, aber nicht der von Handys entspricht. Es gibt aber noch einen anderen Grund, warum Handys uns nachts wachhalten könnten. Ganz gleich, ob man durch die sozialen Medien scrollt, die To-do-Liste für morgen überprüft oder den nächsten Urlaub plant – die Inhalte können übermäßig anregend sein und das Gehirn auf Hochtouren bringen – zu einer Zeit, in der man eigentlich zur Ruhe kommen sollte. Falls es dir möglich ist, solltest du dein Handy außerhalb des Schlafzimmers aufbewahren oder es zumindest eine Stunde vor dem Schlafengehen ausschalten und das ultra-blaue Licht für den Morgen aufheben, denn dann brauchen wir es am meisten.

Manche Menschen, darunter auch Schichtarbeiter*innen, haben jedoch keine andere Wahl, als zu einer Zeit wach zu sein, in der sich ihr Körper und Geist eigentlich erholen sollten. Mit zunehmendem Alter werden unsere zirkadianen Rhythmen schwächer und es dringt auch weniger Licht zur Netzhaut durch, d. h. ältere Menschen haben ein höheres Risiko für einen gestörten Tagesrhythmus. Darüber hinaus gibt es bestimmte Personengruppen, z. B. Menschen in Krankenhäusern und Pflegeheimen, die nachts oft sehr hellen Lichtverhältnissen ausgesetzt sind – entweder zu ihrer Sicherheit oder einfach, weil sie sich auf einer belebten Station befinden.

Eine aktuelle Studie hat ergeben, dass Menschen in Pflegeheimen weniger oft stürzen, wenn sie tagsüber mehr und nachts weniger Licht mit hohem Blauanteil ausgesetzt sind. Wenn man Krankenpfleger*innen auf Intensivstationen eine bessere Beleuchtung zur Verfügung stellt, gehen die medizinischen Fehler um ein Drittel zurück. Derartige Auswirkungen könnten zu Einsparungen in Milliardenhöhe führen und möglicherweise auch Leben retten, und das alles nur, indem man die Beleuchtung ändert.

Kapitel 24

Natur ist gut für die geistige Gesundheit

Wenn du das nächste Mal einen Muntermacher brauchst, nimm ein langes Bad … in der Natur. Die japanische Praxis des *shinrin soku* oder »Waldbadens« ist eine bewährte Tradition, bei der man Zeit im Freien verbringt und sich mit allen Sinnen auf die Natur einlässt. Sie erfreut sich einer großen Beliebtheit, seit Studien die beruhigende Wirkung auf Körper und Geist belegt haben, z. B. senkt sie die Herzfrequenz, den Stresshormonspiegel und den Blutdruck.

Wir wissen schon seit Langem, dass ein Aufenthalt im Freien gut für die körperliche Gesundheit ist, aber in den letzten zehn Jahren hat die Zahl der Forschungen explosionsartig zugenommen. Man entdeckte, wie positiv sich Waldbaden auch auf unser geistiges Wohlbefinden auswirkt. Eine der ersten bemerkenswerten Erkenntnisse stammt aus dem Jahr 2013, als Dr. Mathew White von der University of Exeter im Vereinigten Königreich und seine Kolleg*innen Menschen beobachteten, die umgezogen waren. Sie stellten fest, dass sich ihr psychisches Wohlbefinden nach einem Umzug in grünere städtische Gebiete erheblich verbesserte.[204]

Naturverbundenheit

Ausgerechnet in einer Zeit, in der mehr Menschen denn je in einer städtischen Umgebung leben (nach Angaben der Vereinten Nationen werden im Jahr 2050 zwei Drittel der Weltbevölkerung in Städten leben),[205] haben wir entdeckt, dass die Vorteile eines Aufenthalts im Freien weit über die stressreduzierende Wirkung von Waldbaden hinausgehen. Der Kontakt mit der Natur verbessert nachweislich die Stimmung, die Zufriedenheit und das Wohlbefinden und mindert psychische Probleme.[206] Auch unser Denkvermögen kann davon profitieren, denn ein Aufenthalt in der Natur steigert nachweislich die Aufmerksamkeit, das Gedächtnis, die Kreativität, die Fantasie und die schulischen Leistungen von Kindern. Er verbessert zudem die soziale Interaktion und kann zu einem Gefühl größerer Sinnhaftigkeit im Leben führen. Der Kontakt mit der Natur kann auch den Schlaf verbessern und nachweislich Menschen mit Depressionen, Angstzuständen und Aufmerksamkeitsdefizit-Hyperaktivitätsstörung (ADHS) helfen. Einige Ärzt*innen haben sogar begonnen, ihren Patient*innen Aufenthalte in der Natur zu verschreiben.

Dass die Natur so heilsam wirken kann, wird viele Outdoor-Fans nicht überraschen. Es macht auch Sinn, denn unsere Spezies hat sich evolutionär nicht dahin entwickelt, in Städten zu leben. Der Biologe E. O. Wilson erklärt dies mit der »Biophilie«-Hypothese, die besagt, dass unsere Gehirne so verdrahtet sind, dass sie automatisch eine Verbindung zur Natur suchen. Grund dafür ist die Umwelt, in der wir uns im Laufe der Evolution entwickelt haben und die sich sehr von unserer heutigen Umgebung unterscheidet. Mit anderen Worten: Unsere frühere Umwelt hat unser Gehirn geprägt.

Eine andere beliebte Erklärung ist die Theorie zur Wiederherstellung der Aufmerksamkeitsfähigkeit. Im Kern besagt sie, dass unsere Konzentrationsfähigkeit durch einen Aufenthalt in der Natur wiederhergestellt werden kann. Es gibt zwei Arten von Aufmerksamkeit: die unfreiwillige, bei der unsere Aufmerksamkeit durch interessante oder wichtige Reize gefesselt wird (z. B. das intime Gespräch eines Paares, das in einem Café am Nebentisch sitzt), und die gewollte oder freiwillige Aufmerksamkeit, bei der man sich aktiv auf etwas konzentriert (das Buch, das man gerade lesen wollte, bevor man begann, dem Gespräch am Nebentisch zu lauschen). Voraussetzung dafür ist etwas, das Psychologen »Top-down«-Kontrolle nennen, womit gemeint ist, dass unsere Gedanken unser Handeln steuern. Im Gegensatz dazu beeinflussen beim »Bottom-up«-Denken die sensorischen Informationen unsere Gedanken. Bei der freiwilligen Aufmerksamkeit müssen wir Ablenkungen widerstehen, was geistig anstrengend ist.

Hier kommt die Natur ins Spiel. Sie steckt voller subtiler, von Natur aus faszinierender, auffälliger Reize, die schnell die unfreiwillige Bottom-up-Aufmerksamkeit aktivieren. Sie lässt den denkenden Verstand pausieren und kann die Aufmerksamkeitsfähigkeit wiederherstellen. Wenn du dich schon mal angenehm erfrischt gefühlt hast, nachdem du einen herrlichen Sonnenuntergang oder sich im Wind wiegende Bäume beobachtet hast, dann wohl deshalb, weil solche Erfahrungen die Top-down-Prozesse pausieren lassen, die wir für Arbeit, Konzentration und Fokussierung brauchen.

Es wird angenommen, dass städtische Umgebungen weniger erholsam sind, weil sie nicht so passiv sind, sondern unsere Aufmerksamkeit schlagartig erregen und zum Handeln auffordern können. Wenn wir rasendem Verkehr ausweichen müssen, hat das Gehirn keine Chance auf die dringend benötigte Erholung.[207]

Es gibt vielleicht noch weitere Gründe, warum das Gehirn von einem Aufenthalt in der Natur profitiert. Mehr Zeit im Tageslicht zu verbringen ist ein offensichtlicher Vorteil, der – wie wir wissen – die Stimmung, den zirkadianen Rhythmus und den Schlaf verbessern kann. Ebenso kann sich eine geringere Luft- und Lärmverschmutzung positiv auf die psychische Gesundheit auswirken.

Auch die Art und Weise, wie wir mit unseren Grünflächen umgehen, ist von besonderer Bedeutung. White hat nicht nur die Menge an Natur untersucht, die Menschen in ihrer Umgebung zur Verfügung steht, sondern auch andere Faktoren, z. B. wie viel Zeit sie dort verbringen und was sie in dieser Zeit tun. Sein Team

TIPPS, UM DAS MEISTE AUS DER NATUR HERAUSZUHOLEN

- Trag eine Uhr: Laut einer Studie mit fast 20.000 Menschen profitieren wir vom Nutzen eines Naturaufenthalts, wenn wir mindestens zwei Stunden pro Woche in der Natur sind. Bis zu fünf Stunden sind besser. Danach bleibt der Nutzen gleich.
- Mach es auf deine Art: Es spielt keine Rolle, ob du diese Zeit an einem Stück oder in vielen kleinen Abschnitten über die Woche verteilt in der Natur verbringst. Laut einer Studie liegt die kürzeste wirkungsvolle Zeit bei zehn Minuten. Dies sollte also dein Minimum sein.
- Lass dich darauf ein: Die Vorteile eines Aufenthalts im Freien sind besonders groß, wenn du dich mit der Natur verbunden fühlst. Versuch also nach Möglichkeit, dich mit der Natur zu beschäftigen, sei es indem du den Wechsel der Jahreszeiten beobachtest, gärtnerst oder Vögel, Bäume und andere Wildtiere beobachtest.
- Zieh dich warm an: Die positiven Auswirkungen auf die psychische Gesundheit gelten nicht nur im Sommer, sondern auch im Winter – also gerade dann, wenn viele von uns es am meisten brauchen. Versuch daher, das ganze Jahr über in Kontakt mit der Natur zu treten.
- Tu es zu deinen Bedingungen: Menschen mit psychischen Erkrankungen wie Depression und Angstzuständen fühlen sich besser, wenn sie Zeit in der Natur verbringen, aber es muss ihre Entscheidung sein (weshalb die in verschiedenen Ländern ausgestellten Natur-»Rezepte« nach hinten losgehen könnten). Wenn sie sozialen Druck spürten, war der Aufenthalt in der Natur für sie weniger mit Glück, sondern eher mit Angst verbunden.
- Qualität vor Quantität: Die Qualität von Grünflächen scheint wichtiger zu sein als die Größe des Naturraums. Besonders stressmindernd sind: Naturräume, die als Zufluchtsort dienen, und solche, die uns das Gefühl geben, wirklich in der Natur zu sein. Als Zufluchtsort gelten Naturräume, die von Büschen und Pflanzen umgeben sind und in denen man sich sicher fühlt. Der Aufenthalt an besonders ruhigen Orten soll bei Frauen das Risiko für psychische Erkrankungen mindern.

erhob noch weitere Daten, z. B. wie die Menschen ihr Wohlbefinden einschätzten und was Ärzt*innen ihnen gegen Angstzustände und Depressionen verschrieben hatten. Zu seinem Erstaunen stellte er fest, dass weder die Nähe zur Natur noch die dort verbrachte Zeit der wichtigste Indikator für eine gute psychische Gesundheit war, sondern die psychologische Verbundenheit mit der Natur.[208] Am besten ist es natürlich, in der Nähe der Natur zu wohnen, viel Zeit darin zu verbringen und jene Art von Verbundenheit zu spüren.

Es gibt also mehr Gründe denn je, sich in einen nahe gelegenen Park oder ins Grüne zu begeben. Wenn du zusätzlich noch von den vielen positiven Auswirkungen von Bewegung auf die psychische Gesundheit profitieren möchtest, könntest du das nächste Mal im Freien statt im Fitnessstudio Sport treiben und zwei Fliegen mit einer Klappe schlagen.

Positive Wellen

Wenn du zu den Glücklichen zählst, die am Meer, am Ozean oder an einem See leben, dürften die Vorteile des Kontakts mit der Natur noch größer für dich sein. In den letzten Jahren haben zahlreiche Wissenschaftler*innen, darunter ein großes Konsortium europäischer Forschender, ihren Fokus auf diese »blauen Naturräume« gerichtet. Vergleicht man blaue mit grünen Naturräumen wie Wäldern und Parks, schneiden die blauen stets besser ab. Am besten ist es, an Orten zu leben, die beide Welten miteinander verbinden.

White weist darauf hin, dass die Auswirkungen der Natur auf das Wohlbefinden nur marginal sind im Vergleich zu wichtigeren Faktoren wie Arbeit, Zufriedenheit in der Ehe und glückliche Kinder. In seinen Forschungen ist er jedoch zu folgendem Schluss gekommen: Wer in der Nähe blauer Naturräume wohnt, kann sozioökonomisch bedingte Unterschiede im Bereich der psychischen Gesundheit ausgleichen. Werden Wälder vor allem von der Mittelschicht genutzt, suchen den Strand alle Bevölkerungsschichten auf. Zwei große Studien haben nun gezeigt, dass ärmere Menschen, die am Meer leben, sowohl geistig als auch körperlich gesünder sind, als sie es unter Berücksichtigung aller für das Wohlbefinden wichtigen Faktoren sein sollten, darunter Arbeitslosigkeit und Benachteiligung. Diese Menschen sind zwar immer noch weniger gesund als Wohlhabende, aber nicht so sehr, wie man es erwarten würde. Ein Leben in Küstennähe verringert somit die gesundheitliche Ungleichheit.

Warum schneiden blaue Naturräume besser ab als grüne? Studien, in denen Menschen zu ihren Erfahrungen befragt wurden, legen mehrere Gründe nahe. Einer lautet, dass blaue Naturräume, v. a. an der Küste, oft mit Veränderungsmustern verbunden sind, die man in grünen Naturräumen nicht findet. Die Gezeiten ändern sich; die Wellen schlagen immer wieder gegen die Ufer. Neben diesen Bewegungen kommt es zu Geräusch- und sogar Lichtveränderungen, die man in einem Park oder im Wald nicht erlebt. Diese ständigen Wechsel fesseln die Aufmerksamkeit in einer Weise, die an die Theorie zur Wiederherstellung der Aufmerksamkeitsfähigkeit erinnert. Diesen faszinierenden Umweltveränderungen haftet nichts Bedrohliches an. Sie lösen etwas aus, was in der Wissenschaft die »sanfte Faszination« genannt wird: Sie lenken unsere Aufmerksamkeit von bestimmten Gedanken weg – möglicherweise sogar von den negativen, grüblerischen Gedanken, die mit Depression zusammenhängen.

Ein weiteres Ergebnis der Studien lautet, dass man in blauen Naturräumen Aktivitäten nachgehen kann, die in grünen Naturräumen nicht möglich sind, z. B. Spielen im Sand, Schwimmen, Paddeln und so weiter. Kinder sagen, dass ihre Eltern mehr mit ihnen spielen und sich mehr mit ihnen beschäftigen, wenn sie am Meer sind. Diese Aktivitäten scheinen zu starken, positiven sozialen Erlebnissen mit Freund*innen und Familie zu führen, und die schöne gemeinsame Zeit wirkt sich wiederum positiv auf die Stimmung und das Wohlbefinden aus.

DIE VORTEILE FÜR KINDER

Alle Eltern von Kleinkindern kennen wahrscheinlich sowohl den verzweifelten Drang, einfach mal aus dem Haus zu kommen, als auch die scheinbar magische, erholsame Wirkung eines – wenn auch nur kurzen – Aufenthalts im Park um die Ecke. Es liegt wahrscheinlich nicht nur daran, dass man aufgestaute Energie ablassen kann. Ein Ausflug in die Natur ist für Kinder mit enorm vielen Vorteilen verbunden – von besseren schulischen Leistungen über eine bessere Stimmung und Konzentration bis hin zur Unterstützung bei ADHS. Naturerfahrungen in der Kindheit können auch das Umweltbewusstsein im Erwachsenenalter steigern. Zudem kann der Zugang zu städtischen Grünflächen wichtig für die sozialen Netzwerke und Freundschaften der Kinder sein und sogar die soziale Integration über Kulturen hinweg fördern.

Auch das Meer wirkt wahre Wunder. Dr. Mathew White hat Studien mit Kindern durchgeführt, die der Schule verwiesen wurden oder wegen Verhaltensauffälligkeiten kurz vor einem Schulverweis standen und an einem 12-wöchigen Surfprogramm teilnahmen. Die Kinder wurden nicht nur körperlich fitter, sondern hatten am Ende auch eine positivere Einstellung gegenüber Schule und Freundschaften entwickelt, ebenso wie ein positiveres Körperbild, was besonders wichtig ist, weil dies in den frühen Teenagerjahren einer der wichtigsten Indikatoren für das allgemeine Wohlbefinden ist.

Die nächstbeste Sache

Wenn ein Ausflug in die Natur einfach nicht drin ist, gibt es Möglichkeiten, von zu Hause aus von denselben Vorteilen zu profitieren. Studien haben ergeben, dass das bloße Betrachten von Naturbildern oder das Anschauen von Naturdokus eine ähnliche Wirkung entfalten kann wie die Natur selbst und u. a. zu mehr Positivität führt und Langeweile vertreibt. Auch hier scheint Verbundenheit der Schlüssel zu sein. In einem kürzlich durchgeführten Experiment wurde verglichen, wie Menschen auf einen Naturfilm reagierten, den sie entweder auf einem normalen Fernseher, in einer 360-Grad-Ansicht oder in einer virtuellen Realität ansahen. Dabei kam heraus, dass die Stimmung am stärksten durch das Betrachten in der virtuellen Realität verbessert wurde, da die Zuschauer*innen mit dem physischen Raum um sie herum interagieren konnten.

Da die Technologie der virtuellen Realität (VR) immer raffinierter und erschwinglicher wird, besitzt sie großes Potenzial, auch Menschen mit Mobilitätsproblemen an der stimmungsaufhellenden Wirkung von Natur teilhaben zu lassen. Die virtuelle Naturumgebung könnte auch Personen helfen, die aufgrund einer Depression nur schwer aus dem Haus kommen, und ihre Symptome möglicherweise so weit verbessern, dass sie wieder vor die Tür gehen können.

VR ist auch im klinischen Bereich vielversprechend. In einer Studie wurde festgestellt, dass Menschen, die sich in der echten Welt einen Zahn ziehen ließen und währenddessen einen Spaziergang an einem VR-Strand unternahmen, weniger Schmerzen, Angst und Stress empfanden und sich bei einem späteren Zahnarztbesuch viel wohler fühlten als diejenigen, die einen virtuellen Stadtspaziergang unternommen hatten oder ohne virtuelle Realität ausgekommen waren. Forschende untersuchen nun, ob auch andere Naturelemente, wie Geräusche und Gerüche, einbezogen werden können. Eines Tages könnte es sogar möglich sein, maßgeschneiderte Virtual-Reality-Trips in die Natur zu unternehmen, die das Gedächtnis von Menschen mit Demenz und anderen Formen von Gedächtnisverlust fördern.

Letztlich könnten diese Entwicklungen auch eine gute Nachricht für die Natur selbst sein. Wenn die Menschen näher an der Natur leben und öfter in Kontakt mit ihr treten, entwickeln sie auch ein umweltfreundlicheres Verhalten, z. B. was Recycling und freiwilliges Engagement für die Umwelt betrifft.[209]

Teil 6

Gesunder Körper, gesunder Geist

Es ist verständlich, dass viele Erwachsene sich vor dem mittleren Alter fürchten. Unser Körper ist so angelegt, dass er in den fortpflanzungsfähigen Jahren zu Höchstleistungen aufläuft. Sobald unsere Gene – zumindest theoretisch – an künftige Generationen weitergegeben wurden, beginnen wir abzubauen. Kleine Wehwehchen stehen für größere Schäden an der DNA, ein weniger effizientes Immunsystem, einen nicht so klaren Verstand etc. Auch wenn der Alterungsprozess unvermeidlich ist, haben wir dennoch viel Kontrolle darüber, wie schnell und in welchem Ausmaß unser Körper altert.

Eines der wichtigsten Beispiele hierfür ist das Immunsystem. Entzündungen sind die erste Reaktion des Körpers auf Verletzungen oder Infektionen. Sie halten uns gesund, wenn wir in Schwierigkeiten sind, aber zu viele Entzündungen über einen zu langen Zeitraum hinweg können mit katastrophalen Auswirkungen auf Körper und Geist verbunden sein. Sie nehmen mit dem Alter zu. Sieht man sich jedoch die Menschen an, die 100 Jahre alt geworden sind, entsprechen ihre Entzündungswerte denen von 40 Jahre jüngeren Menschen. Dieses »biologische«, im Gegensatz zum chronologischen Alter ist weitgehend auf Lifestyle-Entscheidungen zurückzuführen.

Neben dem Gehirn ist das Immunsystem wahrscheinlich das komplexeste Körpersystem. Wir beginnen gerade erst zu verstehen, wie es mit der geistigen Gesundheit zusammenhängt. Wenn wir uns jedoch eine Scheibe von jenen Hundertjährigen abschneiden wollen, gibt es jede Menge zu tun, um unser Immunsystem jünger als unser chronologisches Alter und unsere Entzündungen in Schach zu halten. Der beste erste Schritt besteht in richtiger Ernährung und ausreichend Bewegung.

Es gibt noch andere, viel einfachere Methoden, um unser Gehirn im Alter zu schützen, und in diesem Teil wollen wir uns zwei davon genauer ansehen. Zum einen sollten wir uns um unsere Zähne kümmern – aber was haben Zähne mit dem Gehirn zu tun? Möglicherweise eine ganze Menge, wenn man einer neuen Theorie über Alzheimer Glauben schenken darf. Zum anderen sollten wir auch auf unser Gehör achten. Hörgeräten haftet immer noch ein gesellschaftliches Stigma an, denn wer eins braucht, scheint alt geworden zu sein. Aus diesem Grund nehmen Menschen mit Hörproblemen oft jahrzehntelang keine ärztliche Hilfe in Anspruch. Dabei ist Hörverlust einer der größten vermeidbaren Risikofaktoren für Demenz. Wer sich helfen lässt, kann einen Teil der Schäden rückgängig machen. All diese Ergebnisse zeigen, dass es mit lebensverändernden Auswirkungen auf die Kognition und das geistige Wohlbefinden einhergehen kann, wenn man sich um seine körperliche Gesundheit kümmert.

Kapitel 25

Entzündungen können deinen Geist verwirren

Evolutionär hat sich unser Immunsystem dahin entwickelt, uns zu beschützen. Dann kam das moderne Leben dazwischen. Unsere heutige Lebensweise führt dazu, dass das Immunsystem Amok läuft, und wurde inzwischen mit zahlreichen körperlichen und geistigen Krankheiten in Verbindung gebracht – von Asthma über Arthritis und Depression bis zu Alzheimer. Der Übeltäter sind Entzündungen, die erste Verteidigungslinie des Körpers gegen fremde Eindringlinge wie Bakterien und Viren. Entzündungen sind ein grobes Werkzeug, mit dem der Körper auf alle möglichen Infektionen oder Verletzungen reagiert. Angenommen, du schneidest dir aus Versehen mit einem dreckigen Messer in die Hand. Die Funktion der Entzündungsreaktion besteht darin, schnell Immunzellen zur Wunde auszusenden, um Krankheitserreger wie Bakterien abzutöten, die in den Körper eingedrungen sind, und anschließend die besten Voraussetzungen für die Verheilung der Wunde zu schaffen. Zuerst strömt Blut zur infizierten Stelle, sodass Hitze und Rötung auftreten und die Blutgefäße weiter werden. Durch diesen vermehrten Blutfluss gelangen wichtige Moleküle zur betroffenen Stelle, darunter Immunzellen wie weiße Blutkörperchen. Die Blutgefäße werden auch durchlässiger, sodass Immunmoleküle zur Wunde strömen können, was eine Schwellung auslöst. Spezialisierte Immunzellen, die zur Wunde transportiert werden, zerstören und verschlingen nun die vom Messer stammenden Bakterien wie ein mikroskopischer Pac-Man und beseitigen das Chaos. Das Gewebe kann beginnen zu heilen.

So weit, so gut. Problematisch wird es jedoch, wenn unsere heutige Lebensweise dieses sorgfältig entwickelte System aus dem Gleichgewicht bringt. Stress ist einer der ganz großen Übeltäter (wie wir genauer in Kapitel 29 sehen werden), weil das Gefühl von Stress in unserer evolutionären Vergangenheit ein Zeichen dafür war, dass wir Gefahr liefen, angegriffen und möglicherweise verletzt zu werden – eher durch einen Tigerbiss als durch ein Küchenmesser. Stress bereitet das Immunsystem daher auf eine Infektion vor. Durch anhaltenden Stress bleiben das Immunsystem und die Entzündungsreaktion zu lange aktiv.

Fettleibigkeit trägt das ihre dazu bei, weil Fettzellen große Mengen von Entzündungsmolekülen namens Zytokin speichern. Diese können austreten, wenn wir große Fettspeicher ansammeln, was zu einer permanenten, niedrigschwelligen Entzündung führt. Übergewicht kann auch schädlich für das Darmmikrobiom sein, weil es den Darm durchlässiger werden lässt und daher ebenfalls Entzündungen hervorgerufen werden.[210]

Das Immunalter

Manche Faktoren sind schwerer zu kontrollieren als andere. Mit zunehmendem Alter ist es normal, dass das Entzündungsniveau steigt – ein Prozess, der auch »Entzündungsaltern« (engl. *inflammaging*) genannt wird. Weil Entzündungen mittlerweile mit so vielen Erkrankungen in Verbindung gebracht werden – insbesondere mit den altersbedingten –, gehen immer mehr Wissenschaftler*innen der Frage nach, inwiefern das Immunsystem, v. a. Entzündungen, Auskunft über das »biologische Alter« eines Menschen geben kann.

Die Idee hinter dem biologischen Alter ist folgende: Auch wenn dieselbe Anzahl von Kerzen auf den Geburtstagskuchen von zwei Personen brennt, könnte eine von ihnen aufgrund ihres Lebensstils körperlich viel jünger sein und würde daher wahrscheinlich länger leben. Diese Person hätte ein niedrigeres biologisches Alter, auch wenn das chronologische Alter bei beiden gleich ist. Es gibt verschiedene Ansätze, um das biologische Alter einer Person zu bestimmen, aber das Entzündungsniveau scheint besonders gut geeignet, da wir bereits über entzündungshemmende Medikamente verfügen. Da auch Lebensstilfaktoren eine Rolle spielen, gibt es viele Möglichkeiten, wie wir die Entzündungsuhr zurückdrehen können.

Warum nehmen Entzündungen mit dem Alter zu? Eine Ursache besteht darin, dass manche Immunzellen im Alter unberechenbar werden, darunter Neutrophile. Sie gehören zu jenen Zelltypen, die bei einer Entzündung aus den Blutgefäßen herausströmen, um eindringende Krankheitserreger zu zerstören. In unseren letzten Lebensjahrzehnten verlieren diese Zellen ihren Orientierungssinn und können Fremdkörper schlechter aufspüren. Sie stürzen ungeschickt umher und richten dabei ein Blutbad an, das zu einer noch größeren Entzündung führt. Zum Glück gibt es einfache Möglichkeiten, um diesen Prozess in Schach zu halten: durch die Einnahme von Statinen und täglich zehntausend Schritte werden unsere Neutrophile nachweislich jung gehalten.

Bislang gibt es noch keine frei verfügbaren Tests zur Bestimmung des Entzündungsalters, aber Wissenschaftler*innen arbeiten daran. Im Jahr 2021 entwickelten Forschende in den USA iAge, die erste Entzündungsuhr, die den Grad chronischer Entzündungen misst und das Risiko für altersbedingte Störungen wie neurodegenerative Erkrankungen vorhersagt. Bei der Entwicklung des Messinstruments wurden neben dem chronologischen Alter die Gesundheitsdaten von über tausend Menschen im Alter von acht bis 96 Jahren berücksichtigt.[211] Als das Team die Uhr an einer Gruppe Hundertjähriger testete, stellte es fest, dass ihr iAge-Alter im Durchschnitt 40 Jahre jünger war als ihr chronologisches

Alter. Dies zeigt, wie wichtig das Entzündungsniveau für einen gesunden Alterungsprozess ist. Es besteht Grund zur Hoffnung, denn wenn wir Entzündungen einfach messen könnten, z. B. mithilfe eines Bluttests, könnten wir besser auf unser biologisches Alter achten, bei Bedarf Maßnahmen ergreifen, um weitere Schäden abzuwenden, z. B. mit Medikamenten und Änderungen des Lebensstils, und die Uhr vielleicht sogar zurückdrehen.

Krankheitsverhalten

Ein weiterer Grund, warum es nützlich wäre, das chronische Entzündungsniveau von Menschen messen zu können, besteht in der Art und Weise, wie Entzündungen auf das Gehirn wirken. Bei Entzündungen wird nicht nur eine Armee von Zellen zum Ort der Wunde oder der Verletzung geschickt, um eingedrungene Krankheitserreger zu vernichten, sondern es werden auch Botenstoffe an das Gehirn gesendet. Dieses verfügt über sein eigenes Immunsystem, das durch die Blut-Hirn-Schranke vom Körper getrennt ist. So wird das neuroinflammatorische System des Gehirns aktiviert, das jene typischen Verhaltensweisen auslöst, die wir von Krankheiten kennen: Lethargie, Appetitlosigkeit, sozialer Rückzug, Schläfrigkeit und gedrückte Stimmung – sehr ähnliche Verhaltensweisen wie bei einer Depression.

Wenn wir tatsächlich krank sind, sind sie äußerst nützlich. Wenn wir zu Hause unter einer Decke liegen und uns ausruhen, kann der Körper seine Energie von anderen Aufgaben abziehen und sich auf all die Maßnahmen konzentrieren, die nötig sind, damit es uns besser geht. So sinkt auch die Wahrscheinlichkeit, dass wir eine Infektion auf andere übertragen.

Bleibt die Entzündung jedoch aufgrund unseres Lebensstils auf einem hohen Niveau, kann dies dem Gehirn signalisieren, dass es jenes Krankheitsverhalten beibehalten soll, obwohl es gar nicht mehr nötig wäre. Es gibt inzwischen jede Menge Beweise dafür, dass Depressionen mit dem Immunsystem zusammenhängen. Wenn Menschen an Krankheiten leiden, die das Immunsystem übermäßig aktivieren, kommt es häufiger zu Depressionen, so auch bei Menschen mit Typ-2-Diabetes: Bei ihnen ist die Depressionsrate doppelt so hoch wie in der Allgemeinbevölkerung.[212] Von Menschen mit Asthma, das durch eine Entzündung in der Lunge verursacht wird, verfällt mehr als ein Drittel in eine Depression. Diejenigen, die sowohl von Asthma als auch Depression betroffen sind, neigen zu besonders hohen Werten eines bestimmten Typs von Entzündungszytokinen.[213] Kinder, die hohe Entzündungswerte aufweisen, leiden auch eher an depressiven Schüben, wenn sie das 18. Lebensjahr erreichen.

Eine naheliegende Frage lautet also, ob entzündungshemmende Medikamente auch die Symptome einer Depression mindern können. Schließlich verfügen wir über eine breite Palette entzündungshemmender Medikamente, die bereits zugelassen wurden und täglich von Millionen von Menschen eingenommen werden, darunter ganz normales Aspirin, Statine und Antibiotika. Es gibt bereits vielversprechende Forschungsergebnisse zu dieser Frage. Bei einer kürzlich durchgeführten Studie wurden die

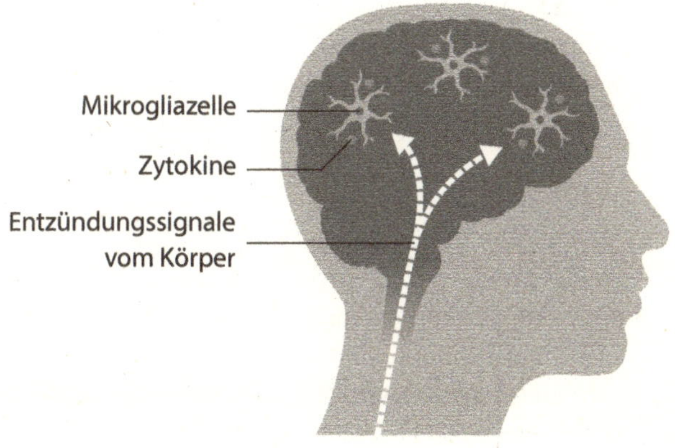

Ergebnisse von 26 verschiedenen Studien zusammengefasst, bei denen unterschiedliche entzündungshemmende Medikamente getestet wurden. Dabei kam heraus, dass die Medikamente die depressiven Symptome um 52 Prozent besser reduzieren und um 79 Prozent besser beseitigen konnten als Placebo. Kombinierte man sie mit gewöhnlichen Antidepressiva, waren sie sogar noch effizienter.[214]

Entzündungen per Schalter auflösen

Die meisten der verfügbaren entzündungshemmenden Medikamente funktionieren so, dass eine Entzündung von vornherein unterdrückt wird, doch es könnte noch eine andere Option geben: einen potenziellen Schalter, mit dem man Entzündungen auflöst. Vor Kurzem wurde entdeckt, dass das Immunsystem bestimmte Botenstoffe, die sogenannten »Resolvine« herstellt, deren Funktion darin besteht, Entzündungen aufzulösen, nachdem die Ursache der Beschädigung behoben wurde. Durch die Entdeckung, dass Resolvine bei Menschen mit chronischer Entzündung anscheinend nicht richtig hergestellt werden, ist ein neuer Behandlungsansatz möglich geworden. Aktuelle entzündungshemmende Medikamente, die die Aktivierung der Immunreaktion unterdrücken, können das Risiko einer Infektion erhöhen. Besser wäre daher eine Behandlung, die das System bei Bedarf abschaltet. Und momentan wird an Medikamenten geforscht, die genau das bewirken könnten.

Allerdings werden Entzündungshemmer – unabhängig davon, ob sie eine Entzündung von vornherein unterdrücken oder im Nachgang beseitigen können – keine Wunderwaffe gegen Depression sein. Etwa ein Drittel der Menschen mit Depression weist ein hohes Entzündungsniveau auf. Es scheint daher nur eine der Ursachen dieser komplexen, facettenreichen Erkrankung zu sein.

WAS KANNST DU TUN, UM ENTZÜNDUNGEN ZU REDUZIEREN?

- Resolvine, die Botenstoffe, die der Körper zur Auflösung einer Entzündung produziert, werden aus Omega-3-Fettsäuren gewonnen. Achte also darauf, dass du genug davon zu dir nimmst. Die beste Quelle sind ölreiche Fische wie Lachs, aber auch Chiasamen, Walnüsse oder geschrotete Leinsamen.
- Eine gesunde Ernährung kann vor Entzündungen schützen. Entscheide dich für frisches Obst und Gemüse sowie Vollkornprodukte und vermeide zu viel Zucker sowie verarbeitete Lebensmittel, die Süßungsmittel und Emulgatoren enthalten.
- Eine regelmäßige Yogapraxis reduziert nachweislich Entzündungen, womöglich weil sie das Stressniveau senkt. Studien mit Ratten deuten darauf hin, dass sich Muskelentzündungen durch Dehnen direkt lindern lassen.
- Alternativ kannst du Sportarten nachgehen, bei denen Muskeln aufgebaut werden, z. B. Walken, Joggen oder Krafttraining. Die Skelettmuskulatur reguliert Entzündungen und wer 10.000 Schritte pro Tag geht, hat jüngere Immunzellen.
- Der Verlust von überschüssigem Körperfett reduziert die Anzahl entzündungsfördernder Zytokinen, die aus Fettreserven austreten, und trägt so zur Verringerung chronischer Entzündungen bei.

Entzündungshemmer werden mit Sicherheit nicht bei allen Menschen funktionieren. Für manche könnte diese Behandlung sogar schädlich sein. In mehreren Studien wurde festgestellt, dass diese Medikamente bei Menschen mit Depressionen nur dann etwas bewirken, wenn Letztere von Anfang an hohe Entzündungswerte aufweisen.[215] Bei anderen verschlimmerten sich die Symptome sogar noch. Es wird also darauf ankommen, das richtige Medikament für die richtigen Patient*innen zu finden.

Wichtig ist auch, zu verstehen, warum nur manche Menschen an Depression erkranken, obwohl so viele infolge von Stress, Fettleibigkeit, fortschreitendem Alter und anderen Lebensstilfaktoren mit chronischen Entzündungswerten zu kämpfen haben. Eine Antwort könnte lauten, dass es einen Schwellenwert für Entzündungen gibt, ab dem man in eine Depression verfällt, d. h. für Personen, die eine Veranlagung für hohe Entzündungswerte haben – womöglich infolge eines frühen Kindheitstraumas –, besteht ein erhöhtes Depressionsrisiko. Auch deshalb wäre eine Entzündungsuhr ein besonders nützliches Hilfsmittel.

Entzündungen werden zudem mit der Alzheimerkrankheit in Verbindung gebracht, obwohl der Zusammenhang alles andere als geklärt ist. Menschen mit Alzheimer weisen in der Regel höhere Spiegel der entzündungsfördernden Zytokine im Gehirn auf, doch wir wissen noch nicht mit Sicherheit, ob sie eine Folge der Amyloid-Ablagerungen sind, die im Laufe der Krankheit entstehen, oder eine Ursache von Alzheimer.

Eine Theorie besagt, dass es den Immunzellen im Gehirn, den sogenannten »Mikroglia«, schwerfällt, Alzheimer-Plaques zu beseitigen, weshalb sie ständig aktiviert bleiben. Tritt dann aufgrund anderer Lebensstilfaktoren wie Fettleibigkeit eine Entzündung auf, werden Signale an das Gehirn ausgesendet, die diese Immunzellen auf Hochtouren bringen, sodass sie schließlich Gehirnzellen abtöten.

Allerdings fanden Forschende 2020 in den USA heraus, dass ein Entzündungsprotein, das als Reaktion auf Infektionen entsteht, die Bildung von Plaques im Gehirn direkt verursacht und dass in Mäusegehirnen die Auflösung dieses Proteins die vorhandene Amyloid-Menge verringerte. Dies deutet darauf hin, dass Entzündungen selbst zur Bildung von Amyloid führen könnten. Wie bei Depressionen hofft man, den Zusammenhang zwischen Entzündungen und Alzheimer in Zukunft besser zu verstehen, um neue Behandlungsansätze zu entwickeln – ungeachtet der Tatsache, dass Arzneimitteltests bei Alzheimer noch schwieriger durchzuführen sind. Dies liegt nicht zuletzt am langsamen Verlauf der Krankheit, wodurch auch die Tests langsam und sehr teuer werden.

Es ist jedoch völlig klar, dass unser Immunsystem in schwierigen Situation nicht immer zu unserem Besten handelt. Wie viele andere Körperprozesse ist es unsichtbar, aber seine lebenswichtige Funktion für unser körperliches und geistiges Wohlbefinden bedeutet, dass wir uns gut darum kümmern müssen. Zum Glück gibt es viel, was für tun können, damit es nicht gegen, sondern für uns kämpft.

Kapitel 26

Pfleg deine Zähne zur Vorbeugung von Alzheimer

Wenn dich die Angst vor dem Zahnarztstuhl davon abhält, regelmäßig zur Zahnkontrolle zu gehen oder dir ärztliche Hilfe bei Zahnfleischbluten zu suchen, werden die folgenden Forschungsergebnisse deine Meinung vielleicht ändern. Im Jahr 2019 kam eine radikale neue Idee auf, die unser Verständnis von den Ursachen von Alzheimer und anderen Krankheiten infrage stellte. Dabei dreht sich alles um unsere Zähne.

Wie in früheren Kapiteln gesehen, lautet die vorherrschende Meinung, dass die Alzheimerkrankheit durch schädliche Plaques eines Proteins namens Beta-Amyloid und durch Klumpen eines Proteins namens Tau in den Nervenzellen verursacht wird – eine Theorie, die auch die »Amyloid-Hypothese« genannt wird. Diese Proteine töten die Gehirnzellen ab oder verhindern, dass sie effektiv miteinander kommunizieren, was als Ursache für die Symptome der Krankheit gilt. Nach jahrzehntelanger Forschung ist diese Erklärung jedoch aus zwei entscheidenden Gründen unzureichend. Zum einen entwickeln viele Menschen, die diese Anzeichen von Alzheimer im Gehirn aufweisen, keine Demenzsymptome, wohingegen andere, die an Demenz erkrankt sind, weitgehend frei von diesen Plaques und Klumpen bleiben.

Zum anderen – und das ist noch schlimmer – konnten jahrzehntelange klinische Behandlungsversuche, bei denen die Amyloid-Bildung verhindert oder die Plaques entfernt wurden, nur wenig ausrichten, um den mit der Krankheit einhergehenden kognitiven Verfall zu stoppen. Im Jahr 2021 wurde viel Wirbel um das Medikament Aducanumab gemacht, ein Impfstoff mit Antikörpern gegen Beta-Amyloid, zugelassen von der US-amerikanischen Lebensmittelüberwachungs- und Arzneimittelbehörde FDA. Es war das erste Alzheimermedikament seit 18 Jahren, das dieses Gütesiegel erhielt. Leider war die Entscheidung umstritten, da das Medikament zwar nachweislich Plaques beseitigen, jedoch nicht erwiesen war, ob es die Krankheitssymptome wirksam lindern konnte. Darüber hinaus traten bei manchen Menschen starke Nebenwirkungen auf.[216] Es wurde viel Geld in die Entwicklung von Medikamenten gegen Amyloid-Plaques gesteckt, aber angesichts der geringen Fortschritte sind mittlerweile viele zu der Überzeugung gelangt, dass wir die ganze Zeit auf dem Holzweg gewesen sein könnten.

Eigentliche Ursache

In unserem Mund leben Tausende von Bakterienarten, wobei die schädlichen von den guten Bakterien in Schach gehalten werden, die wichtig für die Gesundheit von Zähnen und Zahnfleisch sind. Die Bakterien bilden einen dünnen Film auf den Zähnen, den sogenannten »Zahnbelag«. Wenn sich dieser aufbaut und verhärtet, kann er das Zahnfleisch durchdringen und eine Entzündung auslösen. Dies ist eine angemessene Immunreaktion auf eindringende Mikroben, die dazu dient, die Eindringlinge abzutöten. Wenn sie jedoch zu lange anhält, können sich unter dem Zahnfleisch Infektionsherde bilden. In dieser Umgebung gedeiht das Bakterium Porphyromonas gingivalis, das maßgeblich für Zahnfleischerkrankungen verantwortlich ist. Es bedient sich raffinierter Tricks, um das Immunsystem hinters Licht zu führen.

Es ist in der Lage, einige Teile der Entzündungsreaktion zu unterdrücken, wohingegen andere aktiv bleiben, was zu einer lang anhaltenden, aber sehr wirkungslosen Entzündung führt. Diese geschwächte Immunreaktion ist nicht in der Lage, die Bakterien abzutöten, zerstört jedoch am Ende unsere Zellen.

Sobald das Zahnfleisch infiziert ist, kann P. gingivalis in unsere Zellen eindringen, auch in die weißen Blutkörperchen, einen wichtigen Teil des Immunsystems. Wenn sich das Bakterium in diesen Zellen festsetzt, gelangt es nicht nur in unseren restlichen Körper, sondern entzieht sich auch der Immunreaktion und dringt in Organe ein, die weit von der Infektionsstelle im Mund entfernt sind. Schließlich erreicht P. gingivalis das Gehirn. Dabei wendet es höchstwahrscheinlich den Trick mit dem Trojanischen Pferd an, um die Blut-Hirn-Schranke zu überwinden, die eigentlich verhindern sollte, dass Mikroben ins Gehirn gelangen.

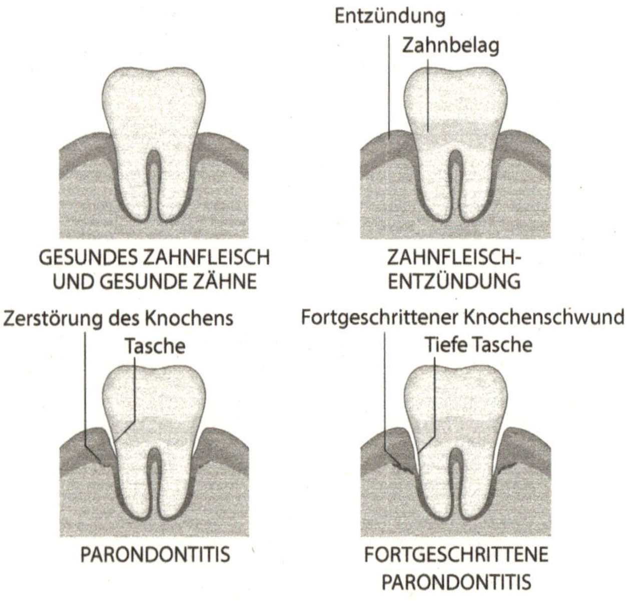

DNA-Beweise

Da P. gingivalis sich so gut verstecken kann, wurde lange Zeit übersehen, dass es möglicherweise mit Alzheimer zusammenhängt. Technologien, mit denen wir Fragmente bakterieller DNA nachweisen können, haben dieser Theorie neuen Auftrieb gegeben. Zudem haben übereinstimmende Beweise der letzten Jahre ein ziemlich überzeugendes Bild ergeben. Im Jahr 2019 obduzierte ein Team von Forschenden, u. a. die Mitarbeiter*innen des Biotech-Unternehmens Cortexyme, die Gehirne verstorbener Alzheimer-Patient*innen und fand in den meisten Gehirnen zwei toxische Verdauungsenzyme, die P. gingivalis zum Abbau menschlicher Proteine nutzt, und zwar im Hippocampus, der – wie wir wissen – bei Alzheimer mit Gedächtnisverlust zusammenhängt. Je größer die Menge dieser Giftstoffe, sogenannter »Gingipaine«, war, desto mehr Tau-Proteine gab es. Die Forschenden fanden die DNA des Bakteriums auch in der Großhirnrinde, die für Informations- und Sprachverarbeitung sowie konzeptionelles Denken wichtig ist, ebenso wie in der Cerebrospinalflüssigkeit lebender Alzheimer-Patient*innen.

Wichtig ist auch, dass das Team Hinweise auf P. gingivalis in den Gehirnen von Menschen fand, die nicht an Alzheimer erkrankt waren, wenn auch in viel geringeren Mengen. Dies deutet darauf hin, dass die Infektion vor dem Ausbruch der Krankheit auftritt und eine mögliche Ursache ist. Sie ist also keine Folge der Krankheit[217], die z. B. auftritt, weil Menschen mit Demenz ihre Zähne weniger pflegen würden oder weil es für die Bakterien aus irgendeinem Grund leichter wäre, in das Gehirn von Menschen mit Alzheimer einzudringen. Bei Menschen, die sowohl von Alzheimer als auch einer Zahnfleischerkrankung betroffen waren, hatte man zuvor einen schnelleren Demenzverlauf beobachtet, was zu der Annahme führte, dass die durch die Infektion ausgelöste Entzündung die Alzheimerkrankheit verschlimmern würde. Dann fand man jedoch Beweise für einen direkten Zusammen-

WIE MAN ZAHNFLEISCHERKRANKUNGEN VERMEIDET

Zahnfleischerkrankungen sind sehr häufig. Die Schätzungen variieren je nach Land, Altersgruppe und Schweregrad der Erkrankung, aber etwa die Hälfte der Erwachsenen ist betroffen. In den frühen, leichteren Stadien spricht man von einer »Zahnfleischentzündung« (Gingivitis), die sich – wenn unbehandelt – zu einer schwereren Form, der Parodontitis, entwickelt. Zahnfleischerkrankungen gehen auf Bakterienansammlungen auf den Zähnen und dem Zahnfleisch zurück, die sich in einem dünnen Film, dem Zahnbelag, bilden. Zu den Symptomen gehören zurückgehendes Zahnfleisch und Blutungen. Wenn sich Zahnbelag ansammelt und verhärtet, kann er ins Zahnfleisch eindringen und eine Entzündung auslösen, sodass Bakterien in den Blutkreislauf gelangen. Am Ende muss der Zahn evtl. gezogen werden. Da Zahnfleischerkrankungen mit der Alzheimerkrankheit in Verbindung stehen, ist es wichtiger denn je, Wert auf eine gute Mundhygiene zu legen. Folgendes kannst du tun:

- Wundes Zahnfleisch, Zahnfleischbluten und Mundgeruch sind Anzeichen für eine Zahnfleischentzündung. Falls dir das bekannt vorkommt, solltest du einen Termin beim Zahnarzt vereinbaren.
- Wir alle wissen: Man sollte mindestens zweimal am Tag Zähne putzen und abends Zahnseide benutzen, um den Zahnbelag zwischen den Zähnen zu entfernen.
- Wenn sich der Zahnbelag zu Zahnstein entwickelt, muss er im Rahmen einer Zahnprophylaxe abgekratzt werden.
- Putze nicht zu stark – übereifriges Putzen kann auch Schäden verursachen, durch die Bakterien in den Blutkreislauf gelangen können.
- Aufgrund der verminderten Durchblutung ist es bei Raucher*innen schwieriger, eine Zahnfleischerkrankung, z. B. durch Zahnfleischbluten, zu erkennen. Rauchen erschwert auch die Behandlung, da es das Immunsystem schwächt – ein Grund mehr, damit aufzuhören.

hang. Die Studie wurde nur mit 50 Personen durchgeführt, allerdings bestätigen Versuche mit Mäusen die Ergebnisse. Als das Team eine Zahnfleischerkrankung bei Mäusen nachahmte, infizierte P. gingivalis ihre Gehirne und richtete dieselben verheerenden Folgen an: Es kam zur Bildung von Amyloid-Plaques und Tau-Klumpen sowie zu Schäden an den Gehirnzellen.[218]

All dies stimmt mit einer früheren Studie von 2016 überein, der zufolge sich Amyloid als Abwehrreaktion auf eine bakterielle Infektion bilden kann. Es sieht also danach aus, als würden die charakteristischen Anzeichen von Alzheimer im Gehirn infolge einer Zahnfleischentzündung entstehen, die ins Gehirn gewandert ist, und als würde das damit verbundene Bakterium P. gingivalis gefährliche Entzündungen verstärken und womöglich auch Gehirnzellen angreifen. Darüber hinaus legen Studien mit Tieren nahe, dass eine Infektion mit P. gingivalis die innere Uhr durcheinanderbringen und Schlafstörungen verursachen kann, was die glymphatische Gehirnaktivität verringern würde – jenes System, das unser Gehirn im Schlaf von Abfallstoffen wie Amyloid reinigt.[219]

Reversible Schäden

So beängstigend das alles klingt, es gibt eine gute Nachricht. Eine neue Theorie zu den Ursachen von Alzheimer lässt auf einen neuen Behandlungsansatz hoffen und zeigt neue Möglichkeiten auf, wie wir uns selbst schützen können. Als man Mäusen, die eine Gehirninfektion hatten, ein auf Gingipaine abzielendes Medikament verabreichte, klang die Infektion kurz darauf ab und die Entzündung ging zurück, ebenso wie die Menge der schädlichen Amyloide und Tau-Proteine. Manche der beschädigten Neuronen im Hippocampus konnten sogar wiederhergestellt werden.

Wann wird eine solche Behandlung für Alzheimer-Patient*innen verfügbar sein? Erste Versuche des Pharmaunternehmens

Cortexyme haben gezeigt, dass ihr Medikament ungefährlich für Menschen ist, und die Ergebnisse einer großen Studie mit Alzheimer-Patient*innen sollen bald veröffentlicht werden. Ein weiterer Ansatz besteht darin, einen Impfstoff zu entwickeln, der von vorneherein gegen Zahnfleischentzündungen schützt.

In der Zwischenzeit müssen wir alles in unserer Macht Stehende tun, um unsere Zähne und unser Zahnfleisch richtig zu pflegen und regelmäßig kontrollieren zu lassen. Dies ist besonders wichtig, da Alzheimer nicht die einzige Krankheit ist, die mit Zahnfleischerkrankungen in Verbindung gebracht wird. Letztere erhöhen auch das Risiko für die Parkinsonkrankheit.[220] Wer Antikörper gegen P. gingivalis gebildet hat – ein Hinweis auf eine vergangene Infektion –, trägt auch ein höheres Risiko für einen Herzinfarkt, rheumatoide Arthritis oder einen Schlaganfall. Außerdem gibt es eine offensichtliche Verbindung zwischen dem Bakterium und Diabetes.

Es gibt jedoch keinen Grund zur Panik. Wir dürfen nicht vergessen, dass es sich um komplexe Krankheiten handelt, die viele mögliche Ursachen haben können. Eine Zahnfleischerkrankung ist wahrscheinlich eine von vielen Ursachen, die bei Alzheimer zusammenkommen. Wie wir im Verlauf dieses Buchs gesehen haben, spielen bei der Krankheit zahlreiche Aspekte eine Rolle – sowohl genetische Veranlagung als auch Lebensstilfaktoren – und viele davon sind miteinander verknüpft. Eine Zahnfleischerkrankung ist vermutlich ein weiterer Faktor, der seinen Teil zur Erkrankung beiträgt. Es könnte sogar sein, dass Menschen mit einer genetischen Veranlagung für Alzheimer gerade deshalb einem höheren Risiko ausgesetzt sind, weil P. gingivalis auf eine bestimmte Art und Weise mit gewissen Proteinen in ihrem Körper interagiert. Also pfleg deine Zähne so gut es geht, aber keine Angst: Die Suche nach den Ursachen und Heilmethoden von Alzheimer endet nicht vor dem Badezimmerspiegel.

Kapitel 27

Gehörverlust hängt mit Demenz zusammen

Hör mal gut zu: Von allen Faktoren, die zu Demenz beitragen, ist Hörverlust der Risikofaktor, gegen den wir am meisten tun können. Die Forschungen von Frank Lin und seinen Kolleg*innen von der Johns Hopkins University, die mehr als 600 Menschen über einen Zeitraum von etwa zwölf Jahren beobachtet haben, ergaben, dass das Demenzrisiko durch einen leichten Hörverlust verdoppelt und durch einen mittelschweren Hörverlust verdreifacht wird. Bei Menschen mit schwerem Hörverlust ist das Risiko fünfmal so hoch.[221]

Wir wissen nicht genau, warum Hörverlust das Demenzrisiko steigert. Wir wissen hingegen schon, dass sich unser Gehör mit zunehmendem Alter tendenziell verschlechtert. Dies ist im Großen und Ganzen auf Schäden an winzigen Zellen in der Cochlea (Hörschnecke) zurückzuführen – einem spiralförmigen Knochen im Innenohr, der Geräusche aus Luftschwingungen in elektrische Signale umwandelt, die das Gehirn verarbeiten kann. Jede Schädigung bedeutet, dass die Geräusche schlechter transformiert werden können.

Besonders problematisch scheint es zu sein, wenn zwei verschiedene Sinneseinschränkungen vorliegen. Im Jahr 2021 brachte ein Team von Forschenden in Südkorea eine mehr als sechs Jahre währende Studie mit über 6500 Menschen im Alter von 58 bis 101 Jahren zum Abschluss. Zu Beginn der Studie wurden sie zu ihrem Seh- und Hörvermögen befragt und ihre kognitiven Fähigkeiten wurden alle zwei Jahre getestet. Nach der Berücksichtigung anderer demenzauslösender Faktoren wie Bildung und Geschlecht stellten die Forschenden fest: Für Menschen, die sowohl an Seh- als auch an Hörverlust litten, war die Wahrscheinlichkeit, an Demenz zu erkranken, doppelt so hoch wie für Personen, die nur eine oder gar keine Beeinträchtigung aufwiesen.[222]

Überlastung des Gehirns

Wie Hör- und Sehverlust tritt auch Demenz im Alter häufiger auf. Möglicherweise sind all diese Beeinträchtigungen auf den Alterungsprozess zurückzuführen, was den Zusammenhang erklären würde. Sieht man sich jedoch an, was im Gehirn vor sich geht, wenn ein Mensch schwerhörig wird, liegt der Schluss nahe, dass in einigen Fällen der Hörverlust selbst die Ursache für Demenz sein könnte. Wenn wir schwerhörig werden, müssen wir einen größeren kognitiven Aufwand betreiben, um Geräusche zu verarbeiten (es kommt zu einer höheren kognitiven Belastung), was zu Lasten anderer kognitiver Prozesse geht, z. B. des Arbeitsgedächtnisses.

Ein weiteres Problem besteht darin, dass das Gehör immer »eingeschaltet« ist – unabhängig davon, ob wir die Geräusche ausblenden oder nicht –, sodass es ständig mit anderen kognitiven Prozessen konkurriert. Dies kann wiederum die Fähigkeit beeinträchtigen, den Anforderungen des Alltags nachzukommen, wie im Fall von Demenz.

Letztlich kann ein Hörverlust auch die mit Demenz einhergehenden Veränderungen im Gehirn beschleunigen. Wenn Hörprobleme diagnostiziert wurden, kommt es in den darauffolgenden Jahren in der Regel zu einer Schrumpfung verschiedener Gehirnregionen. Betroffen sind Bereiche, die für Sprachverarbeitung und Gedächtnis wichtig sind, ebenso wie Hirnareale, die mit leichten kognitiven Beeinträchtigungen (Gedächtnisprobleme, aus denen sich eine Demenz entwickeln kann) und der Alzheimerkrankheit zusammenhängen. Außerdem kann ein Hörverlust – insbesondere wenn er unbehandelt bleibt – zu einer verstärkten sozialen Isolation führen, was ein weiterer bekannter Risikofaktor für Demenz ist.

Vermeidbares Risiko

Die Tragweite dieser Erkenntnis ist nicht zu unterschätzen, denn Gehörverlust ist einer der demenzauslösenden Faktoren, gegen die wir am meisten tun können. Laut eines im *The Lancet* veröffentlichten Artikels von 2020 könnten wir schätzungsweise 40 Prozent des gesamten Demenzrisikos vermeiden, z. B. indem wir das Rauchen aufgeben, uns weniger Luftverschmutzung aussetzen und unsere körperliche Aktivität steigern. 8 Prozent von diesem vermeidbaren Risiko fallen dabei allein auf den Gehörverlust – ein Anteil, den für sich genommen kein anderer Risikofaktor erreicht.

Dennoch wurde das Gehör von allen Risikofaktoren bisher wohl am wenigsten erforscht, obwohl es dank Hörgeräten und anderer Therapien einer der am leichtesten zu behebenden Risikofaktoren ist. Selbst wenn man die Demenzfälle durch diese Maßnahmen nur um einen Bruchteil reduzieren könnte, wäre dennoch viel erreicht, wenn man bedenkt, wie viele ältere Erwachsene unter Hörverlust leiden. Die Häufigkeit von Hörproblemen verdoppelt sich mit jedem Jahrzehnt und im Alter von 70 Jahren leiden zwei Drittel der Menschen an einem Hörverlust, der die alltägliche Kommunikation einschränkt.[223]

Was können wir dagegen tun? Das Wichtigste ist, dass du dein Gehör mit zunehmendem Alter regelmäßig testen lässt und bei Bedarf ein Hörgerät trägst.

WIE DU DEIN GEHÖR VOR LÄRM SCHÜTZT

Bei Live-Veranstaltungen:

- Gib deinem Gehör etwa 18 Stunden Zeit, um sich nach einem lauten Event wie einem Konzert oder einer Clubnacht zu erholen.
- Stell dich nicht in die Nähe von Lautsprechern.
- Gönn dir alle 15 Minuten eine Pause von dem Lärm.
- Trag Ohrstöpsel, um die Lautstärke zu verringern.

Beim Tragen von Kopfhörern:

- Wenn du Kopfhörer benutzt, leg jede Stunde eine fünfminütige Pause ein.
- Nutze Noise-Cancelling-Kopfhörer, um Hintergrundgeräusche auszublenden, statt die Lautstärke hochdrehen zu müssen.
- Höre nur bei höchstens 60 Prozent der maximalen Lautstärke.

Im Allgemeinen ist ein Geräusch zu laut, wenn:

- es mehr als 85 dB beträgt (siehe nachfolgendes Schaubild), insbesondere über einen langen Zeitraum hinweg.
- du schreien musst, um dich verständlich zu machen.
- du Menschen, die in deiner Nähe sind, nicht verstehen kannst.
- du danach ein Pfeifen in den Ohren vernimmst.

Eine 2019 durchgeführte US-Studie mit mehr als 25.000 über Fünfzigjährigen ergab, dass Menschen, die bei altersbedingten Hörproblemen ein Hörgerät tragen, geistig fitter bleiben als Personen, die dies nicht tun. Im Jahr 2021 fanden Forschende in Nordirland heraus, dass Menschen mit leichten kognitiven Beeinträchtigungen im Durchschnitt zwei Jahre brauchen, um eine Demenz zu entwickeln, wenn sie ein Hörgerät tragen. Man sollte auch darauf achten, sich wegen des Hörverlusts nicht sozial zu isolieren, unabhängig davon, ob man an Demenz leidet oder nicht.[224]

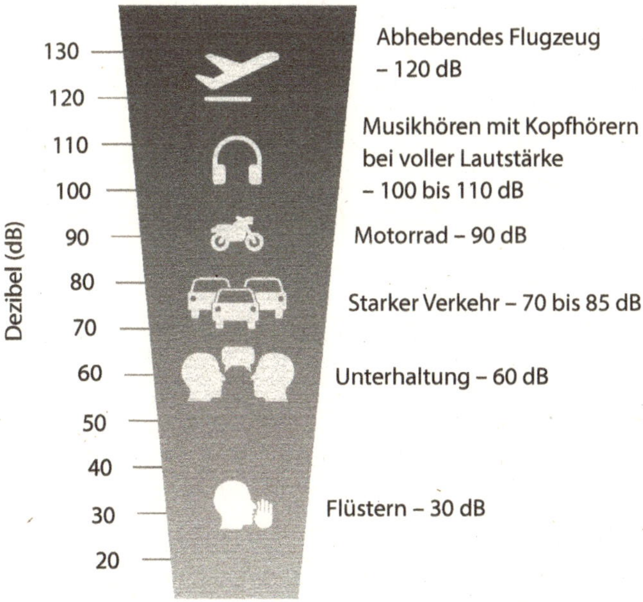

Zu den ersten Hinweisen darauf, dass man aufgrund beschädigter Haarzellen in den Ohren an Hörverlust leidet, gehören Schwierigkeiten, hohe Töne wie Kinderstimmen oder leise Töne wie ein Telefongespräch zu vernehmen. Tinnitus, eine Art Klingeln im Ohr, ist ein weiteres Anzeichen. Trotz der Nachteile, die Hörverlust mit sich bringt, warten die meisten Menschen nach dem Beginn der Hörprobleme im Durchschnitt ein Jahrzehnt, bis sie ein Hörgerät tragen.[225] Wenn du also eines dieser Symptome an dir beobachtest, solltest du dein Gehör testen lassen. Man kann auch nie zu früh damit beginnen, die Ohren vor möglichen Schäden durch übermäßige Lärmbelastung zu schützen.

Teil 7

Dein eigener Einfluss

Wir sind nun an einem Punkt angelangt, an dem du dich hoffentlich schon viel besser mit der grauen Masse zwischen deinen Ohren auskennst und weißt, was du für sie tun kannst. Das ist natürlich deshalb so wichtig, weil dich dein Gehirn zu der Person macht, die du bist. Das Problem mit vielen der vorgestellten Erkenntnisse besteht jedoch paradoxerweise darin, dass die meisten Forschungen über das Gehirn und die Erhaltung seiner Gesundheit mit großen Menschengruppen durchgeführt wurden. Das ist auch gut so, denn je mehr Menschen an einem Experiment teilnehmen, desto aussagekräftiger sind wahrscheinlich die Ergebnisse. Wir dürfen jedoch bei der Betrachtung dieser Erkenntnisse nicht vergessen, dass jedes Gehirn in seiner Struktur, seiner Funktionsweise, seiner durch Lebenserfahrungen geprägten Form und Gestalt sowie in seiner Genetik einzigartig ist. Nur weil Forschende bei der Untersuchung einer großen Menschengruppe ein Muster gefunden haben, bedeutet dies nicht unbedingt, dass dieses Ergebnis auch auf dich zutrifft – sondern lediglich, dass es auf die meisten der untersuchten Personen zutraf. Ein gutes Beispiel aus Kapitel 30, in dem wir uns mit Gewohnheiten befassen werden: Es dauert im Durchschnitt 66 Tage, um eine neue Gewohnheit zu etablieren, aber manchen Menschen gelingt es in nur 18 Tagen, wohingegen andere ein ganzes Jahr dafür brauchen. Die wissenschaftliche Forschung kann uns zweifellos unschätzbare Erkenntnisse über das menschliche Gehirn liefern, aber das heißt nicht, dass du in deiner Einzigartigkeit davon in jeder Hinsicht betroffen bist.

In den letzten Kapiteln wollen wir daher einige dieser Unterschiede hervorheben und erforschen, beginnend bei der Persönlichkeit. Philosoph*innen waren früher der Meinung, dass wir als unbeschriebenes Blatt auf die Welt kommen – eine Vorstellung, die sich bis vor relativ kurzer Zeit im wissenschaftlichen Denken gehalten hat. Heute ist jedoch allgemein anerkannt, dass vor allem die Genetik für unsere Persönlichkeit verantwortlich ist und dass sich genetische Veranlagung und Umwelt gegenseitig beeinflussen – diese Theorie werden wir uns in Kapitel 28 genauer ansehen. Diese Erkenntnis ist wichtig für das Gehirn, da manche Persönlichkeitsmerkmale uns anfälliger für psychische Probleme werden lassen, andere uns hingegen zu schützen scheinen. Erfreulicherweise haben wir vor Kurzem entdeckt, dass auch die Persönlichkeit sich im Verlauf eines Lebens verändert und nicht so fix ist wie früher angenommen. Wir können also alle etwas tun, um all jene Aspekte unserer Persönlichkeit zu verbessern, die sich weniger positiv auf unser mentales Wohlbefinden auswirken.

Apropos Persönlichkeit: Wenn du zu dem Schlag Mensch gehörst, der in der Regel sehr angespannt ist, wird dich wahrscheinlich besonders Kapitel 29 interessieren, in dem es um den Umgang mit Stress geht, insbesondere in Bezug auf unser hektisches Leben. Es gibt noch mehr gute Nachrichten: Stress kann zwar schlecht für uns sein, aber wir können uns allein kraft unserer Gedanken davor schützen.

Wenn du am Ende dieses Buchs etwas in deinem Leben zum Positiven verändern möchtest, sollte dir das letzte Kapitel helfen. Darin werden wir untersuchen, was im Gehirn passiert, wenn wir neue Gewohnheiten etablieren, und wie wir uns diesen Prozess zunutze machen können, um die guten Gewohnheiten besser zu entwickeln und die schädlichen aufzugeben. So kannst du deine Gehirngesundheit mit minimalem Aufwand selbst in die Hand nehmen.

Kapitel 28

Deine Persönlichkeit beeinflusst deine mentale Gesundheit

Die Frage, woher unsere Persönlichkeit kommt, ist ein heiß diskutiertes Thema. Viele Eltern glauben, dass ihre Babys nicht als unbeschriebenes Blatt, das ausschließlich durch Lebenserfahrungen geformt wird, sondern bereits mit einer Art angeborenem »Temperament« auf die Welt gekommen sind. Immer wieder hört man Geschichten über eineiige Zwillinge, die sich verblüffend ähnlich sind, obwohl sie bei der Geburt getrennt wurden und in sehr unterschiedlichen Haushalten aufgewachsen sind. Wenn sie sich Jahrzehnte später wiedersehen, tragen sie dieselbe Kleidung und haben dieselben Interessen und Eigenheiten. Studien, in denen eineiige mit zweieiigen Zwillingen verglichen wurden, bestätigen diese These im Großen und Ganzen und haben gezeigt, dass die Genetik auf jeden Fall eine wichtige Rolle spielt.

Wissenschaftler*innen sind sich jedoch immer noch uneinig darüber, wie groß dieser Anteil ist. Es gibt zum Beispiel kein spezielles Gen für Verträglichkeit, das wir verstärken könnten, um leichter Freundschaften zu schließen oder Menschen zu beeinflussen. Stattdessen entsteht unsere Persönlichkeit im Wechselspiel zwischen Genen und Umwelt. Würden wir diesen Prozess verstehen, ginge das mit weitreichenden Folgen einher. Wir wüssten dann, wie viel Einfluss Eltern auf das Verhalten, die Persönlichkeit und die Leistungen ihrer Kinder nehmen können, und hätten eine Antwort auf große gesellschaftliche Fragen, z. B. inwiefern sich ein Mensch ändern und etwas erreichen kann. Die

Frage, wie sich unsere Persönlichkeit entwickelt und was wir tun können, um sie zu verändern, ist auch eng mit unserem geistigen Wohlbefinden verknüpft.

Die *Big Five*

Angesichts der Komplexität von Persönlichkeit ist es nicht verwunderlich, dass es keine perfekte Definition davon gibt, aber Psycholog*innen verwenden in der Regel das *Big Five*-Modell. Es umfasst fünf unabhängige Persönlichkeitsmerkmale, die uns wie auf einer beweglichen Skala unterschiedlich stark bestimmen. Diese sind Offenheit für Erfahrungen, Gewissenhaftigkeit, Extraversion, Verträglichkeit und Neurotizismus.

Anhand dieser fünf Merkmale haben Forschende herausgefunden, dass sich unsere Persönlichkeit auf alle Aspekte des Erfolgs im Leben auswirkt – von unserem Liebesleben über unsere Berufsaussichten und unsere Gesundheit bis hin zur Langlebigkeit.[226] Menschen mit höherer Gewissenhaftigkeit haben beispielsweise tendenziell mehr akademischen und beruflichen Erfolg, bessere Beziehungen und eine bessere körperliche Gesundheit. Verträglichkeit und Extraversion werden mit einer positiven psychischen Gesundheit in Verbindung gebracht.[227] Menschen, die sehr offen für neue Erfahrungen sind, scheinen stressresistenter zu sein[228] und zeichnen sich oft in kreativem Denken aus.

Neurotizismus hingegen, auch emotionale Labilität genannt, hat einen schlechteren Ruf. Menschen mit diesem Persönlichkeitsmerkmal fühlen sich oft von kleinen Rückschlägen überwältigt und können gewöhnliche Situationen als bedrohlich wahrnehmen. Vor diesem Hintergrund ist es wohl nicht überraschend, dass Neurotizismus mit verschiedenen psychischen Erkrankungen in Verbindung gebracht wird, darunter Depressionen, Essstörungen und Schizophrenie.

Kritisiert wurde das Fünf-Faktoren-Modell, weil es einigen Forscher*innen zufolge die verschiedenen Facetten von Persönlichkeit nicht gut genug widerspiegelt.

Eine der Charaktereigenschaften, die nicht in den *Big Five* enthalten ist, die jedoch wegen ihrer Bedeutung für die psychische Gesundheit immer mehr ins Rampenlicht rückt, ist der Perfektionismus. Er wird zwar nicht im strengen Sinn als Persönlichkeitsmerkmal definiert, jedoch als die Neigung beschrieben, übermäßig hohe Ansprüche zu stellen und sehr selbstkritisch zu sein, was das Risiko für verschiedene psychische Probleme erhöht, darunter Depressionen, Angstzustände sowie Ess- und Zwangsstörungen.

Versteckte Epidemie

Da in vielen Ländern immer mehr junge Menschen unter psychischen Problemen leiden, wollten die beiden britischen Forscher Dr. Thomas Curran und Dr. Andrew Hill herausfinden, ob Perfektionsdruck für diesen Umstand verantwortlich sein könnte, zumal wir heute in einer Welt leben, in der junge Menschen durch Social Media konstant unter Beobachtung stehen – mehr als je eine Generation vor ihnen – und in Schule und Studium einem großen Leistungsdruck ausgesetzt sind.

Für ihre Forschung verglichen Curran und Hill die Werte, die Studierende zwischen 1989 und 2016 auf einer Skala erzielten, mit der Perfektionismus gemessen wurde – der sogenannten »Mehrdimensionalen Perfektionismus-Skala«. Diese misst verschiedene Arten von Perfektionismus: den selbstbezogenen Perfektionismus, bei dem man übermäßig hohe Ansprüche an sich selbst stellt; den von der Gesellschaft vorgegebenen Perfektionismus, der von übermäßig hohen Erwartungen seitens der Gesellschaft bestimmt wird; und den auf andere bezogenen Perfektionismus, der mit übermäßig hohen Ansprüchen an die Umgebung einhergeht.

DIE *BIG FIVE*

Die fünf großen Persönlichkeitsmerkmale beschreiben eine Bandbreite von Eigenschaften, wobei Menschen, die jeweils sehr hohe Werte erzielen, in der Regel folgende Merkmale aufweisen:

1. Offenheit für Erfahrungen: Dazu gehören Einsicht und Vorstellungskraft sowie die Bereitschaft, neue Dinge auszuprobieren. Menschen, die bei dieser Eigenschaft sehr hohe Werte haben, knüpfen gern neue Kontakte und sind kreativ.
2. Gewissenhaftigkeit: Damit sind Menschen gemeint, die zielorientiert und überlegt sind und über eine gute Impulskontrolle verfügen. Sie neigen dazu, im Voraus zu planen und darüber nachzudenken, wie sich ihr Handeln auf andere auswirkt.
3. Neurotizismus: Menschen mit hohem Neurotizismus weisen ein erhöhtes Maß an Wut, Feindseligkeit, Angst, Sorge, Traurigkeit, Befangenheit und Verletzlichkeit auf und reagieren unverhältnismäßig negativ auf schwierige Situationen. Sie neigen auch dazu, sehr selbstkritisch zu sein, sehr empfindlich auf die Kritik anderer zu reagieren und sich oft unzulänglich zu fühlen.
4. Extraversion: Menschen, die sehr extrovertiert sind, fühlen sich durch die Gesellschaft anderer Menschen angeregt und sind sehr gesellig, gesprächig und redegewandt. Umgekehrt fühlen sich Menschen mit geringer Extraversion von sozialen Situationen ausgelaugt und stehen nicht gern im Zentrum der Aufmerksamkeit.
5. Verträglichkeit: Menschen mit dieser Eigenschaft kümmern sich gern um andere, sind einfühlsam und freundlich und wollen anderen helfen. Personen mit hoher Verträglichkeit sind auch kooperativer, wohingegen Menschen mit geringer Verträglichkeit eher zu Konkurrenzdenken und Manipulation neigen.

Als Curran und Hill sich die Daten von über 41.600 Studierenden in den USA, Kanada und dem Vereinigten Königreich ansahen, stellten sie fest, dass die Werte aller drei Arten von Perfektionismus mit der Zeit angestiegen waren.[229] Besonders beunruhigend erschien die Tatsache, dass der gesellschaftlich vorgegebene Perfektionismus, der besonders schlecht für unsere geistige Gesundheit ist, am stärksten zugenommen hatte. Er geht mit übermäßiger Sorge vor Fehlern, nagenden Unsicherheiten, Angst vor der Missbilligung anderer sowie einer großen Kluft zwischen Selbstwahrnehmung und Realität einher. Er ist auch am stärksten mit Depression, Angst- und Zwangsstörungen sowie Suizid verbunden. Diese Art von Perfektionismus erhöht nicht nur das Depressionsrisiko; für Menschen mit Depression besteht umgekehrt das Risiko, diesen Perfektionismustyp zu entwickeln und den Druck zu verspüren, in den Augen anderer perfekt sein zu müssen.[230] Basierend auf dieser Studie haben Curran und Hill die Theorie entwickelt, dass Perfektionismus eine versteckte Epidemie unter jungen Menschen geworden ist.[231]

Das Paradoxe am Perfektionismus

Paradoxerweise gehen Perfektionist*innen die Dinge so an, dass sie förmlich scheitern müssen. Auch wenn Menschen mit dieser Eigenschaft in der Regel hoch hinauswollen, bereitet es ihnen kein Vergnügen, ihre Ziele zu erreichen. Stattdessen setzen sie sich unter noch mehr Druck, um ihre hohen Ansprüche auf lange Sicht erfüllen zu können. Perfektionist*innen steigern sich in alle möglichen vermeintlichen Unzulänglichkeiten hinein und machen sich permanent Sorgen darüber, wie andere sie wahrnehmen. Da ist es unausweichlich, dass das Perfektionsstreben oft zu Überlastung führt und die Betroffenen aufgrund des Drucks psychisch nicht mehr in der Lage sind, ihrer Arbeit nachzugehen oder andere hochgesteckte Ziele zu erreichen. Hill fand vor Kurzem heraus, dass Perfektionismus mit Burnout zusammenhängt, z. B. unter Sportler*innen. Letztere haben eine höhere Wahrscheinlichkeit, einen Burnout zu entwickeln, wenn sie glauben, dass ihr Trainer oder ihre Trainerin auch von anderen Perfektion verlangt.[232]

WIE GESCHMACK UNSERE PERSÖNLICHKEIT VERÄNDERN KANN

Wenn du deine Abenteuerlust wecken willst, kau einmal auf sauren Süßigkeiten herum. Als Proband*innen eine der fünf Geschmacksrichtungen – süß, sauer, bitter, salzig und umami – probieren sollten, gingen diejenigen, die etwas Saures gegessen hatten, bei einer direkt im Anschluss stattfindenden Computersimulation größere Risiken ein. Wenn du weniger über andere urteilen willst, fahre deinen Kaffeekonsum herunter. Bei einem anderen Experiment, bei dem Menschen moralisch zweifelhafte Szenarien beurteilen sollten – z. B. einen Mann, der seinen toten Hund isst –, beurteilten diejenigen, die etwas Bitteres getrunken hatten, die Szenarien deutlich härter als jene, die Wasser getrunken hatten.

Ob deine Persönlichkeit deine psychische Gesundheit beeinträchtigt, sollte allerdings kein Grund zu größerer Sorge sein. Bis vor relativ kurzer Zeit herrschte die Meinung vor, dass sich die Persönlichkeit im Laufe der Kindheit und Jugend entwickelt und im Alter von etwa 30 Jahren gefestigt ist, doch heute wissen wir, dass das nicht stimmt und unsere Persönlichkeit sich im Alter weiter verändert. Bei einer überaus aussagekräftigen Studie, bei der mehr als 135.000 Erwachsene verschiedener Altersklassen einen Online-Fragebogen zu den *Big-Five*-Persönlichkeitsmerkmalen ausfüllen mussten, kam heraus, dass wir mit zunehmendem Alter eher ruhiger werden, wobei die Werte für Verträglichkeit und Gewissenhaftigkeit zunehmen. Der Neurotizismus nahm bei Frauen, jedoch nicht bei Männern, mit dem Alter ab.[233] Wir wissen nicht genau, was die Ursachen für diese Veränderungen sind, aber sie könnten auf Veränderungen der Gehirnstruktur im Alter zurückzuführen sein. Der genetische Einfluss auf den Neurotizismus scheint beispielsweise im Jugendalter seinen Höhepunkt zu erreichen, was darauf hindeutet, dass wir später im Leben offener für persönlichkeitsverändernde Maßnahmen sind.

Nicht nur das Alter verändert uns. Auch Lebensereignisse können unsere Persönlichkeit beeinflussen. Zum Beispiel verringern neue romantische Beziehungen den Neurotizismus. Wenn Frauen sich scheiden lassen, scheinen sie extrovertierter und offener für neue Erfahrungen zu werden. Forschende in Deutschland haben kürzlich herausgefunden, dass Frauen eher extrovertierter und verträglicher, Männer hingegen introvertierter, aber gewissenhafter werden, wenn sie Eltern werden.[234] Arbeitslosigkeit ist erwartungsgemäß eine schlechte Nachricht für die Persönlichkeit: Sie lässt Menschen weniger verträglich und weniger gewissenhaft werden. All diese Erkenntnisse mögen ein bisschen offensichtlich klingen, aber sie stellen in jedem Fall die Vorstellung infrage, dass wir auf die Persönlichkeit festgelegt sind, die wir als junge Erwachsene haben.

Persönlichkeitsveränderung

Wenn wir unsere Persönlichkeit verändern können, sollten Ärzt*innen Menschen vielleicht routinemäßig auf gesundheitsgefährdende Persönlichkeitsmerkmale hin untersuchen und entsprechende Gegenmaßnahmen ergreifen. Bestimmte Medikamente und kognitive Verhaltenstherapie sind zwei Methoden, die nachweislich den Grad an Neurotizismus bei Menschen senken, die bereits wegen bestimmter psychischer Probleme in Behandlung sind.

Und was ist mit den anderen? Auf Nachfrage geben die meisten Menschen an, dass sie ihre Persönlichkeit gern so verändern würden, dass sie ein bisschen mehr von den guten Seiten und etwas weniger Angst hätten. Man braucht kein Kind zu bekommen oder eine Scheidung durchzumachen, um seine Werte bei den *Big Five*-Persönlichkeitsmerkmalen zu ändern. Sowohl Psychotherapie als auch Psychedelika können den Neurotizismus senken und die Offenheit erhöhen,[235] aber es gibt auch einfachere Methoden.

Eine davon besteht in der Definition bestimmter Verhaltensweisen, die mit der gewünschten Persönlichkeitsveränderung einhergehen würden. Als Proband*innen gebeten wurden, diese Verhaltensweisen im Rahmen einer Behandlung aufzuschreiben, berichteten sie vier Monate später von signifikanten Persönlichkeitsveränderungen. Das Geheimnis lag darin, Handlungen konkret zu benennen. Die Technik funktionierte nicht, wenn die Teilnehmenden vage Ziele wie »Ich will besser organisiert sein« oder »Ich will mehr mit Menschen sprechen« aufschrieben. Stattdessen sollte man versuchen, die Formulierung »wenn x, dann y« zu verwenden, z. B. »Wenn ich mit etwas im Unterricht nicht einverstanden bin, werde ich meine Meinung sagen.«[236]

Zugegeben, die Freiwilligen in dieser Studie wurden zu ihrer eigenen Persönlichkeitsveränderung befragt, weshalb sie voreingenommen gewesen sein oder falschgelegen haben könnten. 2021 führten jedoch Forschende in den USA und der Schweiz eine randomisierte kontrollierte Studie durch, um herauszufinden, ob sie Menschen mit einer Smartphone-App dazu anleiten könnten, ihre Persönlichkeit zu verändern. Dabei stellte die App Werkzeuge und Techniken bereit, die den Teilnehmenden helfen sollten, ihre Ziele zu erreichen. Nach drei Monaten zeigten sich bei den App-Nutzer*innen deutliche Persönlichkeitsveränderungen im Vergleich zu den Personen, die auf der Warteliste standen. Nach dem Experiment hielt die Wirkung mindestens drei Monate an. Auch enge Freund*innen, Familienangehörige und Intimpartner*innen bestätigten, dass sich die gewünschte Persönlichkeitsveränderung bei den Proband*innen eingestellt hatte.

VOM URSPRUNG DER PERSÖNLICHKEIT

Was prägt unsere Persönlichkeiten? Sicherlich spielen die Gene eine Rolle. Eine kürzlich durchgeführte Studie ergab, dass mehr als 600 verschiedene Gene am Neurotizismus beteiligt sind und offenbar zu zwei verschiedenen Versionen des Persönlichkeitsmerkmals beitragen: die eine neigt eher zu depressiver Stimmung und die andere eher zu Sorge. Doch auch wenn wir die[237] an der Persönlichkeit beteiligten Gene bestimmen können, verdeutlicht die Tatsache, dass es so viele sind und damit jedes einzelne eine relativ kleine Rolle spielt, wie komplex diese Persönlichkeitsmerkmale sind. Außerdem sind die Persönlichkeitsunterschiede zwischen Menschen nur in geringem Maß auf diese Gene zurückzuführen – auch der Umwelt kommt eine große Bedeutung zu. Ein besonders starker Umweltfaktor ist die Art der Erziehung, die wir genossen haben. Eine übermäßig strafende Erziehung scheint z. B. perfektionistische Charakterzüge hervorzubringen. Kindliche Neigungen, die ein Pendant zur Persönlichkeit darstellen, entstehen auch durch die in der Schule geschlossenen Freundschaften. Zudem sind unsere Persönlichkeiten alles andere als ein Leben lang festgelegt, vielmehr spricht immer mehr dafür, dass sie durch unsere Lebenserfahrungen geformt werden.

Insgesamt fiel es den Studienteilnehmenden leichter, eine positive Veränderung hin zu einem neuen Persönlichkeitsmerkmal herbeizuführen, als ungeliebte Eigenschaften zu reduzieren.[238] Wenn du also etwas verändern willst, könnte diese Erkenntnis ein guter Ansatzpunkt sein. Die Mühe könnte sich lohnen: Eine Persön-

PERSÖNLICHKEITSVERÄNDERNDE ZIELE

Wer seine Persönlichkeit verändern will, sollte sich – wie ein Experiment gezeigt hat – bestimmte Ziele setzen. Die Forschenden stellten eine Liste von Zielen für jeden Persönlichkeitstyp zusammen, von denen einige unten aufgeführt sind. Wähle so viele aus, wie du möchtest, oder denk dir deine eigenen aus, aber überleg dir präzise Maßnahmen, die du ergreifen willst.

Extrovertierter werden:
- Häufiger Entscheidungen in Gruppen treffen
- Unternehmungslustiger sein
- Nicht so ruhig sein

Verträglicher werden:
- Höflicher und weniger schroff sein
- Andere mehr wertschätzen
- Andere mit Respekt behandeln
- Gewissenhafter werden:
- Weniger chaotisch sein
- Weniger Dinge auf die lange Bank schieben
- Eine Aufgabe zu Ende führen

Weniger neurotisch werden:
- Sich seltener sorgen
- Selbstbewusster sein
- Weniger launisch sein

Offener werden:
- Mehr Begeisterung für neue Dinge aufbringen
- Neugieriger sein
- Routinen und Traditionen öfter hinterfragen

lichkeitsveränderung, die im Einklang mit unseren Zielen steht, verbessert nachweislich das psychische Wohlbefinden.[239] Die Würfel sind also noch nicht gefallen.

Perfektionismus kann auch mit kognitiver Verhaltenstherapie behandelt werden.[240] Eltern und Lehrer*innen können ebenfalls Einfluss nehmen, um den Perfektionismus in der nächsten Generation zu verringern. Wir wissen, dass ein übermäßig kritischer, leistungsbezogener Erziehungsstil den Perfektionismus fördern kann. Eltern, die sich unter Druck gesetzt fühlen, perfekt zu sein, sollten darauf achten, diese Angst nicht auf ihre Kinder zu übertragen. Im Klassenzimmer kann man viel tun, um den Leistungsdruck auf Kinder zu verringern, z. B. kann man sich auf den Gesamtfortschritt statt auf unwichtige Fehler konzentrieren, realistische Ziele je nach den Fähigkeiten jedes und jeder Einzelnen erarbeiten und darauf achten, dass Lob und Tadel unter vier Augen besprochen werden, um Scham- und Schuldgefühle zu verringern.[241] All diese Maßnahmen versetzen Kinder vermehrt in die Lage, erfolgreich in ihren Bemühungen zu sein, anstatt nach dem Unmöglichen zu streben.

Kapitel 29

Stress muss nichts Schlimmes sein

Wenn du schon mal Lachyoga ausprobiert hast, hat es sich am Anfang wahrscheinlich ziemlich komisch angefühlt. In der Regel geht es darum, mit einer Gruppe von Fremden herumzustehen, ihnen in die Augen zu schauen und absichtlich Lachgeräusche von sich zu geben. Da es weder die üblichen sozialen Signale noch den mit Humor verbundenen Wohlfühlfaktor gibt, kann sich das Ganze ein wenig unangenehm anfühlen. Doch nach ein paar Runden höchst peinlicher »ho ho ho, ha ha ha, hi hi hi«-Rufe beginnt etwas Seltsames zu passieren. Aufgrund dieser surrealen Peinlichkeit wird es unmöglich, ernst zu bleiben. Die Befangenheit löst sich auf, und bevor man sich versieht, prustet man tatsächlich los – mit all den psychologischen Vorteilen, die mit spontanem Lachen verbunden sind.

Was hat das alles mit Stress zu tun? Zu lernen, humorvoller zu sein, ist mehr als ein kurzlebiger Yogatrend, sondern eine von vielen Methoden, mit der wir uns vor den Auswirkungen von Stress schützen, in schwierigen Zeiten einen kühleren Kopf bewahren und resilienter werden können.

Stress ist ein immer größer werdendes Gesundheitsproblem und wird in der westlichen Welt mit den wichtigsten sechs Todesursachen in Verbindung gebracht: Krebs, Herz-, Leber- und Lungenkrankheiten sowie Unfälle und Selbstmord.[242] Stress kann das Immunsystem schwächen, uns anfälliger für Infektionen machen und die Wirksamkeit von Impfstoffen herabsetzen. Wie wir in Kapitel 1 herausgefunden haben, kann Stress auch unseren Darm durcheinanderbringen, sodass dieser durchlässiger wird und Bakterien in den Blutkreislauf gelangen und Entzündungen auslösen. In Bezug auf das Gehirn sieht es nicht viel besser aus. Stress führt zu einer Verringerung der kognitiven Leistung und Produktivität sowie einer Zunahme psychischer Probleme, einschließlich Depressionen. Schon allein die Aussicht auf Stress kann unsere kognitiven Fähigkeiten beeinträchtigen.[243] Auch sind wir durch Stress gezwungen, uns auf das zu konzentrieren, was direkt vor uns liegt, anstatt das große Ganze zu sehen. Darüber hinaus beeinträchtigt er unsere Beziehungen und lässt uns Entscheidungen treffen, die sich negativ auf unsere Gesundheit auswirken können, z. B. Rauchen und ungesundes Essen. Aus all diesen Gründen hat die Weltgesundheitsorganisation Stress als »Epidemie des 21. Jahrhunderts« bezeichnet.

Was ist Stress?

Umso überraschender scheint es da, dass Stress unser Leben nicht verkürzen, sondern eigentlich retten soll. All die durch Stress ausgelösten Empfindungen – erhöhter Herzschlag, schwitzige Hände, plötzlicher Energieschub und sogar Bauchschmerzen – sind das Ergebnis von mehreren, gut aufeinander abgestimmten Prozessen, die im Gehirn beginnen und dazu dienen, uns vor potenziellen Bedrohungen zu schützen. Wie wir bereits an anderer Stelle in diesem Buch erfahren haben, ist die Amygdala das Angstzentrum des Gehirns. Ihre Funktion besteht darin, Bedrohungen in unserer Umgebung zu erkennen. Wenn sie etwas für bedenklich hält, meldet sie es über den Hypothalamus, der eine Flucht- oder Kampfreaktion auslöst. Das Hormon Adrenalin strömt durch den Körper und die Durchblutung steigt, was unsere Wachsamkeit erhöht und uns auf eine mögliche Flucht vorbereitet. Die Ausschüttung eines anderen Hormons, Cortisol, sorgt dafür, dass diese Stressreaktion so lange wie nötig anhält. Es wird gespeicherte Glukose freigesetzt, die uns mehr Energie gibt, und andere Körperprozesse wie die Verdauung und das Immunsystem werden heruntergefahren, damit wir uns voll und ganz auf die akute Bedrohung konzentrieren können.

Es ist unbestritten, dass Stress in der richtigen Situation ein Lebensretter sein kann. Er hilft uns auch im Alltag dabei, wichtige Aufgaben und Herausforderungen zu meistern. Probleme entstehen dann, wenn dieses System zu lange aktiv bleibt, durch Ereignisse ausgelöst wird, die keine reale Bedrohung darstellen, oder wenn es übermäßig aktiv ist. All dies kann zu unzähligen Gesundheitsproblemen führen.

Die gute Nachricht lautet, dass Stress zwar in gewisser Weise in unserem hektischen Leben allgegenwärtig ist, aber nicht alle gleich darauf reagieren. Unsere Reaktion darauf kann darüber bestimmen, wie stark er unsere Gesundheit beeinträchtigt. Was noch besser ist: Jüngste Forschungsergebnisse zeigen, wie wir Stress für etwas Gutes einsetzen und ihn zu unserem Vorteil nutzen können.

Fast alle von uns kennen jemanden, der unter Druck nie zusammenzubrechen scheint und sich selten von einer stressigen Situation unterkriegen lässt. Wissenschaftler*innen sind sehr daran interessiert zu verstehen, warum manche Menschen besser mit Stress umgehen können als andere – eine Fähigkeit, die auch als »Resilienz« bezeichnet wird. Es wäre auch hilfreich, diese individuellen Unterschiede zu verstehen, um zu entscheiden, wer am besten für risikoreiche Berufe geeignet ist, z. B. in militärischen Spezialeinheiten oder bei der Feuerwehr, wo intensiver Stress bei manchen Menschen zu psychischen Problemen führen kann.

Der Ursprung der Resilienz

Die Antwort liegt zu Teilen in den frühen Lebenserfahrungen begründet. Studien mit rumänischen Waisenkindern, die entweder in jungen Jahren adoptiert wurden oder lange Zeit in einem Heim lebten, haben gezeigt, wie sich frühe Entbehrungen in dieser für die Bildung neuer Verbindungen wichtigen Phase auf das Gehirn auswirken und später im Leben mit einem höheren PTBS- und Depressionsrisiko einhergehen können. Jene Veränderungen im Gehirn mindern auch die Stressreaktion, was dazu führte, dass die Kinder, die länger im Heim gelebt hatten, in Stresssituationen weniger Cortisol ausschütteten – mit anderen Worten, eine unangemessene Stressreaktion zeigten. Umgekehrt können starke, stabile und unterstützende Beziehungen, die man in der Kindheit erlebt, später im Leben einen Schutz vor belastenden Ereignissen bieten.

Eine weitere wichtige Ursache für unsere Umgangsweise mit Stress ist ein Botenstoff im Gehirn namens Neuropeptid Y (NPY), der dazu beiträgt, Stress und emotionale Verhaltensweisen zu steuern. Studien beim Militär haben ergeben, dass Mitglieder von Spezialeinheiten über ein besseres NPY-System verfügen als gewöhnliche Soldat*innen und in verschiedenen Situationen mental umso belastbarer sind, je mehr sie von diesem Botenstoff produzieren. Da NPY wie ein An- und Aus-Schalter auf Stress wirkt, scheint uns dieses System vor einer allzu starken Stressreaktion zu schützen. Es verhindert auch, dass die Stressreaktion auf Dauer aktiviert bleibt und zu chronischem Stress führt. Obwohl unsere NPY-Reaktion eine starke genetische Komponente beinhaltet,[244] ist sie nicht vollkommen festgelegt. Erste Forschungsergebnisse deuten auch darauf hin, dass wir sie durch Achtsamkeit verbessern können.

Deine Persönlichkeit wirkt sich ebenfalls auf deine Stressresistenz aus. In einer Studie mit dem treffenden Titel »Ist Humor die beste Medizin?« fand Michael Sliter von der Indiana University–Purdue University Indianapolis heraus, dass Feuerwehrleute, die nach traumatischen Erlebnissen auf der Arbeit Humor als Bewältigungsmechanismus einsetzten, seltener an Burnout und PTBS erkrankten.[245] Humor ist eine besonders geeignete Methode zur Stressbewältigung, da er nicht nur vor den negativen Auswirkungen von Stress schützt, sondern nachweislich auch mit vielen positiven Auswirkungen auf unser Wohlbefinden einhergeht.

Allerdings sind nicht alle Menschen fröhlich, wenn sie mit schwierigen Situationen im Leben konfrontiert werden. Gibt es Hoffnung für sie? Wissenschaftler*innen glauben schon, denn Vorstudien haben gezeigt, dass ein mehrwöchiges Humortraining mit Lachübungen und Witzeerzählen dabei helfen kann, Humor als Bewältigungsstrategie zu erlernen. Die Ausbildung bewirkte auch eine Verringerung von wahrgenommenem Stress, Angst und Niedergeschlagenheit.[246] Eine andere aktuelle Studie ergab, dass es für die Stressreduktion im Leben wichtiger ist, häufig zu lachen als heftig zu lachen.[247]

Stress neu denken

Wenn du dich immer noch nicht mit dem Gedanken an Lachyoga oder Humortraining anfreunden kannst, könnte ein einfacher Gedankentrick noch nützlicher sein. Es gibt zwar unbestreitbare Beweise dafür, dass sich Stress, insbesondere chronischer, anhaltender Stress, schädlich auf Körper und Geist auswirken kann, ob er jedoch schlecht für dich ist, hängt wahrscheinlich viel mit deiner Einstellung zusammen. Das richtige »Stress-Mindset« – wie Forschende es nennen – kann mehr bewirken, als dich vor den negativen Auswirkungen von Stress zu schützen: Es kann Stress sogar in etwas verwandeln, was dir guttut.

Wenn man bedenkt, was in diesem Kapitel bisher alles über Stress gesagt wurde und wie negativ Stress im Allgemeinen dargestellt wird, hast du wahrscheinlich ein sogenanntes »Stress ist schädlich«-Mindset. Stress muss jedoch nicht zwangsläufig schlecht sein. Die Stressreaktion, dank der wir uns aus Gefahren befreien können, ist nützlich für unsere Produktivität, denn Stresshormone verbessern die Aufmerksamkeit und das Gedächtnis. Sie lassen uns sofort wacher werden. Unter Druck ist unser Verstand schärfer.

GEIST ÜBER MATERIE

Die richtige Einstellung ist nicht nur in Bezug auf Stress wichtig, sondern kann sich auch auf andere Lebensbereiche auswirken, u. a. auf das Älterwerden. Menschen, die den Alterungsprozess in einem negativen Licht sehen, neigen dazu, ungesündere Verhaltensweisen anzunehmen und seltener zum Arzt zu gehen. Eine Folge davon ist, dass sie schlechter altern und früher sterben. Auch unser Intellekt hängt von unserer Einstellung ihm gegenüber ab: Schüler*innen, die Intelligenz nicht als etwas Festes und genetisch Vorbestimmtes, sondern als etwas Formbares und Verbesserungsfähiges betrachten, sind motivierter, erzielen bessere Noten und haben mehr Spaß am Lernen. Am spektakulärsten ist jedoch die Feststellung, dass auch die Art und Weise, wie Bewegung wirkt, von unserem Denken abhängt. Hotelangestellte, die ihre Arbeit als gute körperliche Betätigung ansahen, konnten mehr Gewicht verlieren und ihren Blutdruck erfolgreicher senken als jene, die dieselbe Arbeit verrichteten, diese jedoch nicht als lohnenswerte körperliche Betätigung betrachteten. Menschen, die glauben, dass sie einen kalorienreichen Milchshake trinken, fühlen sich danach satter als diejenigen, die von einer kalorienarmen Version ausgehen.

Hinzu kommt, dass selbst Langzeitstress mit überraschend positiven Auswirkungen auf den Körper einhergehen kann. Da Stress unserem Körper signalisiert, dass er sich auf potenzielle Schäden einstellen soll, werden stressbedingt Hormone produziert, die unsere Zellen wieder aufbauen, neue Proteine – die Bausteine des Körpers – herstellen und das Immunsystem aufpäppeln können, sodass sich die körperliche Verfassung insgesamt verbessert. Studien an Mäusen haben ergeben, dass Stress die Neurogenese im Hippocampus fördert und die kognitiven Fähigkeiten verbessert. Eine kürzlich durchgeführte Studie hat gezeigt, dass bei gesunden Kindern mit fürsorglichen Eltern ein gewisses Maß an Stress gut für die Entwicklung des kindlichen Gehirns sein kann.[248] Darüber hinaus kann Stress zwar unseren Beziehungen schaden, aber wer einmal stressige Zeiten durchlebt und überstanden hat, fühlt sich danach oft psychisch stärker, weil man enge neue Freundschaften geknüpft hat und die guten Dinge im Leben wieder mehr zu schätzen weiß.

Was ist von diesem scheinbaren »Stressparadox« zu halten? Die einfache Antwort lautet: Konzentrier dich auf die guten Dinge. Je mehr man die Einstellung verinnerlicht, dass Stress nützlich sein kann, desto positiver sind die Auswirkungen von Stress und desto mehr Vorteile bringt er mit sich. Es handelt sich um eine sich selbst erfüllende Prophezeiung.

Falls du noch nicht überzeugt bist, sei auf eine Studie verwiesen, die Folgendes ergab: Wenn ein Arzt Menschen mit leichten allergischen Reaktionen mitteilte, dass sie schnell wieder gesund würden, verbesserten sich ihre Symptome schneller als die einer Personengruppe, die von einem Arzt lediglich untersucht wurde. Eine Studie mit 30.000 Menschen zeigte, dass Personen, die großem Stress ausgesetzt waren und diesen für positiv hielten, weniger negative Auswirkungen auf ihre Gesundheit erlebten als Menschen, die weniger Stress hatten, diesen jedoch für schädlich hielten (am schlimmsten ist es, viel Stress zu haben und diesen für schlecht zu halten). Menschen, die Stress nicht als etwas Schädliches, sondern als etwas Förderliches ansehen, zeigen in stressigen Situationen auch eine gemäßigtere Cortisolreaktion.[249]

Die Macht des positiven Denkens

Wie einfach ist es, ein anderes Stress-Mindset einzunehmen? Um dies herauszufinden, teilten die Professorin Alia Crum von der Yale University und ihre Kolleg*innen Büroangestellte in zwei Gruppen ein. Die eine Gruppe sah sich Kurzvideos an, in denen erklärt wurde, dass Stress schlecht sei und zu Fehlern und Krankheiten am Arbeitsplatz führen könne. Die andere Gruppe lernte, dass Stress die Leistung am Arbeitsplatz, die Immunität und das Wohlbefinden verbessert. Nach einer Woche hatte sich die Denkweise der Teilnehmenden durch das Training erfolgreich verändert. Das Beste von allem: Diejenigen, die Stress nun für etwas Vorteilhaftes hielten, litten weniger unter seinen negativen Auswirkungen.[250] Allein die Überzeugung, dass Stress etwas Gutes ist, schützte sie vor Stress.

Dies ist nur eine von vielen Studien, die beweisen, dass sich Menschen, die Stress für etwas Positives halten, einer besseren körperlichen Gesundheit erfreuen, bei der Arbeit produktiver sind und in Stresssituationen eine bessere physiologische Stressreaktion zeigen. Sie sind auch offener für Feedback, das ihnen helfen kann, sich zu entwickeln und zu verbessern.

Laut Crum gibt es drei einfache Schritte, die wir ausführen können, um Stress zu unserem Vorteil zu nutzen.

Der erste besteht darin, Stress zu benennen, z. B.: »Ich bin gestresst, weil ich die Deadline für mein Buch nicht einhalten kann.« Es hilft, den Stress zu benennen, denn so wird die Reaktion im Gehirn von der Amygdala, die eher emotional und reaktiv ist, auf den präfrontalen Cortex verschoben, der für bewussteres Denken und Planen zuständig ist, d. h. man kann Probleme rationaler angehen. Achtsamkeitstechniken können helfen, die eigenen Stressreaktionen besser wahrzunehmen, z. B. ob man in eine Abwehrhaltung gerät oder beginnt zu naschen. Eine erhöhte Achtsamkeit hilft dabei, Stress zu erkennen und damit umzugehen.

Der zweite Schritt, um Stress in etwas Positives zu verwandeln, besteht darin, sich den Stress »anzueignen«, d. h. wir gestehen uns ein, dass wir nur deshalb so gestresst sind, weil uns etwas am Herzen liegt, was ja im Grunde etwas Positives ist. Es erinnert uns daran, dass wir uns auf dem Weg zu einem selbst gesteckten Ziel befinden und es nicht immer einfach ist, dorthin zu gelangen. In meinem Fall kann Stress mir dabei helfen, den Abgabetermin für mein Buch einzuhalten, was ich unbedingt schaffen will, auch wenn ich weiß, dass es nicht einfach wird. Durch ein solches Aneignen von Stress wird sich der Stress nicht in Luft auflösen, aber es wird vielleicht einfacher, mit ihm umzugehen und ihn als etwas zu sehen, was nötig ist, um ein größeres Ziel zu erreichen.

Du solltest also versuchen, deine Stressreaktion zu deinem Vorteil zu nutzen. Schließlich haben uns die Körperprozesse, die sich in stressigen Situationen einstellen, im Laufe der Evolution geholfen, mit lebensbedrohlichen Situationen umzugehen. Auf physiologischer Ebene besteht die Wirkung von Stress in einer besseren Konzentrationsfähigkeit, einem Energieschub und einer größeren Wachsamkeit – Fähigkeiten, nach denen wir sonst manchmal streben. In meinem Fall ist eine bessere Konzentrationsfähigkeit sehr hilfreich fürs Schreiben. Die Stressreaktion trägt auch dazu bei, dass Zellen repariert werden und wachsen, und führt zu einem Immunschub, der auf jenen bevorstehenden Angriff vorbereitet. Im Rahmen dieser Strategie geht es also darum, positiv über die Stressreaktion zu denken. Die Umdeutung von Angst zu Erregung hilft Menschen nachweislich dabei, in Prüfungen, Verhandlungen und öffentlichen Reden eine bessere Leistung zu erbringen.

All diese Ergebnisse zeigen: Wenn man Stress wie durch eine Linse sehen kann, die ihn nicht als etwas an sich Schädliches, sondern als etwas potenziell Vorteilhaftes erscheinen lässt, kann man alle möglichen Vorteile daraus ziehen, nicht zuletzt eine bessere physiologische Reaktion auf den Stress selbst. Wir sollten also aufhören, uns wegen Stress zu stressen.

WIE DU WENIGER GESTRESST WIRST

- Hör Musik: Es kann deinen Stresshormonspiegel senken (siehe Kapitel 19 für mehr Informationen zu den Vorteilen von Musik).
- Beweg dich: Bewegung hilft, deine Stresswahrnehmung zu reduzieren.
- Meditiere: Die Praxis kann uns dabei helfen, Gefühle besser zu kontrollieren und stressresistenter zu werden.
- Erhol dich: Schlafmangel beeinflusst unsere Gefühle, sodass wir schneller die Fassung verlieren und schlechter mit schwierigen Situationen umgehen können.
- Investiere in deine sozialen Netzwerke: Sie erhöhen die Fähigkeit, in stressigen Situationen widerstandsfähig zu bleiben, womöglich weil sie die Ausschüttung stimmungshebender Botenstoffe wie Oxytocin im Gehirn fördern.
- Achte darauf, dass du für deine Arbeit belohnt wirst: Eine Studie zu Stress am Arbeitsplatz ergab, dass Menschen, die hart arbeiten, jedoch nicht die entsprechende Anerkennung erhalten, einem größeren Stress- und Burnout-Risiko ausgesetzt sind.

Kapitel 30

Wie man gesunde Gewohnheiten entwickelt

Im Laufe diese Buchs haben wir unzählige Möglichkeiten aufgedeckt – von der Ernährungsweise über Bewegung und mentales Training bis hin zur Selbstfürsorge –, wie wir unser Gehirn gesund und unseren Geist glücklich halten können. Jetzt ist es an der Zeit, dieses Wissen in die Tat umzusetzen. Manche Dinge werden dir leichter fallen. Wenn du bereits ein Haustier besitzt, gern in der Natur spazieren gehst, nicht genug von frischen Beeren bekommen kannst und den Geschmack von Zartbitterschokolade liebst, kannst du einfach weiter den Gewohnheiten nachgehen, die du bereits in dein Leben integriert hast und die so gut für dein Gehirn sind. Doch da du gerade dieses Buch liest, stehen die Chancen recht hoch, dass du noch nicht den Lifestyle führst, der perfekt für deine Gehirngesundheit wäre (und wenn doch, denk daran, dass Perfektionismus nicht immer das Nonplusultra ist!). Wir alle wissen, dass es schwer sein kann, gute Gewohnheiten zu etablieren und schlechte abzulegen, aber auch an diesem Punkt kann uns die Neurowissenschaft helfen.

Viele unserer alltäglichen Handlungen – laut einer oft zitierten Studie sogar 40 Prozent[251] – erfolgen auf Autopilot. Stell dir vor, du fährst mit dem Zug zu deiner neuen Arbeitsstelle. Am ersten Tag musst du herausfinden, um wie viel Uhr der Zug abfährt, auf welchem Bahnsteig du warten musst, wie viele Haltestellen du fahren musst, an welcher du aussteigen musst, welcher Bahnhofsausgang der richtige ist und wie der neue Weg zum Büro aussieht. Vielleicht musst du dir auch einen Schlüsselcode merken, um in das Gebäude zu gelangen, und überlegen, welche Etage du im Aufzug drücken musst. In den ersten Tagen wirst du dir viele Gedanken über diese Fahrt machen, was deinen präfrontalen Cortex stark beansprucht – jenen Gehirnbereich, der eine wichtige Rolle bei der Impulskontrolle, Planung, Entscheidungsfindung und Aufmerksamkeit spielt. Um diese Gedanken in Handlungen umzuwandeln, kommuniziert der präfrontale Cortex mit anderen Gehirnbereichen, wobei einer der wichtigsten für die Gewohnheitsbildung das Striatum ist, das sich tief im Gehirn befindet und an Stimmung, Belohnung und Bewegung beteiligt ist.[252] Mithilfe früherer Erinnerungen und Anweisungen des präfrontalen Cortex signalisiert das Striatum deinen Muskeln, was zu tun ist und wie sie die erforderlichen Handlungen ausführen können.

Auf Autopilot schalten

Nach einigen Wochen wird dir der Arbeitsweg jedoch in Fleisch und Blut übergegangen sein. Vielleicht kommst du sogar eines Tages ins Büro und stellst fest, dass du den ganzen Weg über deine Wochenendpläne nachgedacht hast und dich beim besten Willen nicht mehr an Details der Fahrt erinnern kannst, z. B. wo du auf dem Bahnsteig gestanden hast oder wie voll der Zug war. Das liegt daran, dass der präfrontale Cortex bei Wiederholungen immer weniger Arbeit leisten muss, um das gewünschte Verhalten auszuführen, und die Verantwortung an das Striatum übergibt, das man als den »Autopiloten des Gehirns« bezeichnen kann.[253] Studien an Tieren haben ergeben, dass bei wiederholten Handlungen die Gehirnströme im Striatum langsamer und synchroner werden, was vermutlich ein Zeichen dafür ist, dass sich die Gewohnheit gebildet hat.[254] Ab diesem Punkt scheint das Striatum lohnende Verhaltensweisen automatisch ausführen zu können, indem es dem Körper sagt, was zu tun ist, ohne dass der kognitive Input des Verstandes nötig wäre.

Bei der Ausbildung von Gewohnheiten trägt das Striatum auch zum sogenannten *Chunking* (dt. etwa »Bündelung«) von Handlungen bei. Dabei werden mehrere Handlungen zu Bündeln, den sogenannten *chunks* zusammengefasst. Wenn du deine Schuhe anziehst, um aus dem Haus zu gehen, führst du im Grunde viele kleine Handlungen aus. Du nimmst die Schuhe hoch, ziehst sie an, legst einen Schnürsenkel über den anderen, um einen Knoten zu machen, und so weiter. Durch *Chunking* kann das Gehirn diese Handlungen zu einer einzigen Gewohnheit – dem Anziehen von Schuhen – zusammenfassen, sodass du nicht über jeden einzelnen Schritt nachdenken musst.

Bei Experimenten wurde die Gehirnaktivität von Nagetieren untersucht, nachdem sie eine neue Gewohnheit erlernt hatten, z. B. den Weg durch ein Labyrinth zu finden, um eine Belohnung zu erhalten. Dabei kam heraus, dass im Striatum zu Beginn und am Ende des neuen Verhaltens jede Menge Gehirnzellen aktiv sind.[255] Laut Professorin Anne Graybiel, einer der wichtigsten Forscherinnen auf dem Gebiet, ist es, als würde das Gehirn das Verhalten verpacken, damit es von Anfang bis Ende automatisch abläuft. Alternativ kann man es sich so vorstellen, als würde das Verhalten in Klammern gesetzt, wobei die Aktivität des Striatums den Beginn und das Ende markiert.

Die Macht der Gewohnheit

Die Bildung von Gewohnheiten ergibt durchaus Sinn: Wenn wir über jeden Aspekt unseres Tages bewusst nachdenken müssten – von der Erinnerung daran, wo der Kaffee in der Küche steht, über den Arbeitsweg bis hin zum Binden der Schnürsenkel –, wäre das

Gehirn bald überlastet und wir hätten keine Kapazitäten mehr übrig, um über andere Dinge nachzudenken. Ist ein Verhalten erst einmal gebündelt, kann das Striatum auf Play drücken und los geht's. Die Abkürzung zu gewohnheitsmäßigen Verhaltensweisen ist also unglaublich nützlich und effizient, kann uns jedoch – im Zusammenhang mit schlechten Gewohnheiten – auch zum Verhängnis werden, denn wenn man erst einmal in diesen Automatikmodus geschaltet hat, ist es sehr schwer, ihn zu unterbrechen. Wie können wir uns diesen Prozess zunutze machen, um bessere Gewohnheiten zu entwickeln und schlechte abzulegen?

Am Anfang hilft es, darüber nachzudenken, was eine Gewohnheit eigentlich ist. Gewohnheiten existieren nicht für sich allein, sondern sind eng mit Signalen aus unserer Umgebung verknüpft. Wissenschaftler*innen definieren Gewohnheiten als eine mentale Assoziation zwischen einem Signal und einer Handlung: Aufgrund von Wiederholungen verspüren Menschen den Impuls, eine bestimmte Handlung auszuführen, wenn sie das entsprechende Signal erhalten. Wenn du deine Schuhe ausziehst, sobald du zu Hause bist, wirst du dies bald automatisch tun – das Signal ist das Ankommen in deinem Zuhause, die Handlung oder Gewohnheit ist das Ausziehen der Schuhe. Vielleicht greifst du nach einer Mahlzeit gewohnheitsmäßig nach etwas Süßem – in diesem Fall ist nicht dein Appetit, sondern das Ende der Mahlzeit der Auslöser. Wenn du über deinen Tagesablauf nachdenkst, wirst du vielleicht überrascht darüber sein, wie viele dieser kleinen Gewohnheiten du tatsächlich etabliert hast.

Die Tatsache, dass Gewohnheiten eng mit unserem Umfeld verknüpft sind, liefert uns einen ersten Hinweis darauf, wie wir sie etablieren oder ablegen können. Wo wir sind, mit wem wir zusammen sind und was wir tun, sind alles Signale, die bestimmte gewohnheitsmäßige Handlungen auslösen können.

Eine Möglichkeit, von dem System zu profitieren, besteht darin, große Veränderungen in unserem Umfeld zu nutzen, z. B. wenn wir in Urlaub fahren oder eine neue Stelle antreten. Dann

WIE MAN LANGFRISTIGE ZIELE ERREICHT

Das Gehirn konzentriert sich auf den gegenwärtigen Moment und verbindet unser Selbstgefühl mit dem Hier und Jetzt, wohingegen ihm unser zukünftiges Ich als eher fremd erscheint. Dies wurde durch Experimente mit Gehirnscans bestätigt. Es ist daher besonders schwer, langfristige Pläne in die Tat umzusetzen. Manche Menschen versuchen, langfristige Ziele zu visualisieren, z. B. stellen sie sich vor, wie sie an ihrem Hochzeitstag aussehen werden, um eine Diät oder ein Trainingsprogramm einzuhalten. Wissenschaftliche Ergebnisse deuten jedoch darauf hin, dass diese Methode nicht zielführend sein könnte. Die Vorstellung einer solchen Erfolgsgeschichte gaukelt dem Gehirn das Gefühl vor, das Ziel bereits erreicht zu haben, wodurch die Entschlossenheit, das Ziel zu erreichen, nachlässt. Besser ist es, sich ein Worst-Case-Szenario vorzustellen, z. B. dass man nicht in das teure Hochzeitskleid passen wird – eine Denkweise, die auch »defensiver Pessimismus« genannt wird und dazu dient, das Ziel nicht aus den Augen zu verlieren.[256]

ist es leichter, mit alten Gewohnheiten zu brechen und neue zu bilden, weil wir ohnehin eine neue Routine aufbauen und viele alte Signale hinter uns lassen müssen.

Der nächste Schritt besteht darin, die neuen Verhaltensweisen, die du dir angewöhnen möchtest, mit einem bestimmten Ablauf deiner Routine oder einer bestimmten Tageszeit zu verbinden. Wenn du zum Beispiel mit einer darmfreundlicheren Ernährung beginnen möchtest, könntest du Beeren und Samen in deine morgendlichen Haferflocken geben – also in etwas, das du bereits gewohnheitsmäßig isst. Oder kleb einen Zettel auf die Kaffeemaschine, der dich daran erinnert, vor dem Morgenkaffee ein Glas Wasser zu trinken. Schon bald wirst du den Zettel nicht mehr brauchen. Indem wir neue Gewohnheiten in bestehende Alltagsabläufe einbauen, geben wir unserem Gehirn die nötigen Signale, damit es dieses Verhalten irgendwann automatisiert.

Um deine Chancen zu erhöhen, ist es hilfreich, so spezifisch wie möglich zu sein. Anstatt also zu beschließen, »mehr Gemüse zu essen«, sag dir lieber: »Ich werde zum Mittagessen mehr Gemüse essen.« Um die Ausbildung neuer Gewohnheiten konkret zu unterstützen, sind auch »Wenn-dann«-Pläne eine bewährte Methode, z. B. »Wenn ich in die Küche gehe, werde ich ein Glas Wasser trinken.« So kannst du das Verhalten besser verinnerlichen und musst weder bewusst darüber nachdenken, noch dich in Selbstbeherrschung üben.

Du solltest deine Ziele nicht nur konkret ausformulieren, sondern auch realistisch sein. Wenn du also mehr Yoga praktizieren möchtest, versuche jeden Tag nach dem Aufstehen zehn Minuten auf der Matte zu verbringen, anstatt dir drei längere Sitzungen zu bestimmten Zeiten pro Woche vorzunehmen. Sobald das tägliche Yoga zur Gewohnheit geworden ist, kannst du die Dauer erhöhen. Feste Zeitabläufe können ebenfalls hilfreich sein, z. B. könntest du jeden Tag um 9 Uhr morgens Omega-Öl einnehmen. In einer Studie von 2021 stellte man fest, dass es keine Rolle spielt, ob das Signal aus der täglichen Routine stammt oder eine bestimmte Tageszeit ist. Wichtig ist nur das Signal selbst.

Der frühe Vogel …

Allerdings könnte der Morgen ein idealer Zeitpunkt für die Ausbildung neuer Gewohnheiten sein. Dies geht aus einer Studie hervor, bei der eine kleine Gruppe von Studierenden 90 Tage lang entweder als Erstes am Morgen oder als Letztes vor dem Schlafengehen eine kurze Dehnübung des Hüftbeugers ausführen sollte. Die Personen in der Morgengruppe hatten die Gewohnheit viel schneller verinnerlicht: Sie war ihnen nach 100 Tagen in Fleisch und Blut übergegangen, der Abendgruppe hingegen nach 150 Tagen.[257] Der Grund hierfür scheint der Spiegel des Stresshormons Cortisol zu sein, der für das Erlernen neuer Verhaltensweisen wichtig und morgens tendenziell höher ist als abends. Die Tatsache, dass der Cortisolspiegel im Laufe des Tages von Person zu Person unterschiedlich ist, könnte auch erklären, warum es manchen Menschen schwerer fällt, Gewohnheiten beizubehalten.

Unabhängig von der Tageszeit spielt Wiederholung eine wichtige Rolle bei der Bildung neuer Gewohnheiten, insbesondere in den ersten Tagen. Eine Studie nach der anderen hat gezeigt: Wenn Menschen erfolgreich neue Gewohnheiten ausbilden, sind die ersten Male, an denen die Handlung ausgeführt wird, am wichtigsten, damit das Verhalten automatisiert wird. Mit der Zeit nimmt die Wirkung der einzelnen wiederholten Handlungen ab, bis ein Plateau erreicht wird. Dann ist die Gewohnheit gefestigt und man kann damit beginnen, sie beizubehalten. Nicht alle Gewohnheiten sind von Dauer, aber es liegt in der Natur der Sache, dass es viel schwieriger ist, sie wieder loszuwerden, wenn man sie erst einmal verinnerlicht hat (wie wir es alle von unseren Lastern kennen). Das Wichtigste ist, dass man regelmäßig und konsequent dabeibleibt.

Wenn du doch einmal rückfällig wirst, gibt nicht auf. Es kann lange dauern, eine neue Gewohnheit in den Alltag zu integrieren, daher ist ein gelegentlicher Ausrutscher nicht weiter schlimm. In einer Studie von 2009 sollten fast 100 Personen versuchen, neue Ess-, Trink- oder Verhaltensgewohnheiten auszubilden. Im Durchschnitt brauchten sie 66 Tage, um die neue Gewohnheit zu etablieren, wobei der Zeitraum unter den Teilnehmenden stark variierte: Einige brauchten nur 18 Tage, andere hingegen bis zu 245.[258] Wichtig ist, dass der eine oder andere Rückfall nicht weiter ins Gewicht zu fallen scheint. So haben auch neuere Untersuchungen ergeben, dass es im Durchschnitt 59 Tage dauert, bis sich eine Gewohnheit herausgebildet hat, d. h. man sollte mindestens ein paar Monate lang am Ball bleiben. Um Gewohnheiten aufrechtzuerhalten, scheint Wiederholung erfreulicherweise viel wichtiger zu sein als Selbstbeherrschung.[259]

Mit schlechten Gewohnheiten brechen

Wie legt man eine schlechte Gewohnheit ab? Im Jahr 2018 entdeckte Graybiels Team, dass es neben den Neuronen im Striatum, die am Anfang und am Ende einer Gewohnheit synchron aktiv sind, eine weitere Gruppe gibt, die in der Mitte aktiv ist. Diese sogenannten »Interneuronen« hemmen die Aktivität anderer Neuronen, vermutlich um zu verhindern, dass eine neue Gewohnheit beginnt, bevor die aktive zu Ende ausgeführt wurde.[260] Dieses ausgeklügelte System macht es insgesamt sehr schwer, mit einer einmal entstandenen Gewohnheit zu brechen. Glücklicherweise behält jedoch der präfrontale Cortex die Vorgänge im Blick und kann im Notfall auch dann noch eingreifen, wenn er die Kontrolle an das Striatum abgegeben hat.

Wenn du also wirklich mit schlechten Gewohnheiten brechen willst, besteht der Trick darin, sich ihrer bewusster zu werden, damit sich irgendwann dein Verstand wieder einschaltet. Eine Möglichkeit besteht darin, jedes Mal Tagebuch zu schreiben, wenn du das unerwünschte Verhalten an den Tag legst. Je mehr du darauf achtest, desto größer sind deine Chancen, den Autopiloten abzuschalten. Wenn dir das zu anstrengend erscheint, könntest du versuchen, deine alten Gewohnheiten mit gesünderen Verhaltensweisen zu verbinden. Wenn du z. B. abends nicht die Finger von einem Drink lassen kannst, trink am besten Rotwein. Oder wenn du vormittags gern Schokolade isst, ersetze die Milchschokolade durch Zartbitterschokolade.

Der beste Tipp lautet wohl, mit den Gewohnheiten zu beginnen, die nicht nur gut für deine Gehirngesundheit sind, sondern dir auch am meisten Spaß machen. Nicht alle Gewohnheiten sind

WIE DU GEWOHNHEITEN ENTWICKELST

- Wenn du dich in Selbstbeherrschung üben möchtest, ist es gut, eine volle Blase zu haben. Bei einer Studie kam heraus, dass Menschen, die zuvor viel Wasser getrunken hatten, sich besser selbst beherrschen konnten und lieber auf eine größere Belohnung warteten, als eine sofortige Befriedigung zu erhalten. Anscheinend kann sich Selbstbeherrschung in einer Körperregion auch auf andere Bereiche ausweiten.
- Wenn du dir mehr Willenskraft wünschst, musst du dich selbst davon überzeugen, dass du sehr willensstark bist. Menschen, die ihre Willenskraft für begrenzt halten, geben bei Aufgaben eher auf als jene, die sich für überaus willensstark halten. Je öfter wir uns darin üben, desto willensstärker werden wir. Letztere Gruppe ernährt sich auch gesünder und schneidet bei Prüfungen besser ab.
- Verändere dein Umfeld, um leichter Gewohnheiten zu etablieren, die gesund für dein Gehirn sind. Bewahre z. B. Beeren im Kühlschrank auf und kaufe eher Zartbitter- als Milchschokolade. Vielleicht naschst du dann immer noch manchmal, aber dir stehen nur die besten Optionen zur Auswahl.
- Stress beeinträchtigt die Ausbildung von Gewohnheiten, da er das Belohnungsgefühl des Striatums verstärkt und die Selbstbeherrschung des präfrontalen Kortex verringert. Damit ist das Streben nach einer kurzfristigen Belohnung statt nach einem langfristigen Ziel vorprogrammiert. Die besten Chancen, gesunde Gewohnheiten zu entwickeln, hat man also, wenn das Stressniveau niedrig ist. Wichtig: Keine Vorwürfe bei Rückfall!
- Wenn du versuchst, dir eine schlechte Angewohnheit abzugewöhnen, führ ein Tagebuch, wie oft du ihr nachgehst. Indem du unbewusste Handlungen aufschreibst, kannst du dich rational damit beschäftigen, sodass dein präfrontaler Cortex wieder mehr Kontrolle über deine Handlungen erhält.

gleich schwer aufzunehmen oder abzulegen. Verhaltensweisen, die sich stark auf das Belohnungssystem des Gehirns auswirken, z. B. der Verzehr von kalorienreichen Lebensmitteln, lassen sich leichter etablieren und schwerer auflösen. Personen, denen es in der Studie gelang, eine neue Gewohnheit zu entwickeln, hatten in der Regel eine Verhaltensweise gewählt, die an sich schon lohnender für sie war. Wenn du also versuchst, Verhaltensweisen in dein Leben zu integrieren, die gesund für dein Gehirn sind, entscheide dich am besten für etwas, das dir höchstwahrscheinlich Freude bringen wird.[261]

Fazit

Meine beiden Großmütter waren beeindruckende Frauen, die weit über Neunzig wurden, wobei beide bis zuletzt in ihren eigenen vier Wänden wohnten und geistig klar waren. Trotz meiner Arbeit als Wissenschaftsjournalistin, in der ich unzählige Artikel über die Auswirkungen unseres Alltagslebens auf das Gehirn geschrieben und redigiert habe, war meine Einstellung zu meiner eigenen Zukunft wohl immer ein bisschen selbstgefällig. Ich hielt mich für einen Glückspilz: Meine Großmütter hatten in Sachen Gene anscheinend viel Glück gehabt und ich hatte jene Gene geerbt. Da ich den genetischen Jackpot gewonnen hatte, brauchte ich mich nur noch zurückzulehnen und mein langes Leben zu genießen.

Wenn du bis hier gelesen hast, weißt du bereits, dass solche Gedanken reines Wunschdenken sind. Sie widersprechen allen neuesten Erkenntnissen darüber, wie sich unsere Lifestyle-Entscheidungen langfristig auf unsere Gehirngesundheit auswirken, und würdigen auch nicht die gesunde Lebensweise meiner beiden Großmütter.

Sie waren zwei sehr unterschiedliche Frauen. Die eine war Französin, trank Rotwein, als gäb's kein Morgen, war zäh und pragmatisch, heiratete nie und lebte den Großteil ihres Lebens allein. Meine englische Großmutter war über 50 Jahre lang verheiratet, umgab sich gern mit ihrer Familie und war emotional und warmherzig. Für mich waren die beiden immer so verschieden wie Tag und Nacht, doch beim Schreiben dieses Buches habe ich erkannt, dass es auch Ähnlichkeiten zwischen ihnen gab. Beide waren sehr sozial, reisten gern und lernten Sprachen. Sie waren beide berufstätig, haben sich jedoch nach dem Einstieg ins Rentenalter geistig und sozial engagiert, z. B. durch ehrenamtliche Arbeit, neue Hobbys oder Reisen.

Wurden meinen Großmüttern gute Gene in die Wiege gelegt? Oder lag es an ihren Lebensstilen? Die Antwort lautet natürlich: beides, v. a. weil wir immer besser verstehen, wie Lebensstilfaktoren wie Ernährung und Bewegung Gene ein- und ausschalten können. Gute Gene sind hilfreich, aber nur der Anfang. Ich hoffe, dass ich die Antwort in den nächsten Jahrzehnten finden werde, doch so lange werde ich nicht warten, um etwas zu unternehmen.

Diese Einsicht gehört zu den wichtigsten Erkenntnissen, die in diesem Buch – so hoffe ich – herausgearbeitet wurden: Wenn es um das alternde Gehirn geht, muss man heute, hier und jetzt, etwas verändern – egal, wie alt man ist. Einige der unglaublichen Entdeckungen, die ich in diesem Buch zusammengetragen habe, haben mich dazu inspiriert, in meinem eigenen Leben viele kleine Veränderungen vorzunehmen, die hoffentlich etwas bewirken werden. Ich verbringe mehr Zeit im Freien, v. a. trainiere ich jetzt lieber in der Natur als im Fitnessstudio. Ich habe in eine Lampe investiert, die abends auf warmes Rotlicht und tagsüber auf helles Blaulicht umschaltet, um meine innere Uhr im Gleichgewicht zu halten. Außerdem habe ich kurzfristige Modediäten zugunsten ballaststoffreicher Lebensmittel aufgegeben, die mein Mikrobiom stärken.

Apropos: Wer möchte, dass sein Gehirn gesund altert, sollte langfristig denken und jeden Tag die richtigen Entscheidungen treffen. Es gibt weder einen Zwölf-Wochen-Plan, noch kann man die Ergebnisse auf Instagram posten. Deshalb muss es jedoch nicht langweilig sein. Meine Großmütter wussten nichts über diese Forschung, aber sie taten Dinge, die ihnen Spaß machten: Sie lernten im Seniorenstudium mehr über Jazz oder ritten auf einem Yak durch den Jemen. Such dir jetzt Dinge, die du liebst, um später in den Genuss der Vorteile fürs Gehirn zu kommen.

Solche persönlichen Entscheidungen sind erst der Anfang. Während wir fortlaufend besser verstehen, wie stark sich unser

Lebensstil auf unsere mentale und kognitive Gesundheit auswirkt, verschiebt sich die Diskussion von der Frage nach dem individuellen Handeln, hin zu der Frage, wie wir als Gesellschaft funktionieren. Ärzt*innen begreifen immer mehr, wie wichtig die Lebensstilfaktoren für die Vorbeugung von kognitivem Verfall und den Erhalt der geistigen Gesundheit sind. Inzwischen gibt es auch eine wachsende Bewegung in der Lebensstilmedizin, die sich damit auseinandersetzt, wie wir unsere Gesundheit durch Dinge wie Bewegung, Ernährung und Schlaf erhalten können.

Für uns als Gesellschaft ist es wichtiger denn je, dass alle Menschen dieselben Möglichkeiten erhalten, um von diesen Vorteilen zu profitieren – sei es, dass alle Schulkinder ausreichend Bewegung bekommen, um ihre Lernfähigkeit und geistige Gesundheit zu fördern, oder dass ältere Menschen die soziale Unterstützung erhalten, die sie brauchen, um sich vor den Auswirkungen von Einsamkeit zu schützen.

Wir sollten auch besser darin werden, über psychische Gesundheit zu sprechen, und den Menschen Methoden an die Hand geben, mit denen sie die Verbindung zwischen Körper und Geist stärken können. Außerdem sollte es gesellschaftlich akzeptiert werden, Dingen wie Schlaf und sozialen Kontakten Vorrang einzuräumen, wenn man sie braucht. Sie sollten nicht als unbedeutende Vergnügungen abgetan, sondern als das verstanden werden, was sie sind: ein wichtiger Faktor für den langfristigen Erhalt unserer Gesundheit. Es ist meiner Meinung nach höchste Zeit, dass wir solche Aktivitäten als eine Art sozialen Impfstoff gegen Krankheiten begreifen, von dem wir nicht nur als Individuen, sondern auch als Gesellschaft insgesamt profitieren können.

Anmerkungen

Einleitung

1 De Lucia, C., et al. (2020), »Lifestyle mediates the role of nutrient-sensing pathways in cognitive aging: Cellular and epidemiological evidence«, *Nature Communications.*

2 Miquel, S., et al. (2018), »Poor cognitive ageing: Vulnerabilities, mechanisms and the impact of nutritional interventions«, *Ageing Research Reviews.*

3 Hiddenhearing.co.uk (2020), »Address a hearing loss to keep your brain sharp«.

TEIL 1: Ernährung

Kapitel 1: Essen als Stimmungsaufheller

4 GBD 2017 Diet Collaborators (2019), »Health effects of dietary risks in 195 countries, 1990–2017: A systematic analysis for the Global Burden of Disease Study 2017«, *The Lancet.*

Kapitel 2: Hunger könnte dein Gehirn jung halten

5 Bonaz, B., et al. (2018), »The vagus nerve at the interface of the microbiota–gut–brain axis«, *Frontiers in Neuroscience.*

6 Mayer, E. (2016), *The Mind–Gut Connection.*

7 Rossi, M. (2019), »Nutrition: An old science in a new microbial light«, *Nutritional Bulletin.*

8 Xue, R., et al. (2018), »Peripheral dopamine controlled by gut microbes inhibits invariant natural killer T cell-mediated hepatitis«, *Frontiers in Immunology.*

9 Sudo, N, et al. (2004), »Postnatal microbial colonization programs the hypothalamic-pituitary-adrenal system for stress response in mice«, *Journal of Physiology.*

10 fda.gov (2020), »Fecal microbiota for transplantation: Safety alert – risk of serious adverse events likely due to transmission of pathogenic organisms«.

11 Dinan, T. (2013), »Microbiome, brain and behavior«, *National Human Genome Institute Lecture.*
12 Tillisch, K., et al. (2017), »Brain structure and response to emotional stimuli as related to gut microbial profiles in healthy women«, *Psychosomatic Medicine.*
13 *New Scientist* (2019), »How what you eat directly influences your mental health«.
14 Rossi, Dr. M. (2021), *Eat Yourself Healthy.*
15 Van de Wouw, M., et al. (2018), »Short-chain fatty acids: Microbial metabolites that alleviate stress-induced brain–gut axis alterations«, *Psychosomatic Medicine.*

Kapitel 3: Das Versprechen von Gehirnnahrung

16 Vauzour, D., et al. (2016), »Nutrition for the ageing brain: Towards evidence for an optimal diet«, *Ageing Research Reviews.*
17 Brainfacts.org (2018), »How does fasting affect the brain?«
18 Mattson, M. (2021), »How brain & body adapt to intermittent bioenergetic challenge«, I ÄGHE Fasting Congress.
19 *The Observer* (2013), »How to live longer – the experts' guide to ageing«.
20 Kim, C., et al. (2020), »Energy restriction enhances adult hippocampal neurogenesis-associated memory after four weeks in an adult human population with central obesity: A randomized controlled trial«, *Nutrients.*
21 Mattson, M. (2021), »How brain & body adapt to intermittent bioenergetic challenge«, I ÄGHE Fasting Congress.
22 Wang, D., et al. (2021), »The gut microbiome modulates the protective association between a Mediterranean diet and cardiometabolic disease risk«, *Nature Medicine.*
23 Psaltopoulou, T., et al. (2013), »Mediterranean diet, stroke, cognitive impairment, and depression: A meta-analysis«, *Annals of Neurology.*
24 Jacka, F., et al. (2011), »The association between habitual diet quality and the common mental disorders in community-dwelling adults: The Hordaland Health study«, *Psychosomatic Medicine.*
25 Stahl, S., et al. (2014), »Coaching in healthy dietary practices in at-risk older adults: A case of indicated depression prevention«, *American Journal of Psychiatry.* Abgerufen auf foodandmoodcentre.com.au/2016/07/diet-and-mental-health/.

26 Jacka, F., et al. (2017), »A randomised controlled trial of dietary improvement for adults with major depression (the ›SMILES‹ trial)«, *BMC Medicine.*
27 KimberlyWilson.co (2017), »Treating Depression with Diet: The ›SMILES‹ Trial«.
28 Francis, H., et al. (2019), »A brief diet intervention can reduce symptoms of depression in young adults – a randomised controlled trial«, *PLOS One.*
29 Mosconi, Dr. L. (2018), *Brain food: How to Eat Smart and Sharpen Your Mind.*
30 Chang, S.-C., et al. (2016), »Dietary flavonoid intake and risk of incident depression in midlife and older women«, *American Journal of Clinical Nutrition.*
31 Letteneur, L., et al. (2017), »Flavonoid intake and cognitive decline over a 10-year period«, *American Journal of Epidemiology.*
32 foodandmoodcentre.com.au (kein Datum verfügbar), »Diet and mental health«.

Kapitel 4: Alzheimer könnte der Diabetes des Gehirns sein

33 *New Scientist* (2013), »Are Alzheimer's and diabetes the same disease?«
34 Lin, X., et al. (2020), »Global, regional, and national burden and trend of diabetes in 195 countries and territories: An analysis from 1990 to 2025«, *Scientific Reports.*
35 *New Scientist* (2012), »Food for thought: Eat your way to dementia«.
36 Athauda, D., et al. (2017), »Exenatide once weekly versus placebo in Parkinson's disease: A randomised, double-blind, placebo-controlled trial«, *The Lancet.*
37 Chohan, H., et al. (2021), »Type 2 diabetes as a determinant of Parkinson's disease risk and progression«, *Movement Disorders.*

Teil 2: Schlaf

Kapitel 5: Schlaf verbessert Lernen und Gedächtnis

38 Tononi, G. (2009), »Slow wave homeostasis and synaptic plasticity«, *Journal of Clinical Sleep Medicine.*

39 Lockley, S. und Foster, R. (2012), *Sleep: A Very Short Introduction*, Oxford.
40 Koudier, S., Andrillon, T., et al. (2014), »Inducing task-relevant responses to speech in the sleeping brain«, *Cell*.
41 Paller, K., Creery, J. und Schechtman, E. (2021), »Memory and sleep: How sleep cognition can change the waking mind for the better«, *Annual Reviews*.
42 Arzi, A., Holtzman, Y., et al. (2014), »Olfactory aversive conditioning during sleep reduces cigarette-smoking behavior«, *Journal of Neuroscience*.

Kapitel 6: Die Wahrheit über Schlaf und Alzheimer

43 Mander, B., Marks, S., et al. (2015), »β-amyloid disrupts human NREM slow waves and related hippocampus-dependent memory consolidation«, *Nature Neuroscience*.
44 Kang, J.-E., Lim, M., et al. (2009), »Amyloid-beta dynamics are regulated by orexin and the sleep–wake cycle«, *Science*.
45 Ju, Y.-E., Ooms, S., et al. (2017), »Slow wave sleep disruption increases cerebrospinal fluid amyloid-β levels«, *Brain*.
46 Holth, J., et al. (2019), »The sleep–wake cycle regulates brain interstitial fluid tau in mice and CSF tau in humans«, *Science;* und Lucey, B., et al. (2019), »Reduced non-rapid eye movement sleep is associated with tau pathology in early Alzheimer's disease«, *Science Translational Medicine*.
47 *New Scientist* (2017), »Wake-up call: How a lack of sleep can cause Alzheimer's«.
48 Xie, L., Kang, H., Chen, M., et al. (2013), »Sleep drives metabolite clearance from the adult brain«, *Science*.
49 Npr.org (2019), »How deep sleep may help the brain clear Alzheimer's toxins«.
50 Winer, J., Mander, B., Jagust, W. und Walker, M. (2021), »Sleep disturbance is associated with longitudinal Aβ accumulation in healthy older adults«, *Alzheimer's & Dementia*.
51 *New Scientist* (2017), »Wake-up call: How a lack of sleep can cause Alzheimer's«.
52 Cordone, S., Scarpelli, S., et al. (2021), »Sleep-based interventions in Alzheimer's disease: Promising approaches from prevention to treatment along the disease trajectory«, *Pharmaceuticals*.

53 Westerberg, C., et al. (2015), »Memory improvement via slow-oscillatory stimulation during sleep in older adults«, *Neurobiology of Ageing.*

54 Basedovsky, L., et al. (2017), »Auditory closed-loop stimulation of EEG slow oscillations strengthens sleep and signs of its immune-supportive function«, *Nature Communications.*

55 Ma, Y., Liang, L. und Zheng, F. (2020), »Association between sleep duration and cognitive decline«, *JAMA Network Open 3 (9):* e2013573. doi: 10.1001/ jamanetworkopen.2020.13573.

Kapitel 7: Müdigkeit zerstört deine kognitiven Fähigkeiten

56 Lowrie, J. und Brownlow, H. (2020), »The impact of sleep deprivation and alcohol on driving: A comparative study«, *BMC Public Health.*

57 Aus der Korrespondenz mit Prof. Steven Lockley von der Harvard Medical School.

58 Fritz, J., et al. (2020), »A chronobiological evaluation of the acute effects of daylight saving time on traffic accident risk«, *Current Biology.*

59 Tefft, B. (2020), »Acute sleep deprivation and culpable motor vehicle crash involvement«, *Sleep.*

60 Wild, C., et al. (2019), »Dissociable effects of self-reported daily sleep duration on high-level cognitive abilities«, *Sleep.*

61 Barnes, C. M., et al. (2014), »Sleep and moral awareness«, *Journal of Sleep Research.*

62 Alkozei, A., et al. (2018), »Chronic sleep restriction affects the association between implicit bias and explicit social decision making«, *Sleep Health.*

Kapitel 8: Schlaf ist eine Art Über-Nacht-Therapie

63 Conte, F., et al. (2021), »The effects of sleep quality on dream and waking emotions«, *International Journal of Environmental Research and Public Health.*

64 Walker, M. und Ven der Helm, E. (2009), »Overnight therapy? The role of sleep in emotional brain processing«, *Psychological Bulletin.*

65 Jagannath, A., et al. (2017), »The genetics of circadian rhythms, sleep and health«, *Human Molecular Genetics.*

66 Foster, R. (2020), »Sleep, circadian rhythms and health«, *Interface Focus.*

67 Walker, M. (2009), »The role of sleep in cognition and emotion«, *Annals of the New York Academy of Sciences.*

68 Freeman, D., et al. (2017), »The effects of improving sleep on mental health (OASIS): A randomised controlled trial with mediation analysis«, *Lancet Psychiatry.*

69 Pace-Schott, E., et al. (2015), »Effects of sleep on memory for conditioned fear and fear extinction«, *Psychological Bulletin.*

Kapitel 9: Wie viel Schlaf brauchst du wirklich?

70 Rechtschaffen, A. (1989), »Sleep deprivation in the rat: III. Total sleep deprivation«, *Sleep.*

71 Foster, R. G. (2020), »Sleep, circadian rhythms and health«, *Interface Focus.*

72 Duffy, J., et al. (2015), »Aging and circadian rhythms«, *Sleep Medicine Clinics.*

73 Lockley, S. und Foster, R. (2012), *Sleep: A Very Short Introduction,* Oxford.

74 Cauter, E., Leproult, R. und Plat, L. (2000), »Age-related changes in slow wave sleep and REM sleep and relationship with growth hormone and cortisol levels in healthy men«, *JAMA.*

75 Gottlieb, D., et al. (2015), »Novel loci associated with usual sleep duration: The CHARGE consortium genome-wide association study«, *Molecular Psychiatry.*

76 Xu, W., et al. (2020), »Sleep problems and risk of all-cause cognitive decline or dementia: An updated systematic review and meta-analysis«, Journal *of Neurology, Neurosurgery, and Psychiatry.*

77 Léger, D., et al. (2014), »The risks of sleeping ›too much‹: Survey of a national representative sample of 24671 adults« (INPES Health Barometer), *PLOS One.*

78 *New Scientist* (2015), »Late nights and lie-ins at the weekend are bad for your health«.

79 Lockley, S. und Foster, R. (2012), *Sleep: A Very Short Introduction,* Oxford.

80 Foster, R. G. (2020), »Sleep, circadian rhythms and health«, *Interface Focus.*

81 Ebd.
82 Ebd.
83 Walch, O., Cochran, A. und Forger, B. (2016), »A global quantification of ›normal‹ sleep schedules using smartphone data«, *Science Advances.*

Kapitel 10: Müdigkeit kann reine Kopfsache sein

84 Gavriloff, D., et al. (2018), »Sham sleep feedback delivered via actigraphy biases daytime symptom reports in people with insomnia: Implications for insomnia disorder and wearable devices«, *Journal of Sleep Research.*
85 Draganich, C. und Erdal, K. (2014), »Placebo sleep affects cognitive functioning«, *Journal of Experimental Psychology: Learning, Memory, and Cognition.*
86 Zavecz, Z., et al. (2020), »The relationship between subjective sleep quality and cognitive performance in healthy young adults: Evidence from three empirical studies«, *Scientific Reports.*
87 Lichtlein, K. (2017), »Insomnia identity«, *Behaviour Research and Therapy.*
88 McFarlane, F., et al. (2020), »Auditory countermeasures for sleep inertia: Exploring the effect of melody and rhythm in an ecological context«, *Clocks & Sleep.*
89 Hilditch, C. und McHill, A. (2019), »Sleep inertia: current insights«, *Nature and Science of Sleep.*

TEIL 3: Bewegung

Einleitung

90 WHO 2018 German Physical Activity Factsheet.
91 2018 Physical Activity Guidelines, Advisory Committee Scientific Report F3–29.
92 US 2016 National Health Interview Survey.

Kapitel 11: Bewegung eignet sich ideal zur Vorbeugung von Demenz

93 Livingston, G., et al. (2020), »Dementia prevention, intervention, and care: 2020 report of the Lancet Commission«, *The Lancet.*
94 Wiley, J., et al. (2018), »Leisure-time physical activity associates with cognitive decline«, *Neurology.*

95 Ronan, L., et al. (2016), »Obesity associated with increased brain age from midlife«, *Neurobiology of Ageing.*

96 De Lucia, C., et al. (2020), »Lifestyle mediates the role of nutrient-sensing pathways in cognitive aging: Cellular and epidemiological evidence«, *Nature.*

97 www.ted.com (2015), »You can grow new brain cells: Here's how«.

98 Lourenco, M. V., et al. (2019), »Exercise-linked FNDC5/irisin rescues synaptic plasticity and memory defects in Alzheimer's models«, *Nature Medicine.*

99 Colombe, S., et al. (2006), »Aerobic exercise training increases brain volume in aging humans«, *The Journals of Gerontology: Series A.*

100 www.hsph.harvard.edu (kein Datum), »Examples of moderate and vigorous physical activity«.

Kapitel 12: Bewegung pusht deine Gehirnleistung

101 Hamilton, M., et al. (2012), »Too little exercise and too much sitting: Inactivity physiology and the need for new recommendations on sedentary behavior«, *Current Cardiovascular Risk Reports.*

102 Stimpson, N., et al. (2018), »Joggin' the noggin: Towards a physiological understanding of exercise-induced cognitive benefits«, *Neuroscience & Biobehavioral Reviews.*

103 Donnelly, J., et al. (2016), »Physical activity, fitness, cognitive function, and academic achievement in children«, *Medicine & Science in Sports & Exercise.*

104 Firth, J., et al. (2018), »Grip strength is associated with cognitive performance in schizophrenia and the general population: A UK Biobank study of 476559 participants«, *Schizophrenia Bulletin.*

105 Sternäng, O., et al. (2016), »Grip strength and cognitive abilities: Associations in old age«, *Journals of Gerontology: B.*

106 Fritz, N., et al. (2017), »Handgrip strength as a means of monitoring progression of cognitive decline – a scoping review«, *Ageing Research Reviews.*

Kapitel 13: Bewegung kann dein geistiges Wohlbefinden verbessern

107 Liao, Y., et al. (2015), »The acute relationships between affect, physical feeling states, and physical activity in daily life: A review of current evidence«, *Frontiers in Psychology.*

108 Chekroud, S., et al. (2018), »Association between physical exercise and mental health in 1.2 million individuals in the USA between 2011 and 2015: A cross-sectional study«, *Lancet Psychiatry.*
109 Mammen, G. und Faulkner, G. (2013), »Physical activity and the prevention of depression: A systematic review of prospective studies«, *American Journal of Preventive Medicine.*
110 Josefsson, T., et al. (2014), »Physical exercise intervention in depressive disorders: Meta-analysis and systematic review«, *Scandinavian Journal of Medicine & Science in Sports.*
111 2018 Physical Activity Guidelines, Advisory Committee Scientific Report F3–29.
112 Maddock, R. (2016), »Acute modulation of cortical glutamate and GABA content by physical activity«, *Journal of Neuroscience.*
113 Di Liegro, C. M., et al. (2019), »Physical activity and brain health«, *Genes.*
114 *New Scientist* (2018), »How busting some moves on the dance floor is good for your brain«.
115 Paolucci, E. M., et al. (2018), »Exercise reduces depression and inflammation but intensity matters«, *Biological Psychology.*

Kapitel 14: Yoga kann das Gehirn verändern und den Geist beruhigen

116 *New York Times* (2020), »Two Parents. Two Kids. Two Jobs. No Child Care«.
117 Yogaalliance.org (2016), »Highlights from the 2016 Yoga in America study«.
118 Pascoe, M. C. und Bauer, I. E. (2015), »A systematic review of randomised control trials on the effects of yoga on stress measures and mood«, *Journal of Psychiatric Research.*
119 Park, C., et al. (2020), »Exploring how different types of yoga change psychological resources and emotional well-being across a single session«, *Complementary Therapies in Medicine.*
120 Desai, R., et al. (2015), »Effects of yoga on brain waves and structural activation: A review«, *Complementary Therapies in Clinical Practice.*
121 Pascoe, M. C. und Bauer, I. E. (2015), »A systematic review of randomised control trials on the effects of yoga on stress measures and mood«, *Journal of Psychiatric Research.*

122 Gothe, N., et al. (2014), »The Effects of an 8-Week Hatha Yoga Intervention on Executive Function in Older Adults«, *The Journals of Gerontology: Series A.*

123 Cowan, N., et al. (2013), »Working memory underpins cognitive development, learning, and education«, *Educational Psychology Review.*

124 Streeter, C., et al. (2010), »Effects of yoga versus walking on mood, anxiety, and brain GABA levels: A randomized controlled MRS study«, *Journal of Alternative and Complementary Medicine.*

125 Desai, R., et al. (2015), »Effects of yoga on brain waves and structural activation: A review«, *Complementary Therapies in Clinical Practice.*

126 Hölzel, B., et al. (2010), »Stress reduction correlates with structural changes in the amygdala«, *Social Cognitive and Affective Neuroscience.*

Kapitel 15: Achte auf Achtsamkeit

127 Van Dam, N., et al. (2017), »Mind the hype: A critical evaluation and prescriptive agenda for research on mindfulness and meditation«, *Perspectives on Psychological Science.*

128 Zeidan, F. und Vago, D. (2016), »Mindfulness meditation-based pain relief: A mechanistic account«, *Annals of the New York Academy of Sciences.*

129 Hoffman, S., et al. (2010), »The effect of mindfulness-based therapy on anxiety and depression: A meta-analytic review«, *Journal of Consulting and Clinical Psychology.*

130 Kuyken, W., et al. (2015), »Effectiveness and cost-effectiveness of mindfulness-based cognitive therapy compared with maintenance antidepressant treatment in the prevention of depressive relapse or recurrence (PREVENT): A randomised controlled trial«, *The Lancet.*

131 Wikipedia.

132 Techcrunch.com (2020), »Headspace raises $93 million in equity and debt as it pursues clinical validation for mindfulness«.

133 Farias, M., et al. (2020), »Adverse events in meditation practices and meditation-based therapies: A systematic review«, *Acta Psychiatrica Scandinavica.*

TEIL 4: Mentaltraining

Einleitung

134 Hampshire, A., et al. (2019), »A large-scale, cross-sectional investigation into the efficacy of brain training«, *Frontiers in Human Neuroscience.*

Kapitel 16: Du kannst neue Gehirnzellen ausbilden

135 Kumar, A., et al. (2019), »Adult neurogenesis in humans: A review of basic concepts, history, current research, and clinical implications«, *Innovations in Clinical Neuroscience.*
136 Ninds.nih.gov (kein Datum), »Brain basics: The life and death of a neuron«.
137 Laham, B. J. und Gould, E. (2020), »Plasticity in the adult brain«, *Reference Module in Neuroscience and Biobehavioral Psychology.*
138 Eriksson, P., et al. (1998), »Neurogenesis in the adult human hippocampus«, *Nature Medicine.*
139 Boldrini, M., et al. (2018), »Human hippocampal neurogenesis persists throughout aging«, *Cell Stem Cell.*
140 Moreno-Jiménez, E. P., et al. (2019), »Adult hippocampal neurogenesis is abundant in neurologically healthy subjects and drops sharply in patients with Alzheimer's disease«, *Nature Medicine.*
141 von Bartheld, C. S. (2018), »Myths and truths about the cellular composition of the human brain: A review of influential concepts«, *Journal of Chemical Neuroanatomy.*
142 Bergmann, O. und Frisén, J. (2013), »Why adults need new brain cells«, *Neuroscience.*

Kapitel 17: Bildung schützt dein Gehirn

143 *New Scientist* (2005), »How brainpower can help you cheat old age«.
144 Ageuk.org.uk (2020), »Cognitive reserve«.
145 Valenzuela, M., und Sachdev, P. (2006) »Brain reserve and dementia: a systematic review«, *Psychological Medicine.*
146 Wilson, R., et al. (2019), »Education and cognitive reserve in old age«, *Neurology.*
147 Lövdén, M., et al. (2020), »Education and cognitive functioning across the life span«, *Psychological Science in the Public Interest.*
148 Avila, J., et al. (2020), »Education differentially contributes to

cognitive reserve across racial/ethnic groups«, *Alzheimer's and Dementia.*

149 Alzforum (2018), »Intelligence matters more for brain reserve, but education helps«.

Kapitel 18: Der bilinguale Brain-Boost

150 Antoniou, M. (2019), »The advantages of bilingualism debate«, *Annual Review of Linguistics.*

151 Peal, E. und Lambert, W. E. (1962), »The relation of bilingualism to intelligence«, *Psychological Monographs: General and Applied.*

152 Bialystok, E. (1988), »Levels of bilingualism and levels of linguistic awareness«, *Developmental Psychology.*

153 Prior, A. und Macwhinney, B. (2010), »A bilingual advantage in task switching«, *Bilingualism: Language and Cognition.*

154 Craik, F. I. M., Bialystok, E. und Freedman, M. (2010), »Delaying the onset of Alzheimer disease«, *Neurology.*

155 Dieses Kapitel basiert größtenteils auf einem Artikel, den ich für den *New Scientist* mit dem Titel »Bilingual brain boost: Two tongues, two minds« geschrieben habe.

156 Alladi, S., et al. (2013), »Bilingualism delays age at onset of dementia, independent of education and immigration status«, *Neurology.*

Kapitel 19: Musik sollte zum Alltag gehören

157 Criscuolo, A., Bonetti, L., Särkämö, T., Kliuchko, M. und Brattico, E. (2019), »On the association between musical training, intelligence and executive functions in adulthood«, *Frontiers in Psychology.*

158 Ebd.

159 Loui, P., et al. (2019), »Musical instrument practice predicts white matter microstructure and cognitive abilities in childhood«, *Frontiers in Psychology.*

160 Gooding, L., et al. (2015), »Musical training and late-life cognition«, *American Journal of Alzheimer's Disease & Other Dementias.*

161 Devere, R. (2017), »Music and dementia: An overview«, *Practical Neurology.*

162 Veghese, J., et al. (2003), »Leisure activities and the risk of dementia in the elderly«, *New England Journal of Medicine.*
163 Walsh, S., et al. (2021), »Does playing a musical instrument reduce the incidence of cognitive impairment and dementia? A systematic review and meta-analysis«, *Aging and Mental Health.*
164 Chaddock-Heyman, L., et al. (2021), »Musical training and brain volume in older adults«, *Brain Sciences.*
165 Leipold, S., Klein, C. und Jäncke, L. (2021), »Musical expertise shapes functional and structural brain networks independent of absolute pitch ability«, *Neuroscience.*
166 James, C., et al. (2020), »Train the brain with music (TBM): Brain plasticity and cognitive benefits induced by musical training in elderly people in Germany and Switzerland, a study protocol for an RCT comparing musical instrumental practice to sensitization to music«, *BMC Geriatrics.*
167 Devere, R. (2017), »Music and dementia: An overview«, *Practical Neurology.*
168 Krotinger, A. und Loui, P. (2021), »Rhythm and groove as cognitive mechanisms of dance intervention in Parkinson's disease«, *PLOS One.*
169 Tichko, P., et al. (2020), »Integrating music-based interventions with Gamma-frequency stimulation: Implications for healthy ageing«, *European Journal of Neuroscience.*

TEIL 5: Sozialleben

Kapitel 20: Die Ehe kann dich vor Demenz schützen

170 Sommerlad, A., Ruegger, J., Singh-Manoux, A., et al. (2018), »Marriage and risk of dementia: systematic review and meta-analysis of observational studies«, *Journal of Neurology, Neurosurgery, and Psychiatry.*
171 Joung, I. M., Stronks, K., van de Mheen, H., et al. (1995), »Health behaviours explain part of the differences in self-reported health associated with partner/marital status in The Netherlands«, *Journal of Epidemiology and Community Health.*
172 Locke, H. J. und Wallace, K. M. (1959), »Short marital adjustment and prediction tests: Their reliability and validity«, *Marriage and Family Living.*

173 Holt-Lunstad, J., et al. (2008), »Is there something unique about marriage? The relative impact of marital status, relationship quality, and network social support on ambulatory blood pressure and mental health«, *Annals of Behavioral Medicine.*
174 Beadle, J. N. (2019), »Leveraging the power of networks to support healthy aging«, *The Journals of Gerontology.*
175 Blanchflower, D. G. und Clark, A. E. (2019), »Children, unhappiness and family finances: Evidence from one million Europeans«, *National Bureau of Economic Research.*
176 Becker, C., et al. (2019), »Marriage, parenthood and social network: Subjective well-being and mental health in old age«, *PLOS One.*

Kapitel 21: Wie Einsamkeit dein Gehirn verändert

177 Sutin, A., et al. (2020), »Has loneliness increased during COVID-19? Comment on ›Loneliness: A signature mental health concern in the era of COVID-19‹«, *Psychiatry Research.*
178 Ortiz-Ospina, E. (2019), »Is there a loneliness epidemic?« Abgerufen auf https://ourworldindata.org/loneliness-epidemic.
179 Coyle, C. und Dugan, E. (2012), »Social isolation, loneliness and health among older adults«, *Journal of Ageing and Health.*
180 *New Scientist* (2017), »Feeling lonely? You're not on your own«. Abgerufen auf www.newscientist.com/article/mg23531351-900-feeling-lonely-youre-not-on-your-own/.
181 Richardson, T., et al. (2017), »The relationship between loneliness and mental health in students«, *Journal of Public Mental Health.*
182 Spithoven, A., et al. (2017), »It is all in their mind: A review on information processing bias in lonely individuals«, *Clinical Psychology Review.*
183 Hawkley, L. und Capitanio, J. (2016), »Perceived social isolation, evolutionary fitness and health outcomes: A lifespan approach«, *Philosophical Transactions of the Royal Society B.*
184 Cacioppo, S., et al. (2015), »Loneliness: Clinical import and interventions«, *Perspectives on Psychological Science.*
185 Pewresearch.org (2018), »Americans unhappy with family, social or financial life are more likely to say they feel lonely«.
186 Masi, C. M., et al. (2011), »A meta-analysis of interventions to reduce loneliness«, *Personality and Social Psychology Review.*

187 Cole, S., et al. (2015), »Loneliness, eudaimonia, and the human conserved transcriptional response to adversity«, *Psychoneuroendocrinology.*

Kapitel 22: Die heilende Wirkung von Haustieren

188 Robinson, A. S. (2019), »Finding healing through animal companionship in Japanese animal cafés«, *BMJ Medical Humanities.*
189 McNicholas, J., et al. (2005), »Pet ownership and human health: A brief review of evidence and issues«, *BMJ.*
190 Stoeckel, L., et al. (2014), »Patterns of brain activation when mothers view their own child and dog: An fMRI study«, *PLOS One.*
191 Centre for Mental Health (2018), »The mental health impact of therapy dogs in prison«.
192 Theguardian.com (2020), »Sanity, stability and stress-relief: Why our beloved pets have never been more important«.
193 Habri.org (2014), »Family physician survey«.
194 *New Scientist* (2018), »Why emotional support animals may be a waste of time«.
195 Hughes, M. (2019), »Companion animals and health in older populations: A systematic review«, *Clinical Gerontologist.*
196 Yerbury, R. M. und Lukey, S. J. (2021), »Human–animal interactions: Expressions of wellbeing through a ›nature language‹«, *Animals.*

Kapitel 23: Die stimmungshebende Wirkung von Licht und Dunkel

197 Zee, P. C. (2015), »Circadian clocks: Implication for health and disease«, *Sleep Medicine Clinics.*
198 Bedrosian, T. und Nelson, R. J. (2017), »Timing of light exposure affects mood and brain circuits«, *Translational Psychiatry.*
199 Lee, E. E., et al. (2020), »Daily and seasonal variation in light exposure among the Old Order Amish«, *International Journal of Environmental Research and Public Health.*
200 BBC Future (2018), »What I learned by living without artificial light«.
201 Ebd.
202 Münch, M., et al. (2016), »Blue-enriched morning light as a countermeasure to light at the wrong time: Effects on cognition, sleepiness, sleep, and circadian phase«, *Neuropsychobiology.*

203 Chang, A.-M., et al. (2015), »Evening use of light-emitting eReaders negatively affects sleep, circadian timing, and next-morning alertness«, *PNAS*.

Kapitel 24: Natur ist gut für die geistige Gesundheit

204 Alcock, I., et al. (2014), »Longitudinal effects on mental health of moving to greener and less green urban areas«, *Environmental Science*.

205 United Nations (2018), »World urbanization prospects: The 2018 revision«. Abgerufen auf https://population.un.org/wup/Publications/Files/ WUP2018-Report.pdf.

206 White, M., et al. (2013), »Would you be happier living in a greener urban area? A fixed-effects analysis of panel data«, *Psychological Science*.

207 Berman, M. G., et al. (2008), »The cognitive benefits of interacting with nature«, *Psychological Science*.

208 White, M. L., et al. (2020), »Nature contact, nature connectedness and associations with health, wellbeing and pro-environmental behaviours«, *Journal of Environmental Psychology*.

209 Alcock, I., et al. (2020), »Associations between pro-environmental behaviour and neighbourhood nature, nature visit frequency and nature appreciation: Evidence from a nationally representative survey in England«, *Environment International*.

TEIL 6: Gesunder Körper, Gesunder Geist

Kapitel 25: Entzündungen können deinen Geist verwirren

210 Cox, A., et al. (2015), »Obesity, inflammation, and the gut microbiota«, *Lancet: Diabetes & Endocrinology*.

211 *Nature* (2021), »›Inflammation clock‹ can reveal body's biological age«.

212 *New Scientist* (2015), »An inflamed brain may be a hidden cause of depression«.

213 Lee, C.-H. und Giuliani, F. (2019), »The role of inflammation in depression and fatigue«, *Frontiers in Immunology*.

214 Bai, S., et al. (2019), »Efficacy and safety of anti-inflammatory agents for the treatment of major depressive disorder: A systematic review and meta analysis of randomised controlled trials«, *Journal of Neurology, Neurosurgery, and Psychiatry*.

215 Miller, A. und Pariante, C. (2020), »Trial failures of anti-inflammatory drugs in depression«, *Lancet Psychiatry.*

Kapitel 26: Pfleg deine Zähne zur Vorbeugung von Alzheimer

216 *New York Times* (2021), »House Committees Demand F.D.A. Records on Alzheimer's Drug Approval«.

217 *New Scientist* (2019), »We may finally know what causes Alzheimer's – and how to stop it«.

218 Domini, S., et al. (2019), »*Porphyromonas gingivalis* in Alzheimer's disease brains: Evidence for disease causation and treatment with small-molecule inhibitors«, *Science Advances.*

219 Harding, A., Robinson, S., Crean, S.-J. und Singhrao, S. K. (2017), »Can better management of periodontal disease delay the onset and progression of Alzheimer's disease?«, *Journal of Alzheimer's Disease.*

220 Chen, C.-K., Wu, Y.-T. und Chang, Y.-C. (2017), »Periodontal inflammatory disease is associated with the risk of Parkinson's disease: A population-based retrospective matched-cohort study«, *PeerJ.*

Kapitel 27: Gehörverlust hängt mit Demenz zusammen

221 Lin, F. R., et al. (2011), »Hearing loss and incident dementia«, *Aging and Mental Health.*

222 Byeon, G., et al. (2021), »Dual sensory impairment and cognitive impairment in the Korean longitudinal elderly cohort«, *Neurology.*

223 Lin, F. R. und Albert, M. (2014), »Hearing loss and dementia – who's listening?«, *Aging and Mental Health.*

224 www.sciencedaily.com (2021), »Wearing hearing aid may help protect brain in later life«.

225 www.hopkinsmedicine.org (kein Datum verfügbar), »The hidden risks of hearing loss«.

TEIL 7: Dein eigener Einfluss

Kapitel 28: Deine Persönlichkeit beeinflusst deine mentale Gesundheit

226 Steiger, M., et al. (2021), »Changing personality traits with the help of a digital personality change intervention«, *PNAS.*

227 Lamers, M., et al. (2012), »Differential relationships in the association of the Big Five personality traits with positive mental health and psychopathology«, *Journal of Research in Personality.*

228 Williams, P., et al. (2009), »Openness to experience and stress regulation«, *Journal of Research in Personality.*

229 Curran, T. und Hill, A. P. (2019), »Perfectionism is increasing over time: A meta-analysis of birth cohort differences from 1989 to 2016«, *Psychological Bulletin.*

230 Smith, M., et al. (2021), »Is perfectionism a vulnerability factor for depressive symptoms, a complication of depressive symptoms, or both? A meta-analytic test of 67 longitudinal studies«, *Clinical Psychology Review.*

231 Theconversation.com (2018), »How perfectionism became a hidden epidemic among young people«.

232 Olsson, L., et al. (2021), »Do athlete and coach performance perfectionism predict athlete burnout?«, *European Journal of Sport Science.*

233 Srivastava, S., John, O. P., Gosling, S. D. und Potter, J. (2003), »Development of personality in early and middle adulthood: Set like plaster or persistent change?«, *Journal of Personality and Social Psychology.*

234 Asselmann, E. und Specht, J. (2020), »Testing the social investment principle around childbirth: Little evidence for personality maturation before and after becoming a parent«, *European Journal of Personality.*

235 *New Scientist* (2017), »Your true self: How your personality changes throughout life«.

236 Hudson, N. W. und Fraley, R. C. (2015), »Volitional personality trait change: Can people choose to change their personality traits?«, *Journal of Personality and Social Psychology.*

237 Nagel, M., et al. (2018), »Meta-analysis of genome-wide association studies for neuroticism in 449,484 individuals identifies novel genetic loci and pathways«, *Nature Genetics.*

238 Steiger, M., et al. (2021), »Changing personality traits with the help of a digital personality change intervention«, *PNAS.*

239 Hudson, N. W. und Fraley, R. C. (2016), »Changing for the better? Longitudinal associations between volitional personality

change and psychological well-being«, *Personality and Social Psychology Bulletin.*
240 *New Scientist* (2019), »The misunderstood personality trait that is causing anxiety and stress«.
241 Nace.co.uk (2020), »How perfectionistic is your classroom?«

Kapitel 29: Stress muss nichts Schlimmes sein

242 Salleh, M. R. (2008), »Life event, stress and illness«, *Malaysian Journal of Medical Sciences.*
243 Jinshil Hyun, M. A., et al. (2018), »Waking up on the wrong side of the bed: The effects of stress anticipation on working memory in daily life«, *The Journals of Gerontology: Series B.*
244 *New Scientist* (2020), »Don't stress: The scientific secrets of people who keep cool heads«.
245 Sliter, M., Kale, A. und Yuan, Z. (2013), »Is humor the best medicine? The buffering effect of coping humor on traumatic stressors in firefighters«, *Journal of Organizational Behavior.*
246 Tagalidou, N., et al. (2018), »Feasibility of a humor training to promote humor and decrease stress in a subclinical sample: A single-arm pilot study«, *Frontiers in Psychology.*
247 Zander-Schellenberg, T., et al. (2020), »Does laughing have a stress-buffering effect in daily life? An intensive longitudinal study«, *PLOS One.*
248 *New Scientist* (2020), »Stress early in life can make a child's brain more like an adult's«.
249 *Harvard Business Review* (2015), »Stress can be a good thing if you know how to use it«.
250 Crum, A., et al. (2013), »Rethinking stress: The role of mindsets in determining the stress response«, *Personality, Processes and Individual Differences.*

Kapitel 30: Wie man gesunde Gewohnheiten entwickelt

251 Wood, W., Quinn, J. M. und Kashy, D. A. (2002), »Habits in everyday life: Thought, emotion, and action«, *Journal of Personality and Social Psychology.*
252 *New Scientist* (2016), »How to master your habits and take control of your life«.
253 Thomson, H. (2021), *This Book Could Fix Your Life.*

254 Howe, M., et al. (2011), »Habit learning is associated with major shifts in frequencies of oscillatory activity and synchronized spike firing in striatum«, *PNAS*.

255 Smith, K. S. und Graybiel, A. M. (2016), »Habit formation«, *Dialogues in Clinical Neuroscience*.

256 www.newscientist.com/article/mg24332400-700-how-to-trick-your-mind-to-break-bad-habits-and-reach-your-goals/.

257 Fournier, M., et al. (2017), »Effects of circadian cortisol on the development of a health habit«, *Health Psychology*.

258 Lally, P., et al. (2009), »How are habits formed: Modelling habit formation in the real world«, *European Journal of Social Psychology*.

259 Van der Weiden, A., et al. (2021), »How to form good habits? A longitudinal field study on the role of self-control in habit formation«, *Frontiers in Psychology*.

260 MIT News (2018), »Distinctive brain pattern helps habits form«.

261 Keller, J., et al. (2021), »Habit formation following routine-based versus time-based cue planning: A randomized controlled trial«, *Health Psychology*.

Danksagung

Zuallererst möchte ich Jo Stansall dafür danken, dass sie mit dieser Buchidee zu mir gekommen ist und – wieder einmal – so viel Ruhe und Geduld bewiesen hat, als ich damit zu kämpfen hatte, dieses Buch inmitten einer Pandemie zu schreiben. Vielen Dank auch an Gabriella Nemeth für ihre Arbeit an der Fertigstellung des Manuskripts.

Ein großes Dankeschön an alle Wissenschaftler*innen, die sich die Zeit genommen haben, mit mir über dieses Buch und über die Jahre hinweg über Themen zu sprechen, die in dieses Buch eingeflossen sind, insbesondere an Thomas Bak, Matthew Walker, Sandrine Thuret, Russel Foster, Alia Crum, Charles Hillman, Psyche Loui, Herman Pontzer, Steven Lockley und June Andrews. Ich bitte alle um Entschuldigung, die ich vergessen habe.

Helen Thomson, Melissa Hogenboom, Tiffany O'Callaghan, Jess Griggs, Rowan Hooper, vielen Dank für die großartige redaktionelle Beratung und allgemeine Unterstützung. Ein besonderes Dankeschön an diejenigen, die die Entwürfe gelesen und kommentiert haben: Chris Simms für seinen ausgezeichneten Blick, meinen Vater Nicholas de Lange für seine durchdachten Kommentare und Hana Ros für ihr neurowissenschaftliches Know-how.

Im *New Scientist* habe ich viele Artikel über die in diesem Buch behandelten Themen geschrieben oder editiert, weshalb ich meinen Kolleg*innen und allen Autor*innen, mit denen ich im Laufe der Jahre zusammengearbeitet habe, zu großem Dank verpflichtet bin. Ein besonderes Dankeschön geht an Emily Wilson, die mich unterstützt hat, obwohl ich ihren weisen Rat ignorierte, Yoga zu machen, um meine Abende schöner zu gestalten.

Vielen Dank an den Rest meiner wunderbaren Familie, insbesondere an meine Mum Patricia, die sich etliche Male um meine

Kinder gekümmert hat, wenn Abgabetermine näher rückten, sowie an meine Schwiegereltern Dr. und Mrs. Jha.

Amelie und Remy – danke für die Streicheleinheiten und die Perspektive. Und an Alok, in den letzten Jahren stand die Welt Kopf und dieses Buch hat es nicht einfacher gemacht. Danke, dass du die Ruhe im Sturm bist. Dein Pragmatismus und deine besonnenen Ratschläge haben mich durch diese Zeit gebracht (neben Wein und Eis spät in der Nacht). Ein besseres Gehirn habe ich nie getroffen.

Register